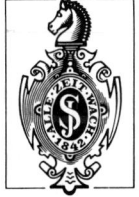

Geleitwort

In dem vorliegenden Buch «Orthopädische Rückenschule Interdisziplinär» ist es den Autoren gelungen, breit angelegt all denen ein sehr gutes Wissen zu vermitteln, die sich mit der Rückenschule befassen bzw. im weitesten Sinne an ihr interessiert sind.

In dieser Art erstmals haben sich Ärzte verschiedener Fachbereiche aus Praxis und Klinik, Krankengymnasten, Psychologen und Sportpädagogen zusammengefunden, um ein wirklich umfassendes Informationsangebot zusammenzustellen.

Der Bogen spannt sich von den theoretischen Darstellungen der Anatomie, Physiologie über die Rückenschule aus der Sicht der Funktionsanalyse, über funktionelle Bewegungslehre und eine sehr gut eingebaute Darstellung der Bedeutung der Psychologie in der Rückenschule bis hin zum Einsatz der Feldenkrais-Methode. Diätberatung und Rückenschule am Arbeitsplatz finden eine angemessene Berücksichtigung. Beispielhaft wird auf das wichtige Thema eingegangen «Rückenschule: was folgt danach?» Ebenso bedeutend herausgestellt ist die Evaluation der Rückenschulprogramme, mit der dieses lesenswerte Buch schließt.

Als einer derer, die ich die Freuden und Leiden der Rückenschulbewegung in Deutschland von Beginn an miterlebt habe, erhoffe ich mir von diesem Buch, das einmal Bestandsaufnahme, zum anderen aber zukunftsweisend ist, eine zur Einheit führende Korrektur der Rückenschule - der Rückenkurse.

In diesem Sinne sollte das Buch dem interessierten Arzt, jedem Krankengymnasten, Psychologen, Sportpädagogen, überhaupt jedem Rückenschul-, Rückenkurs-Mitarbeiter zugänglig sein; es bietet allen seine wertvolle Hilfe an.

Kassel, im März 1992

Prof. Dr.med. W. Krause
Direktor der
Orthopädische Klinik Kassel

Inhaltsverzeichnis

Autorenverzeichnis

Günther Bisges und Paul Newton MA, Feldenkraislehrer
Antwerpener Straße 25
8000 München 40

Eckhart Böhle, Krankengymnast
1. Vorsitzender
Verband für Physiotherapie-
Zentralverband der Krankengymnasten (ZVK e.V)
Deutzer Freiheit 72-74
5000 Köln 21

Chefarzt Dr.med. Klaus Büttner u. Dipl.Psych. Wolfgang Miltenberger
Schlüsselbad Klinik
Renchtalstraße 2
7605 Bad Peterstal-Griesbach

Dr.med. Peter Kaisser, Orthopäde
SANA-Klinik
Plinganser Straße 122
8000 München 70

Chefarzt Dr.med. Thomas Laser, Orthopäde
Klinik Bavaria
8351 Schaufling

Prof.Dr. Christian Nentwig, Diplom-Psychologe
Universität Duisburg
Gesamthochschule
Postfach 101629
4100 Duisburg

Hilde Sabine Reichel, Krankengymnastin
Belgradstraße 5a
8000 München 40

Dr.med. Bernd Reinhardt, Orthopäde, Sportmedizin, Chirotherapie
Rosenheimerstr. 52
8202 Bad Aibling

Antje Reinhardt, Ärztin und Diplom-Sportpädagogin
Furtwänglerstraße 43
6900 Heidelberg

Achim Roessler, Krankengymnast
2. Vorsitzender
Verband für Physiotherapie-
Zentralverband der Krankengymnasten (ZVK e.v)
Deutzer Freiheit 72-74
5000 Köln 21

Fee Schellinger, Ernährungsberaterin
Leopoldst. 206
8000 München

Dr.med. Michael Spallek, Arzt für Arbeitsmedizin
Volkswagen AG
Postfach 103860
3500 Kassel

Privat Dozent Dr. Dr.habil. Siegfried Höfling, Diplom-Psychologe
Münchner Institut für Angewandte Gesundheitsforschung MAG
Rablstraße 45
8000 München 80

Vorwort

Siegfried Höfling

Nachdem Rückenschule in Deutschland lange Zeit vorwiegend nur als Idee verwaltet worden war, entstand in den letzten Jahren stürmische Umsetzungsfreude. Rückenschule ist ein interdisziplinäres Anliegen. Gemeint sind nicht die Disziplinen innerhalb einer einzelnen Fachrichtung, sondern das gleichwertige Zusammenwirken von Medizin (insbesondere der Orthopädie, Arbeitsmedizin und Rheumatologie), Krankengymnastik, Psychologie und Pädagogik (insbesondere der Sportpädagogik) mit dem Rückenschulteilnehmer (bzw. Patienten). Natürlich ist jede Fachrichtung zuerst einmal der Überzeugung, den entscheidenden Beitrag zur Rückenschule zu leisten, das profundeste Wissen und die beste Strategie zur praktischen Umsetzung zu besitzen. Politik der verschiedenen Verbände ist im Spiel, um sich dieses herausragende Gebiet in der Prävention zu sichern.

Ohne das persönliche Engagement, die persönliche Kooperationsbereitschaft des Teilnehmers und/oder Patienten läßt sich das Ziel der Prävention von Rückenleiden nicht erreichen. Die traditionelle Verordnung einer Behandlung, die bei Erkrankungen erfolgreich sein mag, wird in der Rückenschule nicht greifen. Der geringe Effekt medizinischer Aufklärung bei den sogenannten Volkskrankheiten (wie Herz-Kreislauf), bei Übergewicht oder Nikotingenuß sind hier eindeutige Belege, die zum strategischen Umdenken herausfordern sollten. Wir behaupten, daß Rückenschule nur dann wirksam und erfolgreich ist (und auch gesundheitspolitisch Bestand haben wird), wenn die verschiedenen Disziplinen, die hier in diesem Buch ihre Beiträge zur Rückenschule darstellen, zusammenwirken.

Mit der Rückenschule sind Ziele definiert, die lebensstiländernd sind. Der Teilnehmer lernt, sich an den verschiedenen «Plätzen» seines Lebens anders zu halten und zu verhalten: Bewegungspausen einzulegen, seine Muskeln zu trainieren, wirbelsäulenschädigende Verhaltensweisen zu erkennen und zu unterlassen, Sport zu treiben, usw., letztlich seine Tagesplanung und den Tagesrhythmus neu zu erstellen. Aus «Sitzenden» sollen wieder «Stehende und Gehende», aus «Gebeugten» wieder «Gerade», aus «Belastenden» wieder «Gestärkte», aus «Körperbeleibten» wieder «Körperbelebte» werden. Rückenschule hat einen hohen Anspruch. Natürlich geht es auch um die Verhinderung des Negativen: von Rückenschmerzen,

Bewegungseinschränkungen, Bandscheibenvorfällen. Der Rückenschulteilnehmer muß über seine individuelle anatomische Besonderheiten und Grenzen, über Physiologie und Pathophysiologie der Wirbelsäule Bescheid wissen. Der Orthopäde muß jeden Teilnehmer der Rückenschule aufklären über dessen individuellen anatomische Besonderheiten, Gefahren und Probleme. Der Orthopäde bestimmt Indikation und Kontraindikation zur Rückenschule. Der Krankengymnast als der verantwortliche Leiter der Rückenschule ist dann der Mediator des orthopädischen Wissens, aber gleichzeitig der Pädagoge, der dieses orthopädische und sein krankengymnastisches Wissen körpergerecht, d.h. auf den einzelnen zugeschnitten praxisnah vermittelt und einüben läßt. In der Umsetzung liegen aber die entscheidenden Probleme. Psychologische und pädagogische Didaktik, klinisch-psychologische Strategien, Problemfinde- und Problemlösestrategien müssen in der Rückenschule Eingang finden, will man das Ziel «dauerhafte Prophylaxe» auf der Basis stabiler Verhaltensänderung erreichen. Die ausgebildeten Experten für Verhaltensänderungen sind Klinische Psychologen, allerdings wiederum nicht ausgebildet in dem krankengymnastischen und orthopädischen Setting. Zusammenarbeit zwischen Krankengymnasten und Psychologen bei der konkreten Umsetzung ist somit dringend geboten. Die derzeitige Ausbildung zum Rückenschullehrer ist bei weitem nicht befriedigend. Es gibt zwar Ansätze (vor allem vom Deutschen Verband für Physiotherapie, Zentralverband der Krankengymnasten ZVK e.V.), Psychologie und Pädagogik in die Grundausbildung zum RS-Lehrer hineinzunehmen, doch fristet sie auch hier noch ein Randdasein. Nach wie vor glaubt man, Verhaltensänderung könne durch Wissenseintrichterung bewirkt werden, so als hätte man keine eigenen Schulerfahrungen gemacht und manche praktischen Übungen werden als Animation dargeboten, um ein gutes Körpergefühl zu vermitteln. Psychologische Didaktik ist zwar in Ansätzen präsent (siehe Münchner Manual zur Orthopädischen Rückenschule), wird aber noch nicht an die Rückenschullehrer in *ausreichendem* Maße herangetragen. Didaktik, Gesprächsführung und Gruppenleitung, aber auch Strategien zur Problemlösung, Methoden psychologischer Schmerzlinderung, Strategien zur Steigerung von Gesundheitsverantwortung und Selbstbewußtsein beim Rückenschulteilnehmer obliegen in der Regel noch dem «ungeschulten Talent» der überwiegenden Anzahl von RS-Lehrern. Man kann in dieser Phase der Rückenschulbewegung nicht von einem Qualitätsstandard sprechen. Noch problematischer wird es, wenn (wie es sich momentan abzeichnet) Berufgruppen wie z.B. Arzthelferinnen, Yogalehrer, Fitnesslehrer, Aerobiclehrer usw. sich der Rückenschulaufgabe widmen werden (hat hier die Ausdehnung auf viele «ungeschulte Berufsgruppen» nicht das Ziel, Rückenschule «abzuschießen», um weiter konservativ behandeln zu können?). Gefährlich könnte auch sein, die Rückenschulidee zu einer Art Volksbewegung hinzutrimmen, wie einigen Sportpädagogen wohl vorschweben mag. Die Bevölkerung war bislang mental stets gesund genug, um sich gegen eine gesundheitspolitisch oder durch Medien verordnete Hypochondrie zur Wehr zu setzen. Der Mensch in unserer Gesellschaft will kein Massentraining wenn es um seinen Lebensstil geht, er will die eingehende individuelle Beratung und kooperative Abstimmung.

Man sollte sich keine Illusion machen: Rückenschule ist derzeit weit entfernt, eine wirksame Präventionsstrategie von Rückenbeschwerden zu sein. Damit sich Erfolg einstellen kann, muß noch viel «bewegt» werden: in der Ausbildung, in der interdisziplinären Koordination, in der Organisation und in der Gesundheitspolitik. Und vor allem muß sich die Rückenschule einer wissenschaftlichen Evaluation stellen. Ansätze werden aktuell entwickelt. Auch hier scheint der ZVK eine Vorreiterrolle übernommen zu haben. Das vorliegende Buch soll dazu beitragen, zu weiteren interdisziplinären Anstrengungen zu motivieren, damit (und davon sind wir alle überzeugt) sich in naher Zukunft Rückenschule als erfolgreiches Präventionsmodell etabliert haben wird.

4

Einleitung

Peter Kaisser

Wirbelsäulenleiden werden von Jahr zu Jahr häufiger. In den letzten 15 Jahren haben die Krankschreibungen wegen Wirbelsäulenerkrankungen um 3000%(!) zugenommen. Bei der *Bestandsaufnahme* zeigt sich, daß unser derzeitiges präventives/therapeutisches Konzept letzendlich von Erfolglosigkeit gekennzeichnet ist. Bei der Behandlung von *akuten* Wirbelsäulenbeschwerden sind wir aufgrund modernster diagnostischer und therapeutischer Verfahren sehr erfolgreich, jedoch bei der Behandlung chronischer Schmerzen und insbesondere bei der Verhinderung chronisch rezidivierender Schmerzattacken bleiben unsere Erfolge weit hinter den Erwartungen zurück. Arzt, Krankengymnast und Patient sind ob dieser Situation mehr als frustriert.

Mangelnde Kooperation der Patienten ist in einer Zeit der «bequemen» und zur Passivität verleitenden Medizin zu beklagen. In einem Zeitalter der zunehmenden Massenabfertigung in Klinik und Praxis ist weder Zeit, noch Ruhe und Atmosphäre vorhanden, um auf die individuellen Probleme der Patienten und die Notwendigkeit, neue (z.b. wirbelsäulenfreundliche) Verhaltensweisen zu erlernen, ausreichend einzugehen. Nicht zuletzt (und da müssen wir uns an der eigenen Nase packen) bezweifle ich, ob Ärzte und Krankengymnasten auch wirklich ausreichendes Verständnis für die psychologischen Schwierigkeiten einer Verhaltensmodifikation haben, wie wir sie unseren Patienten abverlangen (darf ein Patient dieselben Schwierigkeiten mit seiner Körpergewichtsreduktion haben, wie wir sie selbst bei unserem langjährigen ergebnislosen Vorsatz hatten, endlich das Rauchen einzustellen oder mehr Sport zu treiben?).

Um dies zu verbessern, benötigen wir dringend ein neues Konzept, welches die Patienten zu aktiver Mitarbeit (compliance) motiviert; ein Konzept, welches eine dauerhafte Verhaltensänderung bewirken kann, und welches für den Patienten trotz eigener innerer Widerstände und derer seines sozialen Umfeldes auch realisierbar ist.

Ein solches Konzept stellt das RS-Programm dar, welches unter anderen im Arbeitskreis für degenerative Wirbelsäulenerkrankungen der *DGOT (Dt. Gesellschaft f. Orthopädie und Traumatologie)* und dem *ZVK (Zentralverband der Krankengymnasten)* ausgearbeitet wurde.

Die ursprüngliche Idee der Rückenschule («low back school») stammt aus Schweden: Namen wie Zachrisson-Forsell oder Alf L. Nachemson sowie die legendäre Rückenschule der Volvo-Werke sind untrennbar mit dem Beginn der Rückenschulbewegung verbunden.

Die weitere Ausbreitung der Rückenschulen erfolgte über die Vereinigten Staaten und Kanada. Namen wie Selby, Wiltse und Hall, um nur wenige zu nennen, legen hierfür Zeugnis ab.

Aber auch im deutschsprachigen Raum hat sich die Rückenschule verbreitet. In der Schweiz sind die Namen Brügger und Kissling mit der Rückenschulentwicklung assoziiert. Die Ausbreitung der Rückenschulen erfolgte in der Schweiz über die wohlorganisierte Infrastruktur der Rheumaliga. In Österreich sind Namen wie Fleiss und Tilscher in diesem Zusammenhang zu nennen.

In Deutschland ist die Rückenschulbewegung an einigen Orten mehr oder weniger gleichzeitig aus der Taufe gehoben worden:

Krämer/Nentwig/Ullrich in Bochum und Mettmann;
Reinhardt in Bad Aibling;
Laser in Griesbach / Schaufling.

Im weiteren Verlauf haben sich um die Rückenschulbewegung das "Forum Gesunder Rücken - Besser Leben", die "Vagusgruppe", aber auch Einzelkämpfer, wie Frau A. Reinhardt bemüht.

Was bedeutet Rückenschule?

Rückenschule ist nicht nur Lehren und Lernen; Rückenschule ist eine Verhaltensmodifikation mit tiefgreifenden Veränderungen althergebrachter Lebensgewohnheiten: *Wirbelsäulenfeindliches* Verhalten muß ausgemerzt und *wirbelsäulenfreundliches* Verhalten neu eintrainiert werden. Dies kommt einer Konditionierung gleich, bei der die alten Verhaltensmuster und «zerebralen Engramme» so zuverlässig und endgültig gelöscht werden, so daß der Rückenschulteilnehmer das neue wirbelsäulenfreundliche Verhalten *selbstverständlich* lebt, wie er sich zuvor wirbelsäulenfeindlich verhalten hat. Erst die Selbstverständlichkeit und Automatisierung korrekten Bewegens oder Belastens gewährleistet den Erfolg der Rückenschule; das wirbelsäulenfreundliche Verhalten muß einfach «in Fleisch und Blut» übergehen!

Rückenschule sollte nicht nur «low back school» sein, dies war wenigstens die Meinung des Arbeitskreises für degenerative Wirbelsäulenerkrankungen. Rückenschule ist Haltungs- Bewegungs- und Belastungskontrolle der *gesamten* Wirbelsäule und damit des gesamten menschlichen Körpers. Rückenschule betrachtet den menschlichen Organismus als eine Einheit, inklusive ihrer psychischen Disposition. Psychosomatische Aspekte müssen notwendigerweise hier ausreichend Berücksichtigung finden.

Rückenschule ist ein Umschulungsprogramm zur *Prävention* und *Rehabilitation* von Wirbelsäulenerkrankungen im Sinne einer tiefgreifenden Verhaltensmodifizierung. Rückenschule ist keine Therapie. Wir unterscheiden hierbei die Primär-, Sekundär- und Tertiärprävention.

Die *Primärprävention* umfaßt den Teilnehmerkreis, der bislang niemals Rückenschmerzen hatte (z.b. Kindergarten, Vorschule, Sportverein aber auch Arbeitsplatz). Bei der *Sekundärprävention* handelt es sich um Patienten, die immer wieder über rezidivierende Wirbelsäulenbeschwerden klagen, das schmerzfreie Intervall aber verlängern, die Rezidivhäufigkeit reduzieren wollen. Die *Tertiärprävention* betrifft die Patientenklientel nach akuter Erkrankung (z.b. Bandscheibenvorfall- oder Wirbelsäulenoperation) und dient ebenfalls der Rezidivprophylaxe. Tertiärprävention geht fließend über in Rehabilitation (siehe hierzu auch den Begriff der Therapiestraße im Kapitel «Rückenschule, was folgt danach?»).

Rückenschule ist also keine therapeutische Maßnahme zur Behandlung akuter Schmerzzustände, wenngleich im Rahmen einer akuten Therapie auch Einzelelemente der Rückenschule Verwendung finden. Im Gegenteil: Therapiebedürftigkeit bei akuten Schmerzen stellt eine *absolute Kontraindikation* zur Rückenschule dar. Nicht in die Rückenschule gehören demnach Patienten, die unter akuten Schmerzen (Bandscheibenvorfall, Infektionen, Tumoren) leiden oder sich noch in der Rekonvaleszenz nach Wirbelsäulenoperationen befinden. Relative Kontraindikationen sind ausgeprägte Coxarthrose, Gonarthrose, Adipositas, körperlich-geistige Behinderung, Sprachbarrieren.

Wie sieht die Struktur der Rückenschule aus?
Als RS-Lehrer sind Krankengymnasten prädestiniert; Orthopäden und Psychologen haben dagegen ihre entscheidenden Funktionen bei spezifischen Frage-und Problemstellungen.

Die Dauer der Rückenschule umfaßt 6-8 Doppelstunden, die wöchentlich einmal abgehalten werden. Dies stellt einen Kompromiß zwischen Akzeptanz der Teilnehmer und der notwendigen Zeitdauer für verhaltensmodifizierende Lernprozesse dar; sicherlich kann innerhalb dieser kurzen Zeit eine Verhaltensmodifikation nicht durchgeführt werden. Rückenschule findet im eigentlichen Sinne deshalb zwischen den einzelnen Stunden im Alltag, sowie durch weiterführende Kurse und Auffrischkurse statt.

Die Teilnehmerzahl pro Gruppe beträgt idealerweise zwischen 8 und max. 12 Teilnehmern. Ist ein zusätzlicher Supervisor bei den praktischen Übungen anwesend, kann die Gruppe auf 15 Teilnehmer erweitert werden. Es ist denkbar und wird auch häufig praktiziert, daß der ärztliche Einführungsvortrag für mehrere Rückenschulgruppen zu gleicher Zeit und gemeinsam stattfindet; die weiteren praktischen Übungsstunden finden dann in dem o.g. kleineren Rahmen von 8-12 Teilnehmern statt. Es ist u.E. jedoch darauf Wert zu legen, daß auch für den Einführungsvortrag keine Gruppen über 40 (bis max. 50) Teilnehmer entstehen, da sonst der äußere Rahmen im Sinne einer «Massenveranstaltung» zu unpersönlich wird und alle compliancefördernden Faktoren (z.B. Dialog, Rückmeldung, persönliches Einbringen des RS-Teilnehmers usw.) nicht beachtet werden können.

Rückenschule kann nahezu überall stattfinden: in der krankengymnastischen und/ oder ärztlichen Praxis, in der VHS, im Krankenhaus, in den Räumen der Versicherungsträger, im Kurhaus usw.

Verschiedene Finanzierungsmodelle haben sich etabliert

1. Organisation, Raumbereitstellung und Finanzierung der RS-Lehrer erfolgt direkt über den Versicherungsträger. Der Patient zahlt ca. DM 60 für den gesamten Kurs und erhält 50% bei regelmäßigem Besuch zurück. Die krankengymnastische Doppelstunde wird mit ca. DM 90 vergütet.

2. Organisation und finanzielle Abrechnung finden gemeinsam durch das RS-Lehrerteam statt. Der Patient bezahlt zwischen DM 100 und DM 200 für den gesamten Kurs. Die Honorare werden unter den RS-Lehrern aufgeteilt. Die Kosten werden meist bis zu einem gewissen Prozentsatz - häufig bis zur Hälfte, Privatkassen tendieren *leider* dazu die gesamten Kosten zu tragen - von den Kostenträgern übernommen. Hier kann jedoch keine Garantie gegeben werden.

Es ist zu beachten, daß die Gründung der Rückenschule zuerst mit dem Steuerberater besprochen wird, um eine rechtliche Form zu wählen, die *nicht zur Umsatzsteuerpflicht* führt.

Was ist kurz zusammengefaßt der Inhalt der Rückenschule?

1. Stunde: Einführungsvortrag Arzt/Orthopäde
2. Stunde: Krankengymnast
3. Stunde: Krankengymnast
4. Stunde: Krankengymnast
5. Stunde: Krankengymnast
6. Stunde: Krankengymnast
7. Stunde: Krankengymnast

Verhaltensmodifizierende Prozesse sind extrem schwierig zu bewerkstelligen und sie sind extrem langwierig (z.B. Raucherentwöhnung, Diätberatung, Gewichtsreduktion). Wir kennen dieses Phänomen aber auch aus dem Sport: Jeder weiß, wie schwierig es ist, einen einmal falsch erlernten Tennisaufschlag oder Skischwung in mühsamem Training wieder auszumerzen und neu, besser, korrekter einzuüben.

Relativ leicht läßt sich bei Kleinkindern ein von Anfang an korrektes Verhalten anerziehen; ein späterer Umerziehungsprozeß, also die Umkonditionierung des Erwachsenen, ist ungleich aufwendiger und mühsamer und kann nur mit einem psychologisch fundierten Konzept effektiv bewerkstelligt werden. Große Hindernisse müssen hierfür überwunden werden:

- Über Jahrzehnte hinweg eingeübte «angenehme» Gewohnheiten;
- Der Hang zur Bequemlichkeit (meistens ist Verhaltensmodifikation mit einer Einschränkung der angenehmen, konsumativen Seite des Lebens verbunden; es müssen «Opfer» gebracht werden);
- Falsche Vorbilder in Familie und Gesellschaft (z.B. dicker, inaktiver Wohlstandsbürger);
- Unser gesamtes Umfeld (Sitzmöbel, Mode, Arbeitsplatz, Freizeitverhalten);
- Mangelnde Eigenverantwortung, der Glaube an die bequeme Medizin («Reparaturmentalität»: Der Arzt ist für die Gesundung verantwortlich).

Wegen dieser diffizilen Zusammenhänge ist Rückenschule nur unter *interdisziplinärer Zusammenarbeit* verschiedender Berufsgruppen denkbar. Die wissenschaftliche Psychologie spielt hier eine herausragende Rolle. Mit dem *Münchner Manual* (Springer Verlag 1990) haben wir deshalb einen interdisziplinären orthopädisch-psychologischen Brückenschlag versucht in Form eines Handlungsmanuals, welches den Rückenschullehrer in die Lage versetzt, psychologisches Wissen in jeder einzelnen Rückenschulstunde praktisch anzuwenden, ohne selbst Psychologe zu sein.

Wie oben darstellt, ist die Rückenschule ein «ganzheitliches Konzept»; es umfaßt nicht nur den gesamten Menschen in seinen psychosomatischen und psychosozialen Bezügen! Rückenschule zielt auf die Veränderung von Bewegung, Haltung, und Verhalten in allen Bereichen des Lebens: bei der Arbeit, zu Hause, im Haushalt, beim Sport, in der Freizeit, beim Liegen, Sitzen, Stehen, Heben, Beugen, Tragen, überall und zu jeder Zeit. *Rückenschule ist alltagsorientiert.*

Dieses orthopädische Plädoyer für die Psychologie innerhalb der Rückenschule soll sich nicht nur compliancefördernd auf unsere Patienten auswirken, sondern es zielt auch darauf ab, die Bereitschaft und Motivation des Lesers dieses Buches, also des zukünftigen RS-Lehrers, zu fördern, an diesem schwierigen und neuen Rückenschulkonzept mitzuarbeiten. Wir wünschen RS-Lehrern und Patienten gleichermaßen viel Spaß und Erfolg; das neue Konzept der Rückenschule ist für uns alle eine echte Herausforderung, und dieser wollten wir uns mit der Herausgabe des vorliegenden Buches stellen.

Literatur

Kaisser P, Höfling S (1990) Münchner Manual zur Orthopädischen Rückenschule. Springer, Berlin Heidelberg, New York Tokyo.

Homo erectus: Die Last der Aufrichtung

Bernd Reinhardt

Wir beobachten es, aber nehmen es nicht bewußt wahr: Wir, und damit meine ich uns, die Menschheit, sind an einem entscheidenden Wendepunkt unserer Phylogenese, unserer Entwicklungsgeschichte angekommen. Wozu die Evolution Jahrmillionen benötigte, ist im Weltraum überflüssig geworden. Homo Erectus eine Zwischenstufe? Wird sich das erste im Weltraum geborene Kind noch über das Körperereignis freuen können: jetzt stehe ich, ich habe es geschafft, ich kann mich aufrichten und auf meinen eigenen Füßen stehen?

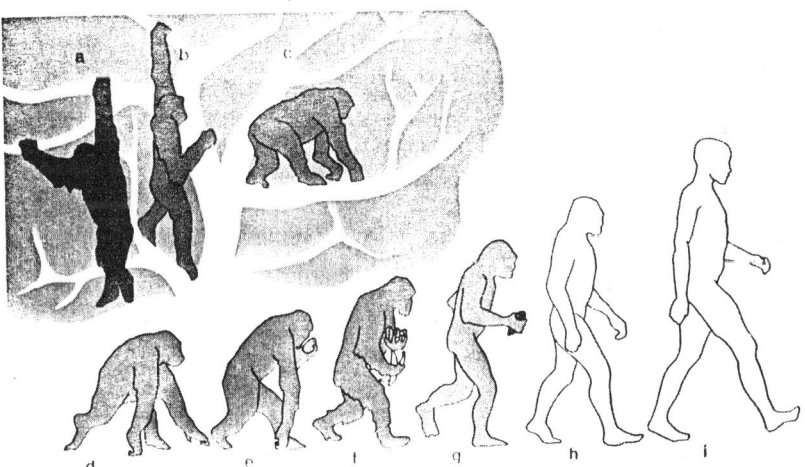

Abb. 1. ... vom Vierbeiner zum Zweibeiner, von den Bäumen in die Savannen. Die Evolution des Homo erectus

Solange wir die Erde nicht verlassen, bestimmt die an der Erdoberfläche auf einen Körper der Masse M wirkende Kraft, die sich aus der zum Erdmittelpunkt gerichteten Gravitationskraft und aus der senkrecht zur Erdachse gerichteten Fliehkraft zusammensetzt, unsere äußere Form und unsere Fortbewegungsweise. Ob wir stehen oder uns bewegen, so benötigt dies Kraft. Die Aufrichtung und unsere Bewegung kann man in geleisteter Arbeit messen.

Nach diesen physikalisch leicht erfaßbaren Vorgängen ist die Aufrichtung zum Homo erectus mühsam, sie kostet Kraft und Arbeit. Sie erfordert Leistung.

Das Skelett (griechisch: ausgetrockneter Körper) ist das Knochengerüst des Menschen und der Wirbeltiere. Es wird von den einzelnen Knochen gebildet und verleiht dem Körper und seinen Organen Halt und Form. Unsere Muskeln, etwa 40% der Körpermasse, sind der Motor, der unsere «Karosserie» bewegt.

Rein physikalisch hat der schon Recht, der sagt: «Wie soll ein Tag schon gut anfangen, wenn er mit dem Aufstehen anfängt.» Aufstehen erfordert Kraft, Arbeit, Leistung schon am frühen Morgen. Der Physiker wäre dazu geneigt, auch das Aufstehen am frühen Morgen physikalisch zu erklären, etwa so: «Die Trägheit ist eine Eigenschaft aller Körper».

Spätestens beim Impulsgesetz schlägt jedoch das typisch biologische nichtphysikalische Menschliche zu. Denn besitzt man nicht ein Bett, das einen gewissermaßen aus dem Bette herauskatapultiert, dann kommt es einzig und allein auf den inneren Impuls an, der sich bekanntlich nicht konsequent in Regeln oder Gesetzen ausdrücken läßt. Hier ist die Physik mit ihrem Latein am Ende, hier herrscht unbeschreibliche individuelle Vielfalt der Lebensäußerung.

Die «Vertikalisierung der Körperachse» wiederholt im Prinzip bei vielen Mitmenschen im Zeitraffer evolutionäre Vorgänge der Aufrichtung (Abb.2).

Die Art der Aufrichtung sowie die erste Begegnung mit sich vor dem Spiegel in mehr oder weniger aufrechter Haltung widerspiegelt die enge Verknüpfung zwischen der eigenen Psyche, der seelischen Verfassung und dem Soma, dem Körperlichen.

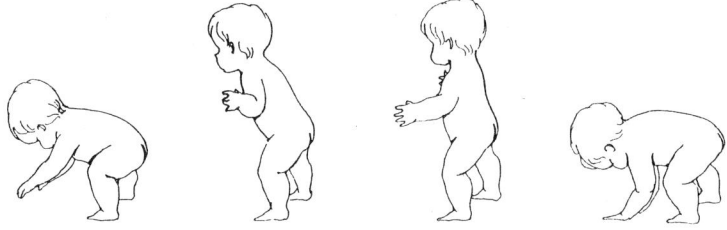

Abb. 2. Aufrichtung

Das eigene Spiegelbild produziert die ersten morgendlichen Konflikte mit sich selbst. In dieser Zwiesprache bemerkt man: «Zwei (oder mehrere) Seelen wohnen ach in meiner Brust.» Schließlich wird man sich zu einem Gefühl und damit zu einer äußeren Gestalt durchringen. Die Selbstbeobachtung im Spiegel gibt uns die Möglichkeit zur Selbsterkenntnis. Wir benötigen die Rückkoppelung (Feedback), um unsere Mimik, die Gestik und insbesondere die Haltung frühmorgendlich positiv einzustimmen. Die angestrebte, und im positiven Fall vielleicht schon frühmorgendlich erreichte Verhaltens- und Haltungsänderung möchte ich als Wirbelsäulenhygiene bezeichnen. Von Psychologen wissen wir, daß es positiv einstimmt, wenn man sich schon morgens im Spiegel zulächelt. Insbesondere wenn man sich ohne die im Bett durchgeführten Tonisierungsübungen (wie Hund und Katze dies tun) aufrichtet, ist zu befürchten, daß die Stützmotorik des Rumpfes noch nicht dazu bereit ist, die optimale Körperform «aufzubauen». Mit Hilfe des Spiegels kann man nach Tonisierungsübungen (Anspannungsübungen der Brust-, Rücken-, Bauch-, und Gesäßmuskulatur) seinen Körper zur wirklich aufrechten Haltung «ausrichten»: Das Becken soll in Balance über den Beinen stehen, der Rumpf über den Becken, der Kopf über den breiten Schultern. Eine gute aufrechte Haltung ist nichts Starres, sie ist eher labil, aber stets muskulär im Lot gehalten. Das optimale Körperlot in aufrechter Haltung verläuft durch den äußeren Gehörgang, über den äußeren Hüftknochen und über das äußere Sprunggelenk. Wenn Sie so vor Ihren Spiegel einen roten Faden (von einem Bleigewicht gestrafft) hängen, so haben Sie stets Ihren «roten Faden», um sich schon frühmorgens am Lot zu orientieren.

Im Lot sind die Krümmungen der Wirbelsäule optimal eingestellt, die Einzelbausteine der Wirbelsäule (Wirbelkörper, Bandscheiben, Wirbelgelenke, Bänder, Sehnen und Muskeln) werden optimal beansprucht (Zug/Druck), jedes Bewegungssegment der Wirbelsäule findet so sein eigenes «inneres Gleichgewicht». Die menschliche Wirbelsäule mit ihrem tragenden und haltenden Gefüge beansprucht und benötigt wesentlich mehr Zuwendung, als wir ihr ohne Schmerzen zu geben bereit sind. Leider fördert erst der Schmerz (= Hilferuf der Organe) die fürsorgliche Zuwendung. Der Alltag fordert den ganzen Menschen, die volle Funktionsfähigkeit der Organe. Die Last des Alltags läßt sich nur bei gesunder Psyche bewältigen, denn sie lastet nicht nur mechanisch auf unseren Schultern.

Als Sprache des Körpers verstehen wir die Psychosomatik der menschlichen Haltung. Reflexhaft gesteuerte Muskeln hängen direkt am Zügel innerer Stimmungen. Wie der Pantomime Samy Molcho sagt, ist der Körper der Handschuh der Seele. Die Psyche als Bildhauer des Körpers können wir schon in der Darstellung des Sündenfalls erkennen: Die aufrechte Haltung, das freie Tragen des Kopfes vor «dem Fall», Adams und Evas schuldgeneigte Häupter danach.

Die beherrschende Position des Ritters, wenngleich auch durch Blech und Eisen gestützt, die Belastung dessen, der unter seinem Kreuz schwer zu tragen hat, die Pose des Selbstdarstellers, der für seine nonverbale Kommunikation übt (Clown), die für und in der Gesellschaft eingeübte Gestik, die Freude an der Bewegung, die neurotische Persönlichkeit, der körperlich ausgetragene Zwiespalt, die bewußt eingeschliffene Armut der Gesichts- und Rückenmimik des Gehorsams, demonstrativ zur Schau gestellte Lässigkeit, stammesgeschichtlich weitervermittelte Ökonomie, schließlich die «unmenschliche» Umweltbelastung. Die von uns angebotene Rückenschule hat wenig Einfluß auf die dargestellte Psychomotorik.

Es wäre anmaßend, wenn wir mit unserer orthopädischen und krankengymnastischen Verhaltensintervention psychisch induzierte Haltungen und Verhaltensweisen ändern wollten. Wir müssen hinnehmen, daß die Körperhaltung und die Bewegungsweise etwas höchst Individuelles ist. Wir wollen wohl auf die Zusammenhänge in unserer Rückenschule hinweisen, um dadurch zumindest eine Einsicht unserer Rückenschulteilnehmer zu wecken, daß es diese enge Verknüpfung zwischen Seele und Körper gibt. Diese Hilfe zur Selbsthilfe und damit zur Selbsterkenntnis müssen wir als Orthopäden geben. Nicht zuletzt müssen wir Orthopäden uns mit diesen Problemen beschäftigen, da Rückenprobleme mehr als genug psychosoziale Ursachen haben. Bislang sind wir gegenüber solchen Problemen zu wenig sensibilisiert.

Für uns sind physikalische Gesetze vordergründig wichtiger als psychosoziale Faktoren. Der Arbeitsplatz heute wird weniger nach psychosozialen Gesichtspunkten gestaltet, unsere Arbeitsplätze richten sich heute eher nach der Stoppuhr, «Zweckmäßigkeit» und Kostengünstigkeit aus. Das Ziel der Rückenschule muß es deshalb auch sein, selbst inhumane Arbeitsplätze human zu gestalten.

Die Aufrichtung des Körpers beginnt nach dem ersten Lebensjahr. Die definitive Formgestaltung der Wirbelsäule ist beeinflußbar. Durch Vorbeugung besonders in den gefährdeten Wachstumsphasen können wir auf eine günstige Entwicklung der jugendlichen Rücken positiv Einfluß nehmen. Rückenschule gehört in den Kindergarten und in die Schule, und zwar im Rahmen einer allgemeinen Gesundheitserziehung, oder wie man diese Aufklärungsaktion auch sonst bezeichnen möge. Was Hänschen nicht lernt, lernt Hans nimmermehr, so ist es auch mit der Körperhaltung. Vorbeugung leisten Lehrer auch dann, wenn sie ihre Schüler keinem Sitzzwang aussetzen, sondern wenn sie ihnen gestatten, ihr normales, zur Entwicklung notwendiges Bewegungsbedürfnis auszuleben. Ohne Belastungsreize keine Entwicklung der tragenden und bewegenden Skelettteile! Rückenschule in der Schule heißt auch Dehnen, Räkeln und Streckenlassen, dann, wenn der wachsende Körper dies verlangt. Die letzten verbliebenen instinktiven Handlungen sollte man nicht unterdrücken. Das Kind kann sich noch spontan in der Gesichtsmimik (= Muskelspiel der Gefühle) und in seiner Rückenmimik äußern, der Erwachsene dagegen hat schon längst gelernt, Haltung zu bewahren, selbst wenn er dabei seinen Rücken verspannt.

Beim Heranwachsen ist die lässige Haltung nicht unbedingt Ausdruck einer zeitgemäßen Grundeinstellung. Der Sitzzwang in der Schule auf nicht angepaßten Schulmöbeln bei 30-35stündiger Sitzdauer ermüdet die jugendliche Wirbelsäule so sehr, daß sie garnicht mehr fähig ist, sich aus der Ruhehaltung aufzurichten. Die Ruhehaltung wird zur Gewohnheitshaltung, Haltungsverfall ist vorprogrammiert. Mangelnde Aufklärung über anatomische und physiologische Zusammenhänge erschweren es einem Jugendlichen zu verstehen, daß die aufrechte Körperhaltung in physiologischer Lordose der Lendenwirbelsäule, physiologischer Kyphose der Brustwirbelsäule und physiologischer Lordose der Halswirbelsäule die ökonomischste, muskelkraftsparendste Art ist, sich sitzend und stehend aufrechtzuhalten. Jeder Jugendliche wird sehr schnell lernen, daß eine aufrechte aber steif und damit isometrisch gehaltene Sitzposition schneller ermüdet, als das dynamische Bewegen um das Körperlot herum. Wenn die Sitzbeinknochen ihren Namen verdienen sollen, dann wird darauf das Becken balanciert, der Rumpf bewegt sich über dem balancierten Becken aus dem Lot in das Lot. Jede Bewegungsmonotonie macht krank, so auch das ständige Sitzen. Die Sitzkrankheit entwickelt sich zur Krankheit der verhockten Gesellschaft.

Wir müssen lernen, auf Körperäußerungen zu achten, sonst werden wir nicht erkennen, daß die schlechte Haltung einer pubertierenden Dreizehnjährigen darauf beruht, daß sie ihre wachsenden Brüstchen durch einen immer mehr gerundeten Rücken zu verstecken versucht und daß ein hoch aufgeschossener Jugendlicher gar nicht immer der Größte sein möchte, sondern sich eigentlich viel häufiger verkriechen möchte. Wenn wir diese Dinge nicht zusätzlich beachten, verlieren wir schnell den roten Faden der Aufrichtung, den wir gedanklich durch Steißbein und Schädeldecke ziehen.

Ohne Zweifel müssen wir fähig sein, zwischen funktioneller Fehlhaltung und Fehlform der Wirbelsäule zu unterscheiden, obwohl gerade für die Fehlform der Wirbelsäule, für die Skoliose und andere Abweichungen der Wirbelsäule, die Rückenschulregeln noch mehr Gültigkeit haben als für die weit mehr belastungsfähige «normale» Wirbelsäule.

Zur Humanisierung des Arbeitsplatzes benötigen wir die Rückenschule in der Arbeitswelt. Die Humanisierung beginnt mit der Einhaltung gegebener Distanzzonen im menschlichen Kontakt. «Drei Schritte vom Leib» ist ein alter Warnruf, der eine Mindestzone für das Individuum fordert, eine Zone, die eben zur persönlichen körperlichen Entfaltung erforderlich ist. Zu einem humanen Arbeitsplatz gehört auch die Voraussetzung, daß der Arbeitsplatz den Menschen nicht zu einer Fehlhaltung zwingt. Der Arbeitsplatz soll sich nach dem Menschen richten, nicht umgekehrt. Wenn ich durch den Arbeitsplatz gezwungen bin, lange Zeit in einer Fehlhaltung zu verharren, so ist eben die Aufrichtung nach der unökonomischen und sehr anstrengenden Arbeit langwierig und oft schmerzhaft. Als Negativbeispiel betrachten wir die Arbeitshaltung des Zahnarztes, der bislang ja über Generationen in vorwärtsgebückter Haltung mit Seitneigung und Rotation der Brust- und Halswirbelsäule seinen Patienten auf den Zahn fühlen mußte. Noch schlechter war und ist die Zahnarzthelferin dran, die sich zudem an der oft ungünstigen Körpergröße und damit Arbeitsplatzeinstellung ihres Chefs orientieren mußte und muß. So mancher Opernbesucher hat bereits nach einem vierstündigen «Tristan» durch seinen ungünstigen Blickwinkel aus der Loge heraus bei zusätzlich innerlich induzierter Spannung seine Rückenprobleme. Nach Tristan fühlt sich der Rücken trist an, pflegt Professor Tilscher spaßig zu sagen. Arbeits- und Sitzpositionen lassen sich durch die Erkenntnisse der Rückenschule verbessern. Der enge Verbund zwischen Psyche und Soma zeigt sich beim zweiten Mann nach dem Chef besonders deutlich. Der gesenkte Kopf sowie der gleichzeitig gesenkte nach unten gehende Blick deutet auf Unterwerfung und Demutshaltung, Kopfnicken als Zustimmungsgeste, andererseits auch ganz mechanisch auf die viele Schreibarbeit, die den Nacken besonders in Vorwärtsneigung belastet.

Ein gefürchteter und unliebsamer Mitarbeiter im Nacken kann Kopfschmerzen auslösen, eine Veränderung am Arbeitsplatz oder eine Aussprache mit dem Kollegen kann die Kopf- und Nackenhaltung verändern und die Kopfschmerzen verfliegen lassen. So manches Therapieprinzip wird durch derartige Erkenntnisse im wahrsten Sinne des Wortes auf den Kopf gestellt. Man überlege sich auch den Widerspruch, daß man bei gegebener räumlicher Enge schnell, flott, frischwirkend arbeiten soll. Das Bewegungstempo und das Arbeitstempo läßt sich nur steigern durch eine vergrößerte Bewegungsweite.

Am Computerarbeitsplatz, dem Arbeitsplatz der Zukunft, geht es im wahrsten Sinne um Kopf und Kragen. Die konzentrative und konstante Zwiesprache mit dem Bildschirmtext sowie die monotone Fixierung des Halses bei starrem Blick führt nicht nur zur psychischen Abkapselung und Isolation, sondern zur massiven muskulären Beschwerden mit all den bislang noch wenig damit in Verbindung gebrachten Gesundheitsproblemen. Verspannte Nackenmuskeln und damit gestörte Gelenkfunktion besonders der Kopfgelenke verursachen nämlich Kopfschmerzen, Stirndruck, Schläfendruck, Sehstörungen, Augenflimmern, Augenzucken, Ohrengeräusche, Ohrensausen, Hörsturz, Schwindelattacken, Kreislaufstörungen, Schluckbeschwerden, Kieferbeschwerden, Gesichtsschmerzen, usw. Schon heute weisen die sogenannten Computerkinder, die Freaks des Computerspiels und der Glotze, derartige Symptome auf, ohne daß die Fachleute diese Symptome den Ursachen zuordnen können. Nicht selten kommt heute schon mancher EDV-Sachbearbeiter zum Orthopäden, nachdem er zuvor bis zu fünfzehn ärztliche Stationen erfolglos, hilflos durchlaufen hatte.

Hier werden Neurologen, Psychiater, Psychologen und Orthopäden überschneidende Zukunftsaufgaben gestellt: Zur inneren Entspannung z.B. durch die progressive Muskelrelaxation nach Jacobson und andere übende Verfahren müssen die verspannten Nackenmuskeln zwischendurch in der Bewegungspause und Entspannungspause sich lockern dürfen. Auch diagnostische Überschneidungen werden unsere Fachgebiete aufweisen, wenn es sich um Nackenprobleme im Speziellen handelt: Führt die larvierte Depression zu Nackenschmerzen oder bekommt man durch Nackenschmerzen reaktive Depressionen?

Die orthopädische Rückenschule braucht die interdisziplinäre Basis. Rückenprobleme lassen sich nicht nur orthopädisch beseitigen, vielleicht am wenigsten orthopädisch! Durch die Rückenschule bekommt der Rückenpatient nicht nur Unterstützung, um seine muskuläre Dysbalance zu beseitigen und mit seinem Rücken rückengerecht umzugehen, sondern er bekommt auch die nötige menschliche Zuwendung, das Bewußtsein mit den Schmerzen umzugehen, und insbesonders die positive Einstellung, seinen Alltag in Zukunft wieder durchstehen zu können.

Nachdem man weiß, daß hauptsächlich psychosoziale Faktoren bei Nacken-, Rücken-, und Kreuzschmerzen unglaubliche Signifikanz aufweisen, ist es unsere Pflicht, den Rückenpatienten äußerlich und innerlich gegen die Last des Alltags aufzurichten.

Literatur

Rezzi MA (Hrsg) (1979) Die menschliche Haltung und die Wirbelsäule. Hippokrates, Bd 85, 101-108.

Rotzler W (1979) Aspekte der menschlichen Haltung im Spiegel der Kunst. In Rezzi MA (Hrsg) Die menschliche Haltung und die Wirbelsäule. Hippokrates, Bd 85, 127-162.

Weintraub, A (1979) Psychosomatik der menschlichen Haltung. In Rezzi, MA (Hrsg) Die menschliche Haltung und die Wirbelsäule. Hippokrates, Bd 85.

Willert, HG, Wetzel-Willert, G (Hrsg) (1991) Psychosomatik in der Orthopädie. Hans Huber, Bern Stuttgart Toronto.

Anatomie, Physiologie und Pathophysiologie der Wirbelsäule

Tomas Laser

Wenngleich die Überschrift «Anatomie, Physiologie und Pathophysiologie der Wirbelsäule» lautet, so will ich mich mit meinen Ausführungen bewußt nur auf einen Teil der Wirbelsäule beschränken, nämlich die Lendenwirbelsäule. Auch wenn die Wirbelsäule als Achsenorgan nur in ihrer ganzen Einheit verstanden werden sollte, sind es doch im wesentlichen die unteren Abschnitte, die dem heutigen zivilisierten Menschen Probleme bereiten.

Der Kreuzschmerz schlechthin ist zum Synonym für die häufigsten Beschwerden des zivilisierten Menschen geworden. Schlagworte wie Bewegungsmangel, schlechte Haltung, Fehlbelastung und viele Ausdrücke mehr stehen in Zusammenhang mit Beschwerden und Funktionsstörungen, die sich auf die Schwachstelle der Wirbelsäule beziehen, nämlich auf die Kreuzregion. Wir müssen bei Betrachtung der Schmerzen an der Wirbelsäule insbesondere zwischen Funktionsstörungen mit schmerzhaftem Charakter und Läsionen bestimmter Strukturen unterscheiden, die ihrerseits zu Beschwerden Anlaß geben.

Während man bei der Funktionsstörung durch Änderung der Ausgangssituation die Ursache der Beschwerden beseitigen kann, ist bei bestehenden Läsionen der therapeutische Ansatz naturgemäß viel schwieriger. Warum ist wohl die untere Wirbelsäule, also das Kreuz, «unser Kreuz»? Hierüber haben sich viele Anatomen und Biomechaniker bereits ausgelassen. Mit dieser Frage bin ich bereits mitten in der Problematik der Entstehung von Rückenschmerzen, nämlich bei der Frage: Wodurch und wobei entstehen Rückenschmerzen?

Lassen Sie mich vorweg die Tatsache anführen, daß Schäden an den lumbalen Bandscheiben, also den Bandscheiben im Kreuzbereich, eine der häufigsten Erkrankungen des Zweifüßlers sind. Dies ist sicherlich Folge des Umstandes, daß sich der Mensch in seiner Evolution vom Vierfüßler schließlich zum aufrechten Zweifüßler entwickelt hat. Beim aufrechten Menschen ist die Wirbelsäule fast noch so gebaut, wie sie ursprünglich zu Zeiten des Vierfüßlers konstruiert war. Betrachtet man jetzt den aufrechten Gang, so hat die morphologische Anpassung der Wirbelsäule an die funktionellen Bedürfnisse der stehenden Stellung gerade erst begonnen. Aus der Evolutionsgeschichte läßt sich ablesen, daß Anpassungsvorgänge dieser Art Millionen Jahre benötigen. Kenner der Materie wissen, daß sich die menschliche Wirbelsäule bis jetzt jedenfalls noch nicht dieser senkrechten Stellung angepaßt hat.

Man sieht dies deutlich an dem Verlauf der Gelenkspalte der Lendenwirbelsäule, die zur Bewegungsachse hin parallel und nicht senkrecht verlaufen, wie sich dies stato-dynamisch bei den übrigen Wirbeltieren im Vierfüßlerstand als bewährtes Bauprinzip darstellt. Die Belastung der Gelenkflächen im Kreuzbereich würde beim Bild des Springreiters eigentlich erst in vornübergeneigter Haltung bei Aufstützung der Zügelfäuste auf den Hals des Pferdes den anatomischen Verhältnissen gerecht, nicht aber, wenn er aufrecht auf dem Pferd säße.

Wenn ich Ihnen im folgenden einige anatomische Besonderheiten der Wirbelsäule im Kreuzbereich erläutere, so müssen zwei wichtige Strukturen in ihrer Besonderheit betrachtet werden: einmal die Bandscheibe mit ihrem Gallertkern und zum anderen die Wirbelgelenke, die (beide Strukturen für sich) statodynamischen Gesetzen folgen und entsprechend typische Beschwerden bei Mißachtung dieser Gesetze hervorrufen.

Wichtig erscheint, sich an dieser Stelle klar zu machen, daß die Ernährungssituation der Bandscheibe beim Menschen ausgesprochen ungünstig ist. So wird beim Säugling die Bandscheibe noch mit Blutgefäßen versorgt, zumindest in der Außenzone. Die Blutgefäße durchbohren, ausgehend von den Zwischenwirbellöchern, den äußeren Bandscheibenring, durchdringen die Lamellen und bilden dazwischen Kapillarnetze, die allerdings nicht bis zum Gallertkern vordringen. Der zentrale gallertartige Kern, der Nucleus pulposus, wird bereits im Säuglingsalter durch Diffusion ernährt. Die umgebenden Fasern im Bandscheibenring werden nur bis zum ersten oder zweiten Lebensjahr mit Blutgefäßen versorgt, danach veröden sie. Wenn man bei Vierjährigen anatomische Schnitte der Bandscheibe untersucht, findet man bereits zu diesem Zeitpunkt keinerlei Blutgefäße mehr! Dies bedeutet, daß ab diesem frühen Zeitpunkt sich die Bandscheibe nur mehr durch Diffusionsvorgänge ernähren kann. Das Prinzip der Osmose, das aus der Biologie her bekannt ist, findet hier eine praktikable Anwendung. Damit wird auch verständlich, daß bereits ab dem zweiten Lebensjahrzehnt die menschliche Bandscheibe eine erkennbare Involution aufweist, d.h. einen Rückschritt in Bezug auf die Belastungsfähigkeit und das Vermögen, sich zu regenerieren. Im Klartext bedeutet dies, daß kleine Risse in den Fasern des Anulus fibrosus auftreten, die es ermöglichen, daß der unter Druck stehende Gallertkern sich unter besonderen Umständen in diese Lücken hineinzwängen kann und sich bei ungünstigen statischen Bedingungen in eine bestimmte Richtung hin verlagert. Diese Verlagerung wird im deutschen Sprachraum als «intradiskale Massenverschiebung» bezeichnet. Ich möchte sie zur besseren Verständlichkeit als «Kernwanderung» bezeichnen.

Wird die Bandscheibe symmetrisch axial belastet, so verharrt der weiche Bandscheibenkern in seiner etwa zentral gelegenen Position, wobei er dem Druck von oben und unten seitlich ausweichen möchte, dort aber von kreuzweise verlaufenden Faserstrukturen zurückgehalten wird. Werden aber die Wirbel und damit die dazwischen liegenden Bandscheiben einseitig belastet, wie dies bei der Beugung der Wirbelsäule zur Seite oder nach vorn oder hinten der Fall ist, so werden unterschiedliche Zug- und Druckkräfte innerhalb der Bandscheibe wirksam: Der weiche Gallertkern reagiert auf die einseitige Kompression nach mechanischen Gesetzen:

er möchte dem vermehrten Druck ausweichen und versucht, sich durch schadhafte Maschen der umgebenden Bandscheibenfasern durchzuzwängen, falls solche vorhanden sind. Im Idealfall, d.h. wenn die Bandscheibenfasern intakt sind und Bewegungen zur Seite oder nach vorn oder hinten ausgeführt werden, bleibt der Kern stets in seiner zentralen Position. Da es aber diesen Idealfall nur bei kleinen Kindern gibt, muß man bei Menschen im Erwachsenenalter mit krankhaften Verhältnissen der Bandscheibenfasern rechnen. Dies bedeutet, daß der Bandscheibenkern bei länger dauernder asymmetrischer Belastung mit einiger Sicherheit einen Ausweg aus seiner maschenartigen Umklammerung seitwärts findet und «wandert». Dieses Wandern des weichen Kernes in die Zone des verminderten Druckes erfolgt aber nicht schnell, sondern mit einer gewissen Trägheit. Der Gallertkern ist durch seine Viskosität in seiner «Wanderfreudigkeit» sehr träge, so daß eine Einstellung der Wirbelsäule in einer bestimmten seitlichen Haltung einige Zeit anhalten muß, um eine Wanderung des Kernes überhaupt erst zu ermöglichen. Für die Erklärung der Entstehung von Bandscheibenvorfällen ist also eine länger anhaltende Fehlhaltung von großer Bedeutung.

Wenn in einer Rückenschule gefordert wird, daß bei allen Haltungen, Bewegungen und Belastungen die Wirbelsäule vornehmlich in der Mittelposition belassen werden soll, so entspringt diese Forderung den Erkenntnissen, daß der Bandscheibenkern in der ständigen Fehlposition die Möglichkeit bekommt, aus seiner zentralen Position zu wandern und möglicherweise sehr empfindliche Strukturen, wie etwa die im Wirbelkanal vorbeiziehenden Nervenwurzeln, zu quetschen und damit die so häufigen Ischiasbeschwerden auszulösen. Wollte man konsequent verhindern, daß die Kernwanderung in Richtung Wirbelkanal erfolgt, liegt die Schlußfolgerung nahe, daß dies nur in einer ständigen Hohlkreuzstellung möglich ist. Hierbei ist aber eine andere Struktur sehr nachhaltig und schmerzhaft irritiert, nämlich die Wirbelgelenke. Die Gelenkmechanik der Lendenwirbelsäule ist derart konstruiert, daß sich beim Vorwärtsneigen die Gelenkflächen (Gelenkfacetten) etwas voneinander wegbewegen und sich bei der Rückwärtsneigung (Einnahme des Hohlkreuzes, sog. Hyperlordose) die Gelenkflächen annähern bzw. eine gewisse Kompression erfahren. Dieser Kompressionseffekt ist bei kurzzeitiger Einnahme der Hyperlordose noch nicht schmerzauslösend. Erst bei länger bestehender Einnahme dieser Fehlhaltung kommt es über den erhöhten Druck der Gelenkfacetten und der damit entstehenden afferenten Informationen bereits nach einiger Zeit (20-60 Minuten) zu heftigen Schmerzen, wie sie ja jede schwangere Frau in den letzten Schwangerschaftswochen hinlänglich kennt.

Das Beispiel der hochschwangeren Frau ist geradezu ideal zur Darstellung solcher entstehenden Gelenkschmerzen im Kreuzbereich: Die hochschwangere Frau muß ja, damit sie durch den nicht unerheblich gewichtigen Bauch nicht das Gleichgewicht verliert, sich vermehrt mit dem Oberkörper nach hinten neigen und damit zwangsläufig eine Hohlkreuzstellung einnehmen. Die Folge davon ist, daß die Gelenkflächen im Kreuzbereich ständig einer erhöhten Kompression ausgesetzt sind, was zu rasch einsetzenden Kreuzschmerzen führt, sobald diese Frau über einige Zeit auf den Beinen ist. Je schwerer der Bauch, d.h. je fortgeschrittener die

Schwangerschaft ist, desto stärker werden bekanntlich die statischen Kreuzschmerzen. Diese Schmerzen dürfen nicht als Bandscheibenbeschwerden aufgefaßt werden, sondern sind die eben beschriebenen Kompressionsschmerzen der Gelenkflächen. Wenn man nun die ständige Haltung der Rückwärtsneigung ebenfalls als unphysiologisch oder schädigend ansieht, so kann logischerweise nur die Mittelstellung zwischen beiden Extremen den kleinstmöglichen Störfaktor darstellen. Genau diese Gründe veranlassen uns als Zweibeiner in aller Regel dazu, die Mittelposition der Wirbelsäule als optimale Haltung einzunehmen, dies nicht nur bei statischen Funktionen sondern natürlich auch bei allen dynamischen Bewegungsabläufen. Weichen wir aus irgendwelchen Gründen von dieser Mittelposition ab und belasten die Wirbelsäulensegmente in einer anderen Position als die der Mittelstellung, so kommt es bei der ständigen Vorwärtsneigung irgendwann zu Schäden im Bereich der Bandscheibe mit Gefahr der Ausbildung eines Bandscheibenvorfalles. Sind dagegen ständige Fehlhaltungen im Sinne einer Hohlkreuzstellung gegeben, kommt es zu Beschwerden im Bereich der Wirbelgelenke und darüberhinaus bei länger bestehenden Fehlhaltungen auch zu Verschleißerscheinungen dieser Gelenke im Sinne einer Wirbelgelenkarthrose.

Gravierend an der Fehlhaltung der Wirbelsäule in vornübergebeugter Haltung ist, daß im Gegensatz zur Hohlkreuzstellung fast niemals sofort Beschwerden auftreten. Das Meldesystem (Alarmstufe Schmerz) funktioniert hierbei nicht, da die Bandscheibe selbst keine Schmerzsensoren besitzt. Solange die Bandscheibe also fehlbelastet wird und Kernwanderungen in ihr stattfinden, wird diese gestörte Funktion naturgemäß nicht registriert. Erst wenn durch Summationseffekte oder chronische Mißachtung der statischen Gesetze schließlich aus der gestörten Struktur der Bandscheibe eine zerstörte Struktur wird, indem etwa der Bandscheibenvorfall in den Wirbelkanal ausbricht, erst dann wird dem Betroffenen durch den Schmerz schlagartig die Tragweite bewußt.

Ein Patient mit einem Bandscheibenvorfall wird daher meist angeben, daß er eigentlich vorher nie ernsthafte Beschwerden hatte und wie aus heiterem Himmel einen Hexenschuß bekam. Daß sich diese Strukturzerstörung unbemerkt über lange Zeit vollzog, konnte der Betroffene nicht wissen, da er keine Meldung im Sinne von Schmerzen vermittelt bekam. Das Ziel der Rückenschule muß daher sein, dem einzelnen Teilnehmer in der Rückenschule verständlich zu machen, welche funktionellen Bedingungen erfüllt werden müssen, um die Wirbelsäule rückenschonend zu belasten und welche Störfaktoren entstehen, wenn eine rückenschädigende Haltung der Wirbelsäule eingenommen wird.

Daß Fehlhaltungen die Wirbelsäule selbstverständlich nicht nur beim Gehen und Stehen in irgendeiner Form beeinflussen, sondern auch beim Sitzen, ergibt sich zwangsläufig aus der oben genannten Darstellung der Grundhaltung der Wirbelsäule. Aus dem Einfluß des falschen Sitzens auf die Wirbelsäulenbelastung leitet sich ab, daß auch die Benutzung eines Stuhles, eines Sessels oder eines Autositzes erklärt und schließlich auch erlernt werden muß.

Wenn man bedenkt, daß der heutige Mensch in der industrialisierten Gesellschaft einen Großteil seiner Zeit sitzend verbringt, verwundert es nicht, wenn bei falscher

Sitztechnik gerade die Lendenwirbelsäule durch Fehlbelastung Dauerschäden erleidet. Anfangs, d.h. im Schulalter, sind diese noch korrigierbar, im Erwachsenenalter führen sie aber häufig zu nicht wieder gutzumachenden Läsionen verschiedener Strukturen im Kreuzbereich. Zusammengefaßt wird nach der Darstellung der anatomischen und pathophysiologischen Bedingungen an der Lendenwirbelsäule deutlich, daß man zumindest Grundkenntnisse des Aufbaus einer Bandscheibe und der Funktion der Wirbelgelenke haben muß, um überhaupt krankmachende Faktoren beurteilen zu können.

Der beste Trainingseffekt und die beste Schulung nützen nicht viel, wenn der Betreffende nicht auch versteht, warum die eine Haltung für die Wirbelsäule als wirbelsäulenfreundlich und die andere als wirbelsäulenschädlich anzusehen ist. Andererseits reicht das Wissen über wirbelsäulenfreundliche oder wirbelsäulenfeindliche Bewegungen und Haltungen alleine nicht aus, wenn man nicht gleichzeitig auch eine konsequente Änderung der Haltungsstereotypien herbeiführt. Meine Aufgabe war es aber an dieser Stelle nicht, ein solches Trainingsprogramm zu erörtern, was an anderer Stelle geschieht, sondern die anatomischen und funktionellen Besonderheiten der einzelnen Wirbelstrukturen darzustellen.

Rückenschule interdisziplinär

Peter Kaisser

Der interdisziplinäre Ansatz zur Rückenschule basiert auf 3 Säulen:

- Der Ineffizienz unseres bisherigen therapeutischen Handelns
- Den frustranen Erfahrungen im Praxisalltag
- Der Notwendigkeit zur Spezialisierung.

1 Ineffizienz der Akut-Therapie

In der Behandlung *akuter* Wirbelsäulenbeschwerden ist die moderne Medizin sehr erfolgreich; infolge modernster Diagnoseverfahren, aber auch mittels eines wesentlich verfeinerten therapeutischen Armentariums sind akute Rückenschmerzen meist sehr gut in den Griff zu bekommen. 40%-60% aller Bandscheibenvorfälle können heute mit Erfolg konservativ behandelt werden.

Unzufrieden sind wir aber mit den Therapie-Ergebnissen *chronischer* Wirbelsäulenerkrankungen und insbesondere mit der Häufigkeit von Schmerzrezidivieen. Nur so ist es erklärlich, daß ca. 85%-90% aller Menschen irgendwann im Leben mit Rückenschmerzen zu tun haben, und daß ca. 50% aller Renten unter anderem wegen chronischen Wirbelsäulenerkrankungen bewilligt werden.

Da die Therapie chronischer Wirbelsäulenleiden offensichtlich nicht zum gewünschten Erfolg führt, ist ein Umdenkungsprozeß notwendig: *Prophylaktische* Maßnahmen im Sinne der Primär-, Sekundär- und Tertiärprävention müssen eingesetzt werden.

2 Frustrane Erfahrungen

Jeder von uns hat in seiner alltäglichen Praxis die Erfahrung machen müssen, daß Erklärungen und gutgemeinte Anleitungen zu einem gesundheitsorientierten Verhalten *primär* auf offene Ohren stoßen, letztlich aber von den Patienten nicht dauerhaft umgesetzt werden. Im Gespräch mit diesen Patienten zeigt sich sehr häufig, daß diese ihr Verhalten wirklich ändern wollen, dieses Wollen aber, wenn es wirklich darauf ankommt, nicht durchhalten.

Gründe, warum eine neue Verhaltensweise nicht durchgehalten wird, finden sich dann zahlreiche; die Patienten sind niemals verlegen, Entschuldigungen, Ausflüchte und Erklärungen hierfür zu finden! Alle Beteiligten «treten auf der Stelle»; weder Therapie noch Prävention können auf dieser Grundlage zum Erfolg führen.

Es muß nicht näher beschrieben werden, daß diese Situation für den Arzt, den Krankengymnasten, und nicht zuletzt für den Patienten selbst hochgradig frustrierend ist.

3 Spezialisierung

Die Ausbildung innerhalb der medizinischen Berufe ist auf «Heilung» ausgerichtet und weniger auf Prävention oder gar präventive Verhaltensmodifikation. Mediziner beschäftigen sicher erst seit kurzem und äußerst «halbherzig» mit solchen Fragestellungen. Obgleich das Bewußtsein für Prävention bei der jüngeren Medizinergeneration auch vorhanden ist, Erfahrungen in der Umsetzung liegen nicht in ausreichendem Maße vor. Deshalb ist es notwendig, daß wir die Kooperation mit Experten suchen, die in diesem Bereich Erfahrungen gesammelt haben; und hierzu gehört an vorderster Front die *wissenschaftliche Psychologie*.

Es ist hinreichend bekannt, daß in allen Bereichen, wo «optimale Kommunikation» gefordert ist, der Zuhörer motiviert und seine «Compliance» (Bereitschaft zur Mitarbeit) gefördert werden muß. Und es ist kaum denkbar, daß führende Manager, erfolgreiche Politiker oder Lehrer, ohne Kenntnisse auskommen können, wie sie ihre Didaktik, Rhetorik, aber auch die Rahmenbedingungen wie Athmosphäre oder Lehrmittel am besten einsetzen können, um bei ihren Zuhörern «etwas zu erreichen», sie zu einer Entscheidung oder Verhaltensänderung zu bewegen.

Über solche compliancefördernde Methoden verfügt die wissenschaftliche Psychologie viel eher als die klassische Medizin. Wir sollten uns deshalb nicht auf das in dieser Richtung «ungeschulte Naturtalent» des medizinischen Rückenschullehrers verlassen. Wir benötigen vielmehr Fachleute mit spezieller Erfahrung, um maximal erfolgreich in der Verhaltensmodifikation der Rückenschule sein zu können.

4 Kooperation der Professionen

Der interdisziplinäre Ansatz ist jedoch noch wesentlich weiter zu fassen als nur im
Rahmen der Kooperation zwischen Orthopäden/Ärzten, Krankengymnasten und
Psychologen. Dies soll im folgenden aufgezeigt werden.

4.1 Orthopäde / Arzt

Sie sind verantwortlich für die *Wissensvermittlung* im Bereich der funktionellen
Anatomie, Physiologie, Pathophysiologie und Biomechanik. Insbesondere der
Orthopäde befaßt sich im Rahmen seines Fachgebietes mit Diagnostik, Therapie
und Krankheitslehre des gesamten Halte- und Bewegungsapparates, also Skelett,
Muskulatur, Gelenke und Bandapparat.

Ärztliche Aufgabe in der Rückenschule ist es aber auch, die Kontraindikationen
festzulegen, und im einzelnen den Patienten für die Rückenschule freizugeben. Der
Arzt bestimmt letztendlich, welcher Patient für die Rückenschule geeignet ist und
wer nicht. Alle Erkrankungen, wie BS-Vorfälle, Tumoren, Infektionen, Lähmungen
müssen vorher erkannt werden. Auch schwere Coxarthrosen, Gonarthrosen,
rheumatische Erkrankungen und Osteoporosen erfordern den Ausschluß oder
zumindest eine gesonderte Behandlung des betreffenden RS-Teilnehmers.

Was den weiteren Verlauf der Rückenschule betrifft, ist der Arzt eher als
«Supervisor und Berater» tätig; er sollte deshalb immer wieder bei den einzelnen
Unterrichtsstunden anwesend sein, zumindest aber für ein Abschlußgespräch in der
letzten Rückenschulstunde zur Verfügung stehen.

4.2 Krankengymnasten

Der Krankengymnast steht im Vordergrund der Rückenschule; er ist der eigentliche
«Rückenschul-Lehrer»! Aufgrund seiner Ausbildung, auch funktionelle Befunde zu
erheben, obliegt ihm die Durchführung der Haltungskorrektur und die Anleitung
zu Muskeldehn- und Muskelkräfti-gungsübungen. Mit seinen Kenntnissen über
funktionelle Anatomie und Pathophysiologie sowie über die biomechanischen
Zusammenhänge ist der Krankengymnast prädestiniert, die entsprechenden Übungen in der Rückenschule durchzuführen.

Entscheidend ist aber auch, daß neben der Haltungskorrektur und dem Einüben
alltagsorientierter Verhaltensweisen dem Patienten Möglichkeiten zum ein-
geständigen «Krisenmanagement» in alltäglichen Schmerzsituationen nahe gebracht werden.

Körperwahrnehmung, bei sich selbst und bei anderen, muß dem Rückenschulteilnehmer beigebracht werden, anders kann niemals eine Haltungskorrektur erfolgen.

Ebenso muß das Problembewußtsein intensiviert werden, mit der Verdeutlichung der schmerzauslösenden Situationen im Alltag bzw. zu erlernenden Mechanismen, wie diese Schmerzsituationen vermieden werden können.

Die Eigenverantwortlichkeit ist Voraussetzung für eine erfolgreiche Rückenschule; die Erziehung hierzu liegt in den Händen des Krankengymnasten (und Psychologen). Nicht zuletzt müssen medizinische Kenntnisse bei den Krankengymnasten vorhanden sein, um im Verlaufe der Rückenschule entscheiden zu können, wer von den Patienten zur erneuten Abklärung zurück in ärztliche Betreuung gehört und wer trotz gelegentlicher Beschwerden ohne Gefährdung seiner selbst weiter an der RS teilnehmen kann.

4.3 Psychologen

Den Psychologen obliegt primär, den *Rahmen* und die *Vermittlungsstrategie* innerhalb der Rückenschule optimal zu gestalten. Sie müssen die besten Voraussetzungen für den Lernprozeß, für das Erinnern an erlerntes Wissen und für die Umsetzung desselben in den Alltag schaffen. Dazu müssen die Regeln zur Förderung der «Compliance» beachtet und insbesondere auch in die Ausbildung aller Rückenschullehrer eingebracht werden. Didaktik und Rhetorik der Rückenschullehrer muß geschult und kultiviert werden, Lehrmaterialien müssen in optimaler Weise ausgestaltet und eingesetzt werden. Die Anschaulichkeit und Einprägsamkeit wie auch die Widerspruchsfreiheit der Lehrmaterialien von allen an der Rückenschule Beteiligten spielt eine wesentliche Rolle für die Effektivität des Lernprozesses.

Es ist leicht zu ersehen, daß die Funktion des Psychologen also viel weniger im psychotherapeutischen Bereich zu suchen ist, als vielmehr in der Gestaltung und Beantwortung der Frage: «WIE» ist RS am besten durchführbar ? In der RS wird Psychologie nicht gelehrt, in der Rückenschule findet die Psychologie ganz einfach und ganz unbemerkt statt.
Natürlich obliegen dem Psychologen auch psychodiagnostische und psychotherapeutische Funktionen, wenn sie benötigt werden. Die Psychologen können psychische Konflikte wie z.B. Partnerprobleme, Sexualkonflikte, Schwierigkeiten am Arbeitsplatz und im Beruf sowie psychosomatische Probleme aufdecken und wenn nötig die Patienten in entsprechenden Einzeltherapien oder Gruppen begleiten.

Die Psychologen können zusätzliche Entspannungstechniken einbringen.
In vielen Rückenschulen hat es sich bewährt, parallele Kurse für Entspannungstechniken, Gesprächtherapien, vielleicht sogar eine Einzeltherapie für den einen oder anderen Teilnehmer durchzuführen.

4.4 Diätberatung

Auch die Diätberatung gehört in den Bereich der Verhaltensmodifikation. Wir wissen, daß die Eßgewohnheiten der durchschnittlichen Bevölkerung alles andere als gesundheitsorientiert sind. Ein hoher Prozentsatz unserer Bevölkerung leidet an Übergewicht; der Zusammenhang mit den häufig geklagten Rückenschmerzen ist eindeutig. Patienten mit zu großem Körpergewicht weisen häufig gleichzeitig eine zu schwache Rücken- und Bauchmuskulatur auf und bei vielen ist die Muskulatur erheblich verkürzt.

Die Diätberatung hat die schwierige Aufgabe zu meistern, Verhaltensveränderung bezüglich der Eßgewohnheiten zu bewirken. Dabei soll aber auch eine Umstellung auf gesunde (ballaststoffreiche, kalorienarme und eher vegetarische Kost) erreicht werden; diese führt nicht nur zur Gewichtsabnahme sondern häufig auch zu einer Linderung der Schmerzen durch eine Umstellung des gesamten Stoffwechsels. Häufig wird von den Patienten ein vollständig neues «Lebensgefühl» nach einer solchen Umstimmungs-Diät angegeben. Der Patient empfindet sich selbst als attraktiver, beweglicher, ja sportlicher und entwickelt damit neue Freude am Leben.

4.5 Sportpädagogen, Masseure, Altenbetreuer, Lehrer, Kindergärtner

Sie alle sind verantwortlich für den Bereich der Primärprävention, also für den Teil unserer Bevölkerung, der noch *nie* in seinem Leben unter Rückenschmerzen zu leiden hatte. Primärprävention setzt natürlich hauptsächlich bei der jugendlichen Bevölkerung an, also z.B. in Kindergarten, Vorschule, Gymnasium, Ausbildungsstätte, aber auch am Arbeitsplatz und im Sportverein. Sie alle sind aber auch verantwortlich für die weiterführenden Rückenkurse, die in Form von Spiel, Sport und Bewegungstherapie die Erkenntnisse aus der Rückenschule in den Hobby- und Freizeitbereich hineintragen. Sie sollen das oben geschilderte «neue Lebensgefühl» fördern und weiter aufrecht erhalten. Es soll Gesundheit durch Spiel und Spaß, Gesundheit als Freizeitbeschäftigung und Hobby stattfinden. Die Anleitung zur wirbelsäulenfreundlichen Bewegung in Form von Sport und Gymnastik steht hier im Vordergrund.

4.6 Industrie

Die interdisziplinäre Zusammenarbeit im weiteren Sinne beinhaltet aber auch diejenigen, die verantwortlich für die wirbelsäulenfreundliche Gestaltung unserer Umwelt sind. Es muß an Möbelhersteller, Designer, Autohersteller usw. dringend appelliert werden, daß bei allem Anspruch auf Ästhetik und billige Produktionskosten im Vordergrund immer der gesundheitliche Aspekt von Betten, Stühlen, Schreibtischen, Arbeitsplätzen, Küchenmöbeln, Schulmöbeln, Autositzen usw. stehen sollte. Nur so wird das in der Rückenschule erlernte Verhalten in Beruf- und Privatleben auch umsetzbar sein und bei dem Rückenschulteilnehmer Akzeptanz finden.

4.7 Politiker

Auch die Politik ist aufgerufen, in dem interdisziplinären Konzept der Rückenschulbewegung mitzuarbeiten. Nur so lassen sich neue Normen für Kindergarten- oder Schulmöbel durchsetzen. Solche Normen sind seit vielen Jahren bekannt, aufgrund der Kulturhoheit der Länder und aus Uneinsichtigkeit von Politikern konnten sie häufig jedoch nicht umgesetzt werden.

Darüberhinaus gehört die Rückenschule im Rahmen der Primärprävention in jeden Kindergarten, in jede Schule, in jeden Sportunterricht. Auch hierfür gilt es von politischer Seite, die Rahmenbedingungen für einen entsprechenden Lehrplan zu schaffen.

4.8 Berufs- und Arbeitgeberverbände, Gewerkschaften

Auch diese Interessenvertreter sind zur interdisziplinären Kooperation aufgerufen. Wirbelsäulenfreundliche Verhaltensweisen sollten wesentlicher Bestandteil der Ausbildung junger Berufsschüler sein. Es ist mit Sicherheit besser, einem Auszubildenden von vorneherein das korrekte Tragen einer Last oder das wirbelsäulenfreundliche Arbeiten an einem bestimmten Arbeitsplatz nahe zubringen, als später durch mühsame Verhaltensmodifikation mit all den Schwierigkeiten kämpfen zu müssen, wie wir sie beim Erlernen neuer Verhaltensmuster und beim Ausmerzen alter Gewohnheiten kennengelernt haben.

Diese Verbände sind aber auch dafür verantwortlich, daß die Arbeitsplätze, die Büroausstattungen, die Arbeitsschutzmaßnahmen durchgeführt und eingehalten werden. Und sie sind wiederum diejenigen, die den Betriebsärzten die Einführung von Bewegungspausen am Arbeitsplatz und der Rückenschule im Betrieb ermöglichen müssen.

4.9 Kostenträger

Erfreulicherweise haben einige Kostenträger bereits viel zur Verwirklichung des Gesundheitsreformgesetzes im Rahmen der Prävention getan. Viele Krankenkassen tragen heute bereits die Hälfte der Kosten der Rückenschulkurse, vorausgesetzt, sie werden auch von hierzu *qualifizierten* Rückenschullehrern durchgeführt. Diese Rückenschulkurse werden teilweise sogar in den eigenen Räumen der Kostenträger durchgeführt.

Dringend erforderlich ist jedoch, eine bundeseinheitliche Regelung zu schaffen. Der finanzielle Rahmen muß den wirtschaftlichen Erfordernissen von niedergelassenen Ärzten und Krankengymnasten gerecht werden - denn nur mit ihrer Hilfe kann das Rückenschulangebot bundesweit und qualitativ zufriedenstellend abgedeckt werden. Rückenschule muß für den RS-Lehrer finanziell genauso vergütet werden wie jede andere seiner beruflichen Tätigkeiten.

Rückenschule korrekt und effizient durchzuführen, ist schwierig, bedarf vieler Investitionen, eines großen Verwaltungsaufwandes, einer fundierten Aus- und Fortbildung und nicht zuletzt eines großen persönlichen Engagements. Nur mit adäquater Vergütung läßt sich ein solcher Personenkreis für die Durchführung der RS finden.

Die Kostenträger müssen sich auf das beschränken, was ihr Auftrag ist. Tendenzen, den Inhalt, die Form und personelle Ausstattung der RS *eigenständig* verändern zu wollen, müssen unterbleiben. Daß sich Krankenkassen immer wieder dazu hinreißen lassen, die gesamten der Rückenschulkosten zu übernehmen, ist ein Widerspruch per se: die höheren Ausgaben sind verbunden mit dem Unterlaufen eines der wichtigsten Prinzipien in der Verhaltenspsychologie: eine spürbare finanzielle Eigenbeteiligung der RS-Teilnehmer (mindestens 50%) ist einer der stärksten compliancefördernden Faktoren, auf den die Verhaltensmodifikation nicht verzichten kann. Um den Erfolg der Rückenschule nicht zu gefährden, muß in diesem Punkt den Krankenkassen Selbstdisziplin auferlegt werden.

Wesentlicher Bestandteil interdisziplinärer Arbeit ist die *Koordination* aller an der Rückenschule beteiligten Partner. Dies gilt insbesondere für die aktiven Rückenschullehrer (Arzt, Krankengymnast, Psychologe, Diätberater): Ihr Konzept muß einheitlich, widerspruchsfrei, mit Überlappungen und sinnvollen Wiederholungen gut abgestimmt sein.

Besonders wichtig ist die optimale Harmonisierung der Lehrmaterialien; es ist sinnvoll, die gleichen oder ähnlichen, mit nur geringen Modifikationen versehenen Lehrmaterialien einzusetzen. Die Erinnerungsfähigkeit des RS-Teilnehmers wird hierdurch nachhaltig unterstützt.

Im Sinne der Korrdination ist auch die Therapiestraße nach Rieder zu verstehen (vgl. dazu das Kapitel «Rückenschule, was folgt danach?»); sie zeigt, daß Rückenschule nicht ein «solitäres Gebilde» ist, sondern vielmehr in ein kontinuierliches Konzept eingebettet ist, welches von akuter Krankengymnastik und Physiotherapie bis hin zu den Aktivitäten der Freizeitgruppen reicht. Die Therapiestraße verdeutlicht einprägsam, daß der Übergang von krankengymnastischer Behandlung zur Rückenschule ein fließender ist. Wichtig ist , daß in der krankengymnastischen Therapie und in der Rückenschule keine widersprüchlichen Inhalte vermittelt werden. Der RS-Teilnehmer muß im Falle eines akuten Schmerzrückfalls jederzeit in der Lage sein, zurück in die krankengymnastische Akutbehandlung zu gehen. (Es ist aus diesen Gründen leicht verständlich, warum u.E. der Krankengymnast prädestiniert für die Tätigkeit des Rückenschullehrers ist.)

Der Anspruch der Widerspruchsfreiheit der Lehrmaterialien wurde in einigen «Unterrichtsmappen» beispielhaft gelöst. Besonders zu erwähnen sind hier die Unterrichtsmaterialien von B. Reinhardt, C. H. Ullrich und H. S. Reichel. Die im Münchner Manual zur Orthopädischen Rückenschule (siehe unten) angekündigte Diaserie «Ortho» konnte bislang leider noch nicht fertig gestellt werden.

Um den RS-Lehrern eine praktische Hilfe an die Hand zu geben, die o.g. Erkenntnisse in der Rückenschule optimal umzusetzen, haben wir das *Münchner Manual zur Orthopädischen Rückenschule"* 1990 im Springer Verlag herausgegeben (Autoren: Kaisser, Orthopäde; Höfling, Psychologe; Böhle, Krankengymnast; Laser, Orthopäde; Krämer, Orthopäde).

Das Münchner Manual ist der Versuch eines *interdisziplinären, orthopädisch-psychologisch-krankengymnastischen Brückenschlages*. Es ist ein Handlungsmanual, welches den RS-Lehrer in die Lage versetzt, psychologisches Wissen in jeder einzelnen Rückenschulstunde praktisch anzuwenden *ohne selbst Psychologe zu sein!* Das Münchner Manual stellt kein neues Rückenschulprogramm dar! Es erhebt auch keinen Anspruch auf Einmaligkeit oder Vollständigkeit! Es ist vielmehr *eine* Form, wie orthopädische Rückenschule praktisch durchgeführt werden kann! Neu sind also nicht die Lehrinhalte, neu ist vielmehr die Vermittlungsstrategie bekannten medizinischen Wissens!

Im Folgenden soll der interdisziplinäre Ansatz des Münchner Manuals an Hand der einzelnen Kapitel dargelegt werden.

Allgemeine Regeln des Lernens
Hier wird ein kurzer Abriß über die Faktoren gegeben, die erfolgreiches Lernen ermöglichen. Lernen besteht aus Vermittlung von Wissen, aus Verstehen, Merken und Erinnern. Jeder von uns weiß aus eigener Erfahrung, daß der Lernprozeß durch entsprechende «Vermittlungsstrategien» nachhaltig beeinflußt werden kann. Die wissenschaftliche Psychologie hat hier sehr wesentliche Beiträge zu leisten.

Körperwahrnehmung und Problemwahrnehmung spielen beim Lernprozeß im Rahmen der Verhaltensmodifikation eine große Rolle. Die Verknüpfung zwischen Gehirn und Körper, also zwischen theoretisch-intellektueller Erfassung und körperlicher Umsetzung, sind wichtige Faktoren. Theorie und Praxis muß eng aneinander gekoppelt sein. Der RS-Teilnehmer soll tun, was er gerade denkt; er soll spüren, wovon gerade geredet wird. Nur so merkt er sich, was er geistig und körperlich erfahren hat.

Merken ist Erinnern, und Erinnern wird durch stetige Wiederholungen gefördert. In diesem Zusammenhang sind auch die den Teilnehmern aufgetragenen Hausaufgaben zu sehen. Zusätzliche Bedeutung hat die optimale Gestaltung und Darbietung des Lehrmaterials, seine klare Strukturierung und Übersichtlichkeit, die sparsame und präzise Information mit wenig Worten und ohne Fachsprache.

Wichtig ist die *aktive* Beteiligung des Rückenschulteilnehmers, also der *Dialog*, die *gemeinsame* Erarbeitung von Problemlösungen, die kooperative Didaktik. Hierzu ist eine permanente Aufforderung zur Rückmeldung notwendig. Schwierigkeiten und Erfolge bei der Umsetzung des Gelernten im Alltag müssen zur Förderung der Motivation besprochen werden.

Besonders compliancefördernd ist die Belohnung des Teilnehmers. Wichtiger als Fremdbelohnung ist die Anleitung zur *Selbstbelohnung* des Rückenschulteilnehmers.

Fatale Fehler des Rückenschullehrers
Hier werden kurz zusammengefaßt die häufigsten Fehler dargestellt, die demotivierend und compliancezerstörend für einen Rückenschulteilnehmer sein können. Hierzu gehören z.b. fachlich autoritäres Verhalten, schnelles Reden, lange Monologe, häufige Fachausdrücke, Ungeduld, negative Kritik von Seiten des Rückenschullehrers usw.

Compliance-fördernd hingegen wirken folgende Verhaltensweisen:
Unterstützen (anstatt Dozieren)
Fördern (anstatt Konfrontieren)
Mitmachen (anstatt Konstruieren)
Demonstrieren (anstatt Theoretisieren)
Strukturieren (anstatt Kumulieren)
Motivieren (anstatt Animieren)
Hilfen anbieten (anstatt Stigmatisieren)
Miteinander Reden (anstatt Monologisieren)
Loben (anstatt Kritisieren)
Freiraum geben (anstatt Drängen)

Fragen stellen
Die wissenschaftliche Psychologie gibt uns Hilfen an die Hand, wie mit geschickter Fragestellung der Dialog entfacht und die Bereitschaft zur Kooperation des Patienten gefördert werden kann. Es müssen Fragen gestellt werden, die zum Nachdenken, zum Probleme lösen anregen.
Suggestivfragen zum Beispiel bewirken das Gegenteil!
Fragen, die mit «ja» oder «nein» zu beantworten sind, fördern nicht den Dialog!
Und «Warum-Fragen» führen zu Erklärungen, die von den Patienten als Rechtfertigung und als Entschuldigung angesehen werden, an den bestehenden Verhältnissen nichts verändern zu können. Sie fördern weder die Eigenverantwortlichkeit noch die Eigeninitiative.

Struktureller Aufbau einer Unterrichtseinheit
Die Strukturierung des dargebotenen Wissens ist von großer Bedeutung für die Effektivität des Lernprozesses. Wir haben deshalb sämtlichen Unterrichtseinheiten gemeinsam einen *einheitlichen* strukturellen Aufbau gegeben. Damit wird die Rückenschulstunde transparent, nicht überladen, und schafft Platz für alle theoretischen Notwendigkeiten zur erfolgreichen Verhaltensmodifikation (Rückmeldung, positive Einstimmung, Wiederholung, praktische Verankerung in Berufs- und Alltagssituation, Körperwahrnehmung, Hausaufgaben, Dialog, Problemwahrnehmung, Selbstbelohnung.)

Detaillierte Ausarbeitung der einzelnen Unterrichtsstunden
Hier wurden die theoretischen Darlegungen der vorausgegangenen Kapitel praktisch umgesetzt. Diese Ausführungen sollen den Rückenschullehrern konkrete

Hilfe sein, die aus Zeitgründen, mangelnder didaktischer Übung (oder auch aus Bequemlichkeit) Inhalt und Gestaltung ihrer Rückenschule mit möglichst viel Expertenwissen versehen wollen ohne selbst Experte zu sein!

Dieser Text kann nur Angebot und Vorschlag sein. In jedem Fall ist zu befürworten, daß der Rückenschulunterricht die eigene und persönliche Handschrift des RS-Lehrers trägt; erst dann wird für den RS-Teilnehmer das Gesagte glaubwürdig. Akzeptanz und «Compliance» werden so gefördert.

Das Münchner Manual möchte aber auch einigen anderen Zwecken dienen: der Standardisierung der Lehrinhalte und der RS-Lehrerausbildung, der Qualitätssicherung, der wissenschaftlichen Evaluation und damit dem notwendigen Effektivitätsnachweis.

Aus dem oben Dargelegten ist ersichtlich, daß das anspruchsvolle Ziel der Rückenschule nur im Rahmen eines interdisziplinären Ansatzes realisierbar ist.

Rückenschule *kann* aus unserer Sicht nur als interdisziplinäre Einrichtung verstanden werden. Das heißt: wer auch immer die Funktion des aktiven RS-Lehrers übernimmt, Grundlage und philosophischer Hintergrund der Rückenschule ist ein interdisziplinärers Konzept, in welches viel Detailwissen und fundierte Expertenerfahrung eingebracht werden kann und muß. Nur so ist vorstellbar, daß Rückenschule mehr erbringt, als herkömmliche Therapiekonzepte und daß sie damit ihren nicht unerheblichen Aufwand lohnt und rechtfertigt.

Literatur

Kaisser P, Höfling S (1990) Münchner Manual zur Orthopädischen Rückenschule. Springer Berlin Heidelberg New York Tokyo

Höfling S, Kaisser P, Stadler M (1991) Orthopädische Rückenschule - Stabile Haltungsänderungen durch Einsatz psychologischer Strategien. Natur- und GanzheitsMedizin 4:88-93

Orthopädische Rückenschule aus der Sicht der Funktionsanalyse

Eckhardt Böhle

1 Einleitung

Die Krankheitsartenstatistik der gesetzlichen Krankenversicherung weist beeindruckende Zahlen auf. 50% aller Frührenten werden wegen Wirbelsäulenerkrankungen gewährt. Bei den Einzeldiagnosen stehen die «Affektionen des Rückens» an erster Stelle. Pro Einzelfall ergeben sich daraus jährlich im Durchschnitt 20,4 Arbeitsunfähigkeitstage. Faßt man die Krankheiten des Skeletts, der Muskeln und des Bindegewebes zusammen, erhöht sich die Zahl sogar auf 22,1 Tage. Im allgemeinen wird dies als ein Tribut akzeptiert, den wir an unsere moderne Zivilisationsgesellschaft zu entrichten haben. So ist es folgerichtig, daß eine erhöhte Sensibilisierung zu diesem Problembereich erfolgt. Ärzte, Krankengymnasten, Psychologen und Pädagogen haben sich in den vergangenen Jahren umfassend mit dieser Thematik beschäftigt. Die Konsequenz aus den Erkenntnissen der Pathogenese bei morphologisch veränderten Strukturen unseres Haltungs- und Bewegungsapparates führte schließlich zu der Entwicklung von Vorsorgeprogrammen, die der Vermeidung von degenerativen Veränderungen dienen sollen. Die «Orthopädische Rückenschule» wird im Rahmen der Prävention zur Vermeidung von degerativen Wirbelsäulen- und Gelenkerkrankungen eingesetzt. In der Rehabilitation ist es ihre Aufgabe, die Teilnehmer in der Vermeidung unphysiologischer Bewegungsabläufe zu schulen, durch die degenerative Prozesse an den Strukturen unseres Haltungs- und Bewegungsapparates begünstigt werden können. Die Teilnehmer sollen lernen, wirbelsäulenschädliches Verhalten in wirbelsäulenfreundliches Verhalten umzusetzen. Die Funktionsanalyse wird im Rahmen der krankengymnastischen Befunderhebung eingesetzt, um systematisch Funktionseinschränkungen oder -störungen im arthromuskulären System zu erfassen und ihre Auswirkungen auf den Funktionsablauf des gesamten Haltungs- und Bewegungsapparates zu beurteilen. Auf der Basis der ärztlichen Diagnose wird dann das Ergebnis der Befunderhebung in die krankengymnastische Behandlung umgesetzt. Die durch eine gezielte Behandlung erreichte Wiederherstellung funktionell physiologischer Bewegungsabläufe im arthromuskulären System muß dann in einer konsequenten Haltungs- und Bewegungsschulung stabilisiert werden.

Nur wenn es gelingt, den Patienten davon zu überzeugen, daß unphysiologische Haltungs- und Bewegungsmuster zu Funktionsstörungen und degenerativen Veränderungen an den Strukturen des Haltungs- und Bewegungsapparates führen können, werden die Erkenntnisse des therapeutischen Handelns auch in entsprechende Präventionsprogramme umzusetzen sein.

2 Rückenschule für wen?

Die «Orthopädische Rückenschule» richtet sich an folgende Zielgruppen:

● In der Primärprävention an: Kindergärten, Schule und Arbeitsplatz
● In der Rehabilitation an: alle Patienten mit degenerativen Wirbelsäulen- und Gelenkerkrankungen (Sekundär-/Tertiärprävention)

Welche Berufsgruppen kommen zum Einsatz?
In der Primärprävention: In diesem Bereich sollten primär die Sportpädagogen eingesetzt werden. Ihre pädagogischen Kenntnisse und Fähigkeiten sind bei der Schulung in Gruppen hervorragend zu nutzen. Eine Schulung der funktionell anatomischen Voraussetzungen bei der Durchführung physiologischer Bewegungsabläufe sollte in Wochenendseminaren durchgeführt werden. Eine enge Kooperation zwischen Ärzten, Krankengymnasten und Sportpädagogen ist dabei erforderlich. Auch sollten ausreichend Ärzte für diesen so wichtigen Aufgabenbereich der Primärprävention zur Verfügung stehen, um in Einführungsreferaten Sinn und Zweck der «Orthopädischen Rückenschule» den Teilnehmern aus der Sicht des Mediziners zu vermitteln. Psychologen sollten bei der Entwicklung und Auswertung von Lernprogrammen zur Durchführung der «Orthopädischen Rückenschule» sowie bei der Schulung der Kursleiter an den Wochenendseminaren ihre Kenntnisse aus den Bereichen der Lern- und Verhaltenspsychologie mit einbringen.

In der Sekundär- und Tertiärprävention: In diesem Bereich sollten primär Ärzte und Krankengymnasten zum Einsatz kommen, da es sich bei den Teilnehmern dieser Gruppen meist um Menschen handelt, die bereits ihre degenerativen Veränderungen an den Strukturen des Haltungs- und Bewegungsapparates haben. Ausreichende medizinische Grundlagenkenntnisse über funktionell anatomische Bewegungsabläufe sind unbedingt erforderlich, um eine individuelle teilnehmerorientierte Beurteilung möglicher Bewegungseinschränkungen vornehmen zu können. Vorhandene degenerative Veränderungen können immer zu bleibenden Funktionseinschränkungen führen, was bei der Beurteilung von Bewegungsabläufen zum Erlernen physiologischer Haltungs- und Bewegungsmuster von entscheidender Bedeutung sein kann. Die individuelle Beurteilung erfordert ein differenziertes Vorgehen, um den einzelnen Teilnehmer nicht ständig zu überfordern. Eine Überforderung wirkt demotivierend, wodurch das Erreichen des angestrebten Ziels, eine Verhaltensänderung herbeizuführen, ständig behindert wird.

3   Ziel der Rückenschule

Allgemein anerkanntes Ziel ist das Umschulen wirbelsäulenfeindlichen in wirbelsäulenfreundliches Bewegungsverhalten. Als wirbelsäulenfeindliches Verhalten verstehen wir die Einnahme einer Haltungskonstanz auf Dauer, bei der es zu unphysiologischen Belastungen der Strukturen unseres Haltungs- und Bewegungsapparates kommt.
   Für die Analyse pathologischer Haltungs- und Bewegungsmuster stellen wir die Wirbelsäule in den Mittelpunkt unserer Betrachtung. Der kleinste funktionelle Baustein des Achsenorgans Wirbelsäule ist das Bewegungssegment nach Junghans. Wesentlicher Bestandteil des Bewegungssegmentes ist der Zwischenwirbelabschnitt mit Nukleus pulposus, Anulus fibrosus und den knorpeligen Grund- und Deckplatten. Weiter gehören zu der Funktionseinheit Bewegungssegment die ligamentären Strukturen, die Wirbelgelenke und die autochthone Muskulatur. Das physiologische Zusammenwirken der Strukturen des Bewegungssegmentes ist von entscheidender Bedeutung für den Erhalt ihrer Belastungsfähigkeit und Stabilität. Die Progredienz degenerativer Veränderungen in den Strukturen und damit die Begünstigung von Instabilitäten wird durch unphysiologische mechanische Belastungen verstärkt. Maßgebend ist die Haltungskonstanz in Fehlhaltung und pathologischem Bewegungsmuster. Bei Bewegungen unterliegen unsere Strukturen einer ständigen mechanischen Beanspruchung. Bedingt durch die morphologischen Voraussetzungen der Strukturen des Achsenorgans Wirbelsäule führt diese ständige Beanspruchung zu Verschleißprozessen ohne direkten Krankheitswert. Die Besonderheit der Alterungsvorgänge in den Strukturen des Zwischenwirbelabschnitts bestehen darin, daß sie durch eine ungünstige Ernährungslage und starke mechanische Beanspruchungen wie z.B. einer krummen Körperhaltung im Sitzen, frühzeitig einsetzen können. Die Degeneration ist anfangs ohne klinische Bedeutung, denn Strukturveränderungen ziehen noch nicht das Auftreten von Funktionsstörungen oder Schmerzzuständen unmittelbar nach sich. Eine entscheidende Rolle für die Funktion des Bewegungssegmentes spielt die Bandscheibendegeration. Schmorl und Junghans (1968) weisen allerdings darauf hin, daß es sich dabei um ein mehr oder weniger physiologisches Nachlassen der Gewebsqualität handelt. Jedoch können diese Prozesse durch unphysiologische Haltungskonstanz und pathologische Haltungs- und Bewegungsmuster wesentlich begünstigt werden. Klinische Bedeutung erhalten die pathologischen Veränderungen in der Bandscheibe durch Rißbildungen, verbunden mit intradiskalen Massenverschiebung, was zu funktionellen Fehlbeanspruchungen der Wirbelgelenke führen kann oder zu Einengungen im Intervertebralraum mit Irritation nervaler Strukturen. Entscheidend für den

Verlust der physiologischen Funktion im Bewegungssegment sind also die mechanischen Belastungen. Fehlhaltungen können die pathologischen Veränderungen wesentlich beschleunigen. Die Bandscheibe stellt das größte bradytrophe Gewebe in Organismus dar. Der Erhalt der Belastungsfähigkeit ist also wesentlich von den funktionellen Beanspruchungen abhängig. Bandscheibeninnenraum, Knorpelplatten und Anulus fibrosus stellen ein Stoff- und Flüssigkeitsaustauschsystem dar, das sogenannte osmotische System. Das Wechselspiel zwischen hydrostatischem und onkotischem Druck ist von Bedeutung für die Ernährung des Bandscheibengewebes sowie für die Funktion des Bewegungssegmentes. Das osmotische System im Zwischenwirbelabschnitt ist entscheidend für die Funktion und damit von der mechanischen Beanspruchung her beeinflußbar. Der intradiskale Druck zeigt bei unterschiedlichen Haltungspositionen erhebliche Druckunterschiede. Die Abhängigkeit des intradiskalen Drucks von der Körperhaltung wurde von Nachemson (1966) durch direkte in vivo Messungen bestimmt. So führt z.B. die Einnahme einer großbogigen Kyphose in der Brustwirbelsäule und Lendenwirbelsäule zu einem Bandscheibenbelastungsdruck im Lumbalbereich von 185 kp. Ebenso hohe Druckbeanspruchungen entstehen bei bestimmten dynamischen Bewegungsabläufen wie z.B. dem Heben von schweren Lasten mit krummem Rücken oder dem Aufrichten aus der Rückenlage in der Sagitalebene. Krämer (1986) hat in Diffusionsversuchen gezeigt, daß Druckerhöhungen über 80 kp Flüssigkeitsabgabe und Druckreduzierung unter 80 kp Flüssigkeitsaufnahme bedeuten. Haltungskonstanz in Fehlhaltung mit Druckbelastungen, die über 80 kp liegen, führt somit zum Sistieren des druckabhängigen Flüssigkeitsaustausches und damit zu einer Reduzierung des Stoffwechsels. Die Bandscheibendegeneration wird durch die Einnahme unphysiologischer Haltungs- und Bewegungsmuster begünstigt. Volumen und Höhenänderungen der Bandscheibe rufen aber auch immer Stellungsänderungen in den Wirbelgelenken hervor. Bei axialer Belastung der Wirbelsäule mit Höhenminderung im Zwischenwirbelabschnitt kommt es zu einer Kompression der Gelenkflächen. Bei der Einnahme einer Hyperlordose z.B. in der Halswirbelsäule oder Lendenwirbelsäule kommen zusätzliche mechanische Scherbeanspruchungen hinzu, die sehr ungünstig für die Knorpelgrundsubstanz sind und bei Haltungskonstanz Spondylarthrosen begünstigen können. Hille und Schulitz (1983) konnten in Druckverlaufskurven nachweisen, daß die starke Lordosierung zu einer Druckerhöhung im Bereich der Wirbelgelenkflächen führt. Dabei kommt es gleichzeitig zu erhöhten Zugspannungen in den Gelenkkapseln. Funktion und Stabilität im Bewegungssegment und damit in der ganzen Wirbelsäule werden durch das segmentale Spannungsgleichgewicht erhalten, d.h. zwischen Quelldruck der Bandscheibe einerseits und der ligamentären Führung sowie dem Tonus der autochthonen Muskulatur andererseits. Höhenminderung im Zwischenwirbelabschnitt führt nicht nur zu einer Stellungsänderung in den Wirbelgelenken, sondern auch zu einer Instabilität des Kapselbandapparates und Tonusveränderung der kurzen segmentführenden Muskulatur. Die Auslösung von Schmerzafferenzen entsteht im Bewegungssegment immer dann, wenn die Gelenkkapseln unter stärkere Zugspannung geraten z.B. bei Einnahme einer kyphotischen Fehlhaltung oder die Gelenkflächen abnormen

Druckbeanspruchungen ausgesetzt sind, z.B. bei der Hyperlordose. Wie muß nun das Achsenorgan Wirbelsäule funktionsmäßig belastet werden, um Fehlbeanspruchungen auszuschließen? Kapandji (1974) weist darauf hin, daß in allen Bewegungssegmenten der Wirbelsäule ein höherer Anteil elastischer Faserstrukturen des Anulus fibrosus im ventralen Bereich der Bandscheibe liegt. Am signifikantesten wird dieses in den Lumbalsegmenten, wo die Faseranteile des Anulus fibrosus im ventralen Bereich doppelt so hoch sind wie dorsal. Betrachten wir den Aufbau der Knochenbälkchenstruktur in den Wirbelkörpern, so ergibt sich durch den Verlauf der Druck- und Zugspannungslinien eine höhere Druckbelastungsfähigkeit im dorsalen Bereich des Wirbelkörpers. Vergleicht man die ligamentäre Führung, so zeigt sich, daß das vordere Längsband eine wesentlich größere Stabilitätsfunktion gegenüber dem hinteren Längsband besitzt. Analysiert man die großen rumpfführenden Muskelgruppen, so läßt sich feststellen, daß die lange Rückenstreckmuskulatur von kaudal bis in die mittlere Brustwirbelsäule zieht. Von kranial gilt das gleiche für den zervikothorakalen Bereich. Berücksichtigt man, daß die günstigste mechanische Beanspruchung im Bewegungssegment erreicht wird, wenn es zu einer gleichmäßigen axialen Druckbeanspruchung kommt, und soll dabei das segmentale Spannungsgleichgewicht vorhanden sein, ist dieses nur möglich bei der Einnahme einer aufrechten Körperhaltung. Da jede Stellungsänderung der Wirbelsäule automatisch auch zu einer Stellungsänderung im Bereich des Schultergürtels und der oberen Extremität sowie des Beckens und der unteren Extremität führt, spielt die Einnahme der aufrechten Körperhaltung bei der Schulung physiologischer Haltungs- und Bewegungsmuster eine zentrale Rolle. Unter Beachtung des funktionellen Zusammenspiels der Strukturen des Bewegungssegmentes muß allerdings darauf geachtet werden, daß die Lordose aus dem Lumbalbereich über den thorakolumbalen Übergang hinaus bis in die mittlere Brustwirbelsäule eingestellt wird. Gleiches gilt für die Lordose der Halswirbelsäule, die über den zervikothorakalen Übergang hinaus funktionell ebenfalls bis in die mittlere Brustwirbelsäule eingestellt werden muß. Nur so ist das Spannungsgleichgewicht in den Strukturen des Bewegungssegmentes zu erreichen und eine gleichmäßige axiale Druckbelastung unter Berücksichtigung des muskulären Gleichgewichts der großen dynamischen rumpfführenden Muskelgruppen wie der Rückenstreck- und der Bauchmuskulatur möglich. In der allgemein bekannten kyphotischen Gewohnheitshaltung kommt es im Bereich der Halswirbelsäule in der Regel zu einer hyperlordotischen Einstellung, die im zervikothorakalen Übergang in eine großbogige Kyphose der Brust- und Lendenwirbelsäule übergeht. In dieser Haltung kommt es in der Wirbelsäule zum Auftreten von mechanischen Biegebeanspruchungen. Diese führen segmental ventral zu einer erhöhten Druckbelastung und in den dorsalen Strukturen zu erhöhten Zugbeanspruchungen. Dabei müssen wir besonders beachten, daß in den Gelenkkapseln der Wirbelgelenke die Sensoren für die Steuerung der Statik und Dynamik liegen. Die Gelenkrezeptoren haben die wichtige Aufgabe, das zentrale Nervensystem über die Stellung des Gelenkes im Raum zu informieren. Die Einnahme einer kyphotischen Körperhaltung, die im Kapselbandapparat zu einer erhöhten Zugbeanspruchung führt, löst automatisch eine erhöhte Aktivierung der Gelenkrezeptoren aus. Die Aktivierung dieser propriozeptiven Afferenzen hat zur Folge, daß die funktionsabhängige Muskulatur über die Efferenzen reflektorisch in ihrem Tonus nachhaltig beeinflußt wird. Brügger (1980) hat dies als arthrotendomyotische Reaktion ausführlich beschrieben. Seine Arbeiten über die Entwicklung der Tendomyose und der damit verbundenen funktionsabhängigen Schmerzzustände am Bewegungsapparat haben wesentlich zum Verständnis der Entwicklung funktionsabhängiger Rückenschmerzen beigetragen.

Ziel jeder Rückenschule muß es also sein, die Teilnehmer in der Einnahme einer aufrechten Körperhaltung zu schulen. Dies gilt sowohl für den Bereich der Primärprävention, um unphysiologische Belastungshaltungen zu vermeiden, die die degenerativen Veränderungen der Strukturen des Haltungs- und Bewegungsapparates begünstigen, wie auch für den Bereich der Sekundär- und Tertiärprävention, um bereits vorhandene degenerative Veränderungen in ihrer Progredienz zu vermindern oder Rezidive zu vermeiden.

4   Wie wird die aufrechte Körperhaltung erreicht?

Die Einnahme der aufrechten Körperhaltung ist stets an die Aufrichtung des Thorax und an die ventrale Beckenkippung gebunden. Die krumme Körperhaltung mit einer großbogigen Kyphosierung der Brust- und Lendenwirbelsäule führt immer automatisch zu einer Absenkung des Thorax und des Schultergürtels, sowie zu einer dorsalen Beckenkippung. Im Sitzen kommt es in der Regel kompensatorisch zur Einstellung der Halswirbelsäule in einer Hyperlordose, was im Bereich der Nackenstreckmuskulatur zu einer Annäherung von Ursprung und Ansatz führt. Bei Haltungskonstanz in dieser Fehlhaltung entsteht eine Verkürzung dieser Weichteilstrukturen. Die Absenkung des Thorax ist immer mit einer Innenrotationsstellung in den Schultergelenken verbunden. Eine Annäherung von Ursprung und Ansatz im Bereich der Innenrotatoren ist die Folge, was ebenfalls eine Verkürzung nach sich ziehen kann. Die ventrale Rumpfmuskulatur wird durch Absenkung des Thorax und die damit verbundene dorsale Beckenkippung in eine Annäherung gebracht und kann somit ebenfalls verkürzen. Das beliebte Übereinanderschlagen der Beine ist funktionell eine Adduktionsstellung in den Hüftgelenken, was zu einer Verkürzung in den Adduktoren führt. Die dorsale Beckenkippung zieht die Annäherung von Ursprung und Ansatz der Glutealmuskulatur nach sich. Das häufig zu beobachtende Übereinanderschlagen der Füße in Sitzhaltung nach hinten begünstigt eine Verkürzung in der Ischiokruralmuskulatur und im M. trizeps surae. Grundsätzlich ist festzustellen, daß eine ausreichende Dehnungsfähigkeit der beschriebenen Muskelgruppen vorhanden sein muß, um eine aufrechte Körperhaltung physiologisch einstellen zu können. Dies gilt insbesondere für die Durchführung der «Orthopädischen Rückenschule» in der Sekundär- und Tertiärprävention. Es ist also unbedingt erforderlich, daß der Kursleiter eine ausreichende Kenntnis in der funktionellen Anatomie und in der Analyse pathologischer Haltungs- und Bewegungsmuster besitzen muß, um die Fähigkeiten des einzelnen Teilnehmers, eine physiologisch aufrechte Körperhaltung einzunehmen, beurteilen zu können.

5 Praktische Umsetzung der Orthopädischen Rückenschule aus der Sicht der Funktionsanalyse

Aus Sicht der Funktionsanalyse wird die «Orthopädische Rückenschule» nach dem Konzept, welches von DGOT/ZVK entwickelt worden ist, umgesetzt. Dieses Konzept ist veröffentlicht im Münchner Manual zur orthopädischen Rückenschule (Kaisser, Höfling 1990). Für die Durchführung der praktischen Bewegungsabläufe in den einzelnen Unterrichtseinheiten gehen wir in der Funktionsanalyse davon aus, daß bei der Schulung aller Bewegungen im Sitzen, im Stand, bei allen alltagspraktischen Bewegungsabläufen, aber auch bei den durchzuführenden Übungsprogrammen, die Grundprinzipien der Stabilisierung der aufrechten Körperhaltung zu beachten sind. Die aufrechte Körperhaltung muß sowohl bei der statischen wie auch dynamischen Belastung berücksichtigt werden. Sie ist unter physiologischen Gesichtspunkten nur erreichbar, wenn die Lumballordose in ihrer Streckung über den thorakolumbalen Übergang hinaus bis in die Brustwirbelsäule gestreckt wird. So wird die Hyperlordose in der Lendenwirbelsäule vermieden. Die aufrechte Haltung ist immer verbunden mit einer Aufrichtung des Thorax und des Schultergürtels, unter Berücksichtigung der Streckung der Halswirbelsäule. Gleichzeitig kommt es zu einer ventralen Beckenkippung, die nur in ausreichendem Maß durchführbar ist, wenn die Hüftgelenke sich in Abduktionsstellung befinden, die Kniegelenke nicht in einem spitzen Winkel abgeknickt sind und die Fußsohlen einen festen Bodenkontakt haben. Die erfolgreiche Umsetzung der Rückenschule aus funktionellen Gesichtspunkten ist an die Durchführung dieser Bewegungsabläufe gebunden.

6 Zusammenfassung

Zusammenfassend läßt sich feststellen, daß die Durchführung der Rückenschule sowohl in der Primär- wie auch Sekundär- und Tertiärprävention ihren zentralen Stellenwert hat. Die Berücksichtigung physiologischer Bewegungsabläufe, basierend auf den Erkenntnissen der funktionellen Anatomie und Biomechanik, bilden das sogenannte handwerkliche Gerüst der Rückenschule. Will man nachhaltig Verhaltensänderung erreichen, sind die Grundlagen der Lern- und Verhaltenspsychologie bei der praktischen Durchführung unbedingt zu berücksichtigen. Dabei ist die Vermittlung des Wissens durch den Rückenschullehrer nur ein Teil bei der erfolgreichen Umsetzung des Konzepts. Vielmehr sind wir auf das eigenständige und selbstverantwortliche Handeln unserer Teilnehmer angewiesen. Ein strukturiertes Konzept und die Art der Durchführung der Rückenschule durch den Kursleiter bestimmen entscheidend, inwieweit die Teilnehmer bereit sind, die Inhalte der Rückenschule zu übernehmen und in ihren Alltag zu integrieren. Die enge Kooperation zwischen Arzt, Krankengymnast, Pädagoge und Psychologe bietet dafür die beste Gewähr. Nur eine gemeinsame und standardisierte Ausbildung im Bereich der Primärprävention für Pädagogen und Therapeuten und im Bereich der Sekundär- und Tertiärprävention für Arzt und Therapeut, gewährleisten eine echte Kooperation zum Wohle der Teilnehmer.

Literatur

Brügger A (1980) Die Erkrankungen des Bewegungsapparates und seines Nervensystems. Fischer, Stuttgart

Hille E, Schulitz KP (1983) Die Druck-Kontaktverläufe an den kleinen Wirbelgelenken unter verschiedenen Funktionen. In: Hackenbroch MH, Refior HJ, Jäger M (Hrsg) Biomechanik der Wirbelsäule.

Kaisser P, Höfling S (1990) Münchner Manual zur Orthopädischen Rückenschule. Springer Berlin Heidelberg New York Tokyo.

Krämer J (1986) Bandscheibenbedingte Erkrankungen. Thieme, Stuttgart

Nachemson A (1964) In vivo measurements of intradiscal pressure. J. Bone Joint Surg. 46A: 1077

Schmorl G, Junghanns (1968) Die gesunde und die kranke Wirbelsäule in Röntgenbild und Klinik. Thieme, Stuttgart

Kapandji JA (1974) The physiology of the joints. Churgill Livingstone, London

Aufgabe des Krankengymnasten in der Rückenschule

Achim Rössler

Worin besteht die Aufgabe der Krankengymnasten in der Organisation und Durchführung der «Rückenschule» und wie sieht die interdisziplinäre Zusammenarbeit aus? Die enorme Zunahme von Schmerzzuständen im Bereich der Wirbelsäule spielt in den Statistiken der gesetzlichen Krankenversicherungen eine herausragende Rolle. Allein in den letzten 10 Jahren ist die Zahl der Krankschreibungen von 21% auf 34% aller Erkrankungen gestiegen. Das heißt, daß mittlerweile bei jedem fünften Patienten die Diagnose «WS-Syndrom» gestellt wird, was eine Belastung der Kassen von ca. 40 Mrd. DM jährlich bedeutet. (1/6 der Gesamtausgaben laut Krankheitsartenstatistik des Bundesverbandes der Betriebskrankenkassen). Auffallend ist es, daß 70% der Patienten, die mit behandlungsbedürftigen Wirbelsäulenerkrankungen den Arzt aufsuchen, zwischen 30 und 50 Jahre alt sind. Nach dem 60. Lebensjahr nehmen die bandscheibenbedingten Erkrankungen wieder erheblich ab. Große Bedeutung ist den geänderten Umwelteinflüssen in Schule, Beruf und Alltag beizumessen. Während bei den Kleinkindern im Vorschulalter im allgemeinen ein physiologisches Haltungs- und Bewegungsverhalten zu erkennen ist, trägt spätestens in der Schule das lange Sitzen und Schreiben an waagrechten Tischen zur Einnahme einer krummen Körperhaltung und damit verbunden zu den ersten Schmerzzuständen im Bereich der Wirbelsäule bei. Auch die geänderte Arbeitsplatzsituation (häufig sitzende Tätigkeit, ungünstiger Arbeitsplatz etc.) trägt zur falschen Haltung bei. Es scheint also ein Problem unserer modernen Zivilisation zu sein, daß es durch mangelnde Bewegung, einseitige Tätigkeiten und unphysiologische Bewegungsabläufe in Beruf, Sport und Freizeit zu zunehmenden Fehlbelastungen des Haltungs- und Bewegungssystems kommt. Es spricht also vieles für die Durchführung einer Rückenschule als Verhaltenstraining, mit dem Ziel, wirbelsäulenschonende Bewegungsabläufe zur Vermeidung von Rückenschäden zu vermitteln. In den skandinavischen Ländern hat man recht früh die Notwendigkeit der Rückenschulen erkannt. Sie ist dort schon seit vielen Jahren fester Bestandteil des Gesundheitssystems. In der BRD beschäftigt sich die Deutsche Gesellschaft für Orthopädie und Traumatologie (DGOT) in enger Zusammenarbeit mit dem Zentralverband der Krankengymnasten seit einigen Jahren mit den Inhalten und der Durchführung von Rückenschulen. Das nachfolgende Konzept ist das Ergebnis dieser Arbeitsgruppe und dient als Empfehlung für die

Organisation und Durchführung der Rückenschule. Im Sinne der Prävention muß die Rückenschule entsprechend der Zielgruppierung in eine allgemeine und eine sekundäre bzw. tertiäre Prävention aufgeteilt werden. In der «allgemeinen Prävention» soll dem gesunden Menschen ein rückenschonendes Verhalten während des gesamten Tagesablaufes vermittelt werden. Hier sollte die Rückenschule wenn möglich schon im Kindergarten, spätestens aber in den ersten Schuljahren beginnen und in Beruf und Freizeit fortgesetzt werden. Neben dem Arzt und dem Krankengymnasten kann im Bereich der allgemeinen Prävention der Sportpädagoge durch rückenfreundliche Gymnastik in Schule und Betrieb wesentlich zur Vermeidung von Rückenschäden beitragen. Hier sollte jedoch eine vorherige Information über Anatomie, Biomechanik und physiologisches Bewegungsverhalten durch den Arzt und die Krankengymnasten erfolgen. Weiterhin hat sich vor allem in der Primärprävention die enge Zusammenarbeit mit dem Psychologen bewährt. Die «orthopädische Rückenschule» im Bereich der Sekundärprävention dient zur Vermeidung von Rezidiven sowie der Verhinderung zunehmender degenerativer Verschleißerscheinungen. Die Durchführung der Rückenschule als Sekundärprävention sollte in den Händen des Arztes und des Krankengymnasten liegen, da es sich in der seit sechs Jahren bestehenden «Bochumer Rückenschule» oft gezeigt hat, daß Teilnehmer aufgrund von Funktionsstörungen der Wirbelsäule nicht in der Lage waren, die Prinzipien der Rückenschule umzusetzen. Hier wird eine individuelle Therapie durch den Arzt bzw. den Krankengymnasten notwendig, bevor der Patient dann wieder an der Rückenschule teilnehmen kann. Um solche spezifischen Störungen des Bewegungsapparates zu erkennen, sind entsprechende medizinische Kenntnisse als Voraussetzung unentbehrlich. Zugleich zeigt es die Notwendigkeit der engen Zusammenarbeit zwischen Arzt und Krankengymnast. Weiterhin wird hier auch der Unterschied zwischen Therapie und Rückenschule als Verhaltenstraining klar.

Die (orthopädische) Rückenschule gliedert sich in 6 Unterrichtseinheiten von jeweils 1,5 Stunden Zeitdauer. Hierbei handelt es sich um eine Minimalempfehlung, die natürlich in einigen Punkten entsprechend ausführlicher gestaltet werden kann:

1. Theoretische Grundlagen
2. Erlernen der aufrechten Körperhaltung in Sitz und Stand
3. Bewegungsverhalten beim Bücken und Heben
4. Alltagspraktische Bewegungsabläufe
5. Schulung der Dehnungs- und Kraftausdauerübungen
6. Durchführung von Lernkontrollen und Wiederholungen

1. Unterrichtseinheit
- Anatomischer Aufbau: Hier soll dem Teilnehmer ein Einblick in die anatomischen und biomechanischen Grundlagen der Wirbelsäule vermittelt werden.
- Pathologie: Wie falsche Haltung und unphysiologische Bewegungen zu Fehlbelastungen und Abnutzung der einzelnen Wirbelsegmente führen.
- Bewegungsanalysen: Im praktischen Übungsteil soll der Teilnehmer das vermittelte Grundlagenverständnis der Theorie in die Analysen der eigenen Bewegungsabläufe umsetzen. Das Erkennen von falschen Bewegungsmustern ist eine wichtige Voraussetzung zum Erlernen eines rückenschonenden Bewegungsverhaltens.

2. Unterrichtseinheit
- Erlernen der aufrechten Körperhaltung im Sitz und Stand. In einzelnen Phasen wird die aufrechte Körperhaltung im Sitz und im Stand erarbeitet, wobei darauf geachtet wird, daß die physiologischen Krümmungen der Wirbelsäule erhalten bleiben. Das Umsetzen dieser Prinzipien auf die Arbeitsplatz- und Alltagssituationen wird in dieser Stunde schon angesprochen. Tips und Hinweise erfolgen auf die individuelle Situation der einzelnen Teilnehmer.

3. Unterrichtseinheit
- Bewegungsverhalten beim Bücken und Heben: Beim Bücken mit kyphosierter Wirbelsäule, langem Hebelarm und gestreckten Beinen kommt es nachweislich zu enorm hohen Druckbelastungen auf die unteren Bandscheiben. Beim Heben von einem Gegenstand von 50 kg - falsch durchgeführt - erhöht sich die Belastung auf 727 kg. Bei Veränderung der Hebelverhältnisse, Stabilisation der Wirbelsäule und dem Aufrichten durch Knie - und Hüftstreckung beträgt die Belastung nur noch 206 kg. Das Heben mit oder ohne Gegenstände muß also grundsätzlich mit leicht gespreizten Beinen und stabilisierter Wirbelsäule in aufrechter Stellung und mit körpernahen Gegenständen durchgeführt werden. Die Einleitung der Bewegung erfolgt durch Flexion in Knie- und Hüftgelenken, das Anheben durch Extension. Das Absetzen von Gegenständen erfolgt dann im umgekehrten Bewegungsablauf.

4. Übungsteil
- Alltagspraktische Bewegungsabläufe: Hierbei kommt es in erster Linie auf das Umsetzen der in den ersten drei Unterrichtseinheiten erlernten Grundprinzipien in Alltag, Sport und Freizeit an. Man geht mit den Teilnehmern den gesamten Tagesablauf durch und spricht typische alltagspraktische Bewegungsabläufe durch. Die wichtigsten Situationen, die häufig zu Problemen führen, werden in die Praxis umgesetzt, z.B. Zähneputzen, Bettenmachen, Haarewaschen, Spülen, Auto be- und entladen etc. Hier soll auch individuell auf die jeweilige Arbeitsplatzsituation der Teilnehmer eingegangen und entsprechende Tips gegeben werden. Das Benutzen eines Sitzkeils und das Schrägstellen der Arbeitsfläche trägt schon wesentlich zur Aufrichtung bei sitzenden Tätigkeiten bei. Für den Freizeitbereich werden rückenschonende Sportarten empfohlen, wirbelsäulenfreundliche Gymnastik dargestellt und auf unökonomisches Verhalten in Sport und Freizeit hingewiesen.

5. Unterrichtsteil
- Schulung von Dehnungs- und Kraftausdauerübungen: Ein wichtiger Bestandteil der Rückenschule ist das Erlernen von Dehnungsübungen, die der Teilnehmer als Hausaufgabe eigenständig durchführen soll. Es werden die Muskelgruppen erfaßt, die zum Einnehmen der aufrechten Körperhaltung ausreichend gedehnt sein müssen:

M. iliopsoas	M. rectus femoris
Mm. ischiocruralis	M. trizeps surae
M. subscapularis	M. trapezius
M. levator scapulae	Mm. pectoralis.

- Stabilisation und Schulung von Kraft und Ausdauer: Nach den Prinzipien der medizinischen Trainingslehre erfolgt das Auftrainieren der zur Rumpfaufrichtung notwendigen Muskulatur sowie der Knie und Hüftextensoren. Mit dem Ziel eine muskuläre Balance zu erreichen, muß die Schulung der Kraftausdauer im Gleichgewicht mit den Dehnungsübungen stehen.

6. Unterrichtsteil

- Durchführen von Lernkontrollen und Wiederholungen: Lernkontrollen dienen den RS-Lehrern als Feedback, sie kontrollieren ob die Prinzipien der Rückenschule verstanden und entsprechend in die Alltagspraxis umgesetzt wurden. Sie geben aber auch Aussage über die Motivation der Kursteilnehmer und darüber, inwieweit es bei der Umsetzung Probleme gibt. Auch hier kann erneut auf individuelle Probleme der Patienten eingegangen werden, welche eventuell in der Zwischenzeit entstanden sind. Im praktischen Teil erfolgt die Demonstration der vorher erlernten Bewegungsabläufe durch die Teilnehmer mit anschließender Korrektur durch den RS-Lehrer oder eventuell anderer Teilnehmer.

Die Funktionelle Bewegungslehre in der Rückenschule

Hilde-Sabine Reichel

Die Funktionelle Bewegungslehre (FBL) ist aus den Beobachtungen und Analysen von Dr. h.c. Susanne Klein-Vogelbach entstanden. Sie hat als Leitbild das normale Bewegungsverhalten des gesunden Menschen gewählt. Grundlage des Lebens ist Bewegung. Dies ist auch ein wesentliches Prinzip der Rückenschule (RS) und ist die wichtigste Regel. Der bewegungsgesunde Mensch bewegt sich automatisch richtig.

Bewegungen werden erst dann bewußt wahrgenommen, wenn sie Mühe machen, ungewohnt sind oder noch nicht beherrscht werden. Natürliche Bewegungen entwickeln sich durch viel Übung, d.h. durch Training. Nach außen hin erscheinen sie dann harmonisch und rund. Sie sind in jedem Fall ökonomisch. Ökonomische Bewegungen sind dadurch charakterisiert, daß ein Maximum an Erfolg mit einem Minimum an Kraftaufwand erreicht wird. Natürliche Bewegungen und Geschicklichkeit sind bis ins hohe Alter erlernbar. Fehlbewegungen sind auffällig, holprig und eckig. Auch fehlerhafte Bewegungen können sich einschleifen und fest im zentralen Nervensystem einprogrammiert werden. In diesem Fall ist es schwierig, sie wieder zu löschen und durch bessere zu ersetzen. Dies ist jedoch genau Aufgabe und Ziel der RS: langjährige eingefahrene Bewegungsmuster, die der Wirbelsäule schaden, durch rückengerechtes Verhalten zu ersetzen. Es ist Aufgabe des RS-Lehrers, dem RS-Teilnehmer zu einem natürlichen, ökonomischen Bewegungsverhalten zu verhelfen.

Wie kann die FBL in diesem Prozeß sinnvoll eingesetzt werden?

1 Orientierung des Individuums

Jeder Mensch hat die Fähigkeit, sich am eigenen Körper zu orientieren. Diese Fähigkeit ist zum Teil angeboren, zum Teil erworben. Jeder von uns weiß, wo seine Nase, sein Bauch etc. ist. Ebenso haben wir die Möglichkeit, Abstände körpereigener Punkte wahrzunehmen oder deren Distanzveränderungen zu realisieren. In der RS sind die wichtigsten Bezugsgrößen der Abstand «Brustbeinspitze - Bauchnabel

- Symphyse». Werden diese Abstände immer gleich gehalten, auch wenn Bewegungen in den Hüftgelenken ausgeführt werden, so ist in diesem Fall bei Vorlehnen des Körpers ein reaktives Rückenmuskeltraining und beim Zurücklehnen eine Anspannung der Bauchmuskeln erreichbar. Körpereigene Bezugspunkte werden auch zu Hilfe genommen, um die in der RS so wichtige Beckenkippung zu erreichen: Nähern sich die vorderen Darmbeinstachel den Oberschenkeln, entsteht durch Beckenkippung eine Lordosierung der LWS, entfernen sie sich wieder, wird das Becken aufgerichtet, die Lordose gleicht sich aus.

Die zweite wesentliche Orientierung des Individuums ist durch die Einwirkung der Schwerkraft entstanden. Aus ihr resultieren die Begriffe oben und unten und wir sind in der Lage unser Gewicht wahrzunehmen, z.B. wenn wir uns an einen Türrahmen hängen, um die WS zu entlasten oder gegen eine Wand abstützen. Die Schwerkraft hat die Tendenz, unseren Körper zur Erde zu drücken. Bewegungen und Körperhaltung sind ein ständiges sich zur Wehr setzen gegen die Schwerkraft.

Die funktionelle Körperlängsachse (KLA) wird im Normalfall vertikal gestellt. Wir befinden uns dann im labilen Gleichgewicht. Damit ist am wenigsten Mühe nötig, sich aufrecht zu halten. Der Körper ist bewegungsbereit, d.h. potentiell beweglich, womit die leichte Ansprechbarkeit der Muskeln auf von außen ankommende Angriffe gemeint ist.

Die dritte Orientierungsfähigkeit des Individuums ist diejenige in seiner Umgebung. Diese wird durch das Blickfeld bestimmt. Aus ihr resultieren Begriffe wie vorne - hinten bzw. rechts - links. Im Normalfall werden die Augen horizontal eingestellt.

Aus der vertikal stehenden KLA und den horizontal eingestellten Querverbindungen entsteht das für die Orientierung so wichtige Koordinatensystem. Im dreidimensionalen Körperschema unterscheidet man drei Ebenen: Sagittalebene, Frontalebene, Transversalebene, die im Winkel von 90° zueinanderstehen. Die Körperachsen ergeben sich aus den Schnittlinien von zwei Ebenen, die in einem rechten Winkel aufeinander projiziert werden. Die so wichtige funktionelle Körperlängsachse (KLA) entsteht demnach aus der Schnittlinie der mittleren Sagittalebene (= Symmetrieebene) und der mittleren Frontalebene. Sie geht durch den gedachten funktionellen Körpermittelpunkt, der etwa in Höhe des Bauchnabels zu suchen ist. Nicht nur der Rückenschullehrer, sondern jeder bewegungsgesunde Mensch muß in der Lage sein, sich an Hand dieses Schemas zu orientieren.

2 Die funktionellen Körperabschnitte

Man unterscheidet stabile und mobile Körperabschnitte. Die Brustwirbelsäule übernimmt die Rolle des stabilen Körperabschnittes. Bei ihm laufen alle Extremitätenbewegungen zusammen. Die Arme und der Kopf sind ohnehin als sehr beweglich zu betrachten, die Beine stellen den mobilen Unterbau der Wirbelsäule dar. Sie übertragen ihre Bewegungen auf das Becken und auf die Lendenwirbelsäule, die somit auch als mobil zu gelten haben. Die KLA muß so eingestellt sein, daß alle mobilen Körperteile potentiell beweglich sind. Die in ihrer Nullstellung stabilisierte Brustwirbelsäule muß durch antagonistische Tätigkeit der Muskeln alle Impulse auffangen. Da diese vielfältigen Angriffe, die abgewehrt werden müssen, permanent auf die BWS ankommen, ist dies einem Dauertraining gleichzusetzen. Wenn die BWS als stabilisierendes Zentrum versagt, ist das Ausmaß der funktionellen Störung groß.

3 Körperproportionen

In der Rückenschule ist es unerläßlich, die einzelnen Rückenschulteilnehmer in Bezug auf ihre Proportionen zu betrachten. Dies betrifft die Längen, Breiten und Tiefen. Man bezieht sich auf hypothetische Normwerte. Diese stellen Durchschnittswerte dar, die in der Industrie (Bekleidungs - Möbelindustrie) jedoch eine große Rolle spielen. Nur wer sich im Rahmen der Norm bewegt, kann «von der Stange» kaufen. Aber selbst dabei sind Schwankungen zu beachten. Abweichungen bestimmter Längen, Breiten, Tiefen und Gewichte haben in voraussagbarer Weise erheblichen Einfluß auf das Bewegungsverhalten des Individuums. Bei beträchtlichen Abweichungen müssen Hilfen angeboten werden.
Beispiel für Längen: Der Trochanterpunkt befindet sich auf der Hälfte der Gesamtkörperlänge. Die Oberlänge wird nochmals in 5 Teile eingeteilt, die Unterlänge auf Kniehöhe in 2 Hälften. Schon das Verhältnis Oberlänge zu Unterlänge beeinflußt das Bückverhalten beträchtlich. Personen mit kurzen Beinen und langem Oberkörper sollten beim Bücken besser in die Hocke gehen (= vertikaler Bücktyp) während Personen mit langen Beinen sich günstiger aus den Hüftgelenken heraus bücken und den Bauchnabel so am schnellsten zwischen die Unterstützungsfläche bringen (= horizontaler Bücktyp).
Leute mit einem hohen Becken bringen ihren lumbosakralen Übergang bereits bei leichter Vorbeuge aus den Hüftgelenken relativ weit nach oben, die Belastung für die Muskulatur in diesem Bereich ist hoch. Personen mit langem Brustkorb werden beim Vorbeugen schnell kopflastig, sie bleiben also besser in der Vertikalen.
Wie für die Längen, so gelten auch für die Breiten Normwerte, die in der Rückenschule Beachtung finden sollten: Die Spurbreite sollte z.B. nicht mehr sein als der Abstand der vorderen Darmbeinstachel. Ist dies der Fall, so ist zwar der Stand solide, aber bei jedem Schritt eine große Gewichtsverlagerung zur Seite nötig. Der Abstand der beiden Schultergelenke wird von der Länge der Schlüsselbeine bestimmt. Er ist im Verhältnis zu setzen zum queren mittleren Thoraxdurchmesser. Ist dieser größer als der Abstand der Schultergelenke, so können die Arme nicht mehr frei neben dem Thorax hängen, der reaktive Armpendel, der beim Gehen von ca. 80 Schritten pro Minute entsteht, ist gestört. Man spricht vom Hyperabduktions-

syndrom. Ist der Thorax hingegen zu schmal und die Schlüsselbeine zu lang, so stehen die Schulterblätter seitlich ab, die muskuläre Verankerung wird schwierig.

Was die Tiefen anbelangt, so soll als Normwert die Fußlänge annähernd dem mittleren, sagittalen Thoraxdurchmesser entsprechen. In jedem Fall soll der mittlere sagittale Thoraxdurchmesser größer sein als der auf Höhe des Bauchnabels. Auch dies sollte in der Rückenschule Beachtung finden, wo Gewichtsprobleme diskutiert werden.

Durch die Einwirkung der Schwerkraft müssen wir nicht unerhebliche Gewichte bewegen, halten, heben, senken. Was die Längen betrifft, so ist die Einwirkung der Gewichte bei aufrechter Körperhaltung relativ gering. Dies ändert sich sofort, wenn sich die KLA in Richtung Horizontale bewegt. Bei den Breiten wirken unregelmäßig verteilte Gewichte als Umwucht auf die passiven Strukturen der Wirbelsäule. Die daraus resultierenden statischen Probleme kann der Körper durch erhöhten Muskeltonus ausgleichen oder auch durch Gewichtsverlagerung. Im letzteren Fall entstehen Schubbelastungen, die als schmerzauslösende statisch bedingte Ursache zu betrachten sind.

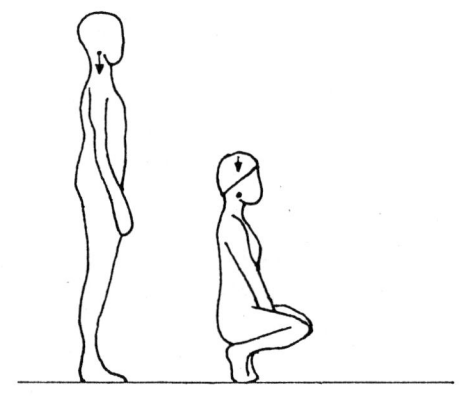

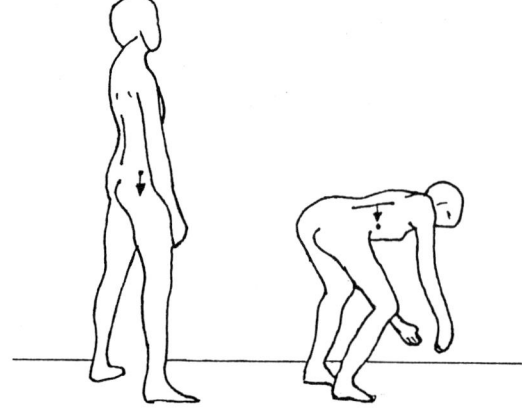

Abb.1. Horizontaler und vertikaler Bücktyp

4 Aufgabe der Gelenke

In der Funktionellen Bewegungslehre werden Gelenke als Schaltstellen der Bewegungen betrachtet. Bewegt werden entweder Hebel (z.b. Arme, Beine) oder Zeiger (z.b. Körperabschnitt Kopf, Thorax, Becken gegeneinander) oder Verschiebekörper (z.b. Becken gegenüber Thorax). Bewegungen kann man demnach als Stellungsänderungen von Hebeln, Zeigern oder Verschiebekörpern bezeichnen, die in den jeweiligen Bewegungsniveaus erfolgen.

Das Ausmaß der Beweglichkeit der einzelnen Schaltstellen in den funktionellen Körperabschnitten muß einen Einfluß auf das Bewegungsverhalten des Individuums haben. Die Gelenke des Organismus schaffen sich in die jeweiligen Richtungen Bewegungstoleranz, um etwaigen Angriffen von außen gerecht werden zu können. Nur wenn diese Bewegungstoleranzen ausreichen, ist eine optimale aufrechte Körperhaltung möglich. Durch permanenten Bewegungsmangel werden heutzutage die Bewegungstoleranzen mehr und mehr reduziert. Der mögliche Bewegungsspielraum wird nicht genutzt.

Es ist auch eine Aufgabe der Rückenschule, den physiologischen Bewegungsspielraum durch geeignete Übungen wieder zu vergrößern. Dies erfolgt günstigerweise durch hubfreie und hubarme Mobilisationen und durch Muskeldehnungen.

5 Aufgabe der Muskulatur in der Funktionellen Bewegungslehre

Die Vielzahl der Haltungs- und Bewegungsmöglichkeiten fordert der Muskulatur vielfältigste Funktionen ab, die von den jeweiligen Aktivitätszuständen abhängen. Muskeln sind Effektoren von Haltung und Bewegung. Sie können als Beweger, Heber, Bremser oder Verhinderer von Bewegungen in Erscheinung treten. Entsprechend der Einwirkung der Schwerkraft müssen sie Gewichte anheben (positiver Hub). Dies entspricht der dynamisch konzentrischen Muskelarbeit. Wirken sie als Bremser von Gewichten, so werden sie mit negativem Hub belastet (exzentrisch dynamische Muskelarbeit). Wenn die Umdrehungsachse für eine Bewegung vertikal steht, arbeiten Muskeln unter hubfreien Bedingungen. Sie müssen dann weder heben noch absenken, sondern nur bewegen. In der Rückenschule werden hubfreie Bewegungen eingesetzt, um Bewegungen einzuschleifen, Bewegungsausmaß zu vergrößern und muskuläres Gleichgewicht wieder herzustellen. So werden z. B. die Beckenkippung und -aufrichtung in Seitenlage, die Seitneigung der Lendenwirbelsäule in Rückenlage oder im Vierfüßlerstand, die Drehung von Oberkörper gegen Becken oder umgekehrt im Sitz oder Stand erst einmal eingeschliffen, bevor auf andere Ausgangsstellungen umgewechselt wird.

Muskeln haben auch die Aufgabe, komprimierend auf Gelenke zu wirken. An der Wirbelsäule muß diese Aufgabe insbesondere von den tiefen autochthonen

Rückenmuskeln übernommen werden. Dieses Muskelsystem ist willkürlich nicht innervierbar und muß reaktiv zur Anspannung gebracht werden durch Wahl der richtigen Bewegungsabläufe.

Muskeln müssen einerseits dehnfähig genug sein, um physiologische Bewegungsabläufe nicht vorzeitig abzubremsen. Man spricht in diesem Zusammenhang von passiver Insuffizienz. Zu kurz gewordene Muskeln müssen gedehnt werden. Dies ist inzwischen fester Bestandteil der Rückenschule. Andererseits müssen Muskeln auch in der Lage sein, rechtzeitig abzubremsen, um Gelenke nicht überzustrapazieren. Dieses Reaktionsvermögen darf ihnen keinesfalls durch übereifriges Dehnen genommen werden. Muskeln müssen auch in der Lage sein, physiologische Bewegungsausschläge zu halten mit der angemessenen Kraft. Muskeln, die dazu nicht in der Lage sind, werden als aktiv insuffizient bezeichnet. In diesem Fall muß Muskeltraining erfolgen, das ebenfalls in der Rückenschule seinen festen Platz hat. Insbesondere betrifft dies die Rückenmuskeln, die das Armgewicht am Körper halten. Um koordinierte Bewegungen zu ermöglichen, müssen Muskeln auf beiden Seiten der Gelenke als Agonisten und Antagonisten harmonisch zusammenwirken.

Das in sich bewegliche System des Körpers kann mit einer Kette verglichen werden, die nach Bedarf in den unterschiedlichsten Stellungen fixiert werden muß. Ist die Muskelaktivität zu hoch, so wirken die Bewegungen holprig und steif. Zu geringe Muskelaktivität überstrapaziert den Kapsel-Band-Apparat. Ökonomische Muskelaktivität ist weder zu hoch noch zu niedrig. Dabei hängt die Intensität der ökonomischen Aktivität von den Gewichten ab, die gehoben, bewegt oder gebremst werden müssen. Das Individuum muß in der Realisierung der einzelnen Aktivitätszustände eine hohe Wahrnehmungsleistung vollbringen.

Die Stabilisation ist in der Rückenschule ein häufig gefragter Aktivitätszustand. Dabei müssen Gelenke in einer bestimmten Stellung aktiv fixiert werden. Stabilisation und potentielle Beweglichkeit stehen in einem engen Zusammenhang zueinander. Nur bei einer in ihrer Nullstellung dynamisch stabilisierten BWS können die Körperabschnitte Kopf und Becken frei und leicht bewegt werden.

Nach den Forderungen der FBL sieht eine optimale stabilisierte Haltung folgendermaßen aus: Die funktionelle KLA steht vertikal, in ihr sind die KA Becken-Brustkorb-Kopf eingeordnet. Die KA Becken und Kopf sind potentiell beweglich, da die Gewichte gleichmäßig verteilt sind. Das Brustkorbgewicht zieht etwas nach vorne und muß von den thorakalen Rückenstreckern stabilisiert werden. Da die Kniegelenke nie völlig durchgestreckt sind, muß der Quadriceps ständig fallverhindernd eingreifen. Beim Gehen übernimmt jeweils ein Bein die Stützfunktion, das andere die Spielfunktion. Um die Vorwärtsrichtung einzuhalten, müssen ständig rotatorische Kräfte wirken, die von den Muskeln abgefangen werden müssen. Der Brustkorb, der in der Mitte bleibt, während die Arme schwingen und sich die Beine vorwärtsbewegen, muß dynamisch stabilisieren. Da wir im Grunde stundenlang gehen können, ohne zu ermüden, kommt dies einem Dauertraining gleich. Das normale Gangtempo (120 Schritte pro Minute) ist im übrigen ein gern genutztes Übungstempo. Die Bewegungsabläufe sind leichter erlernbar, werden problemlos flüssig. Man kann davon ausgehen, daß hierfür ein Impulsgenerator schon auf Rückenmarksebene verantwortlich ist.

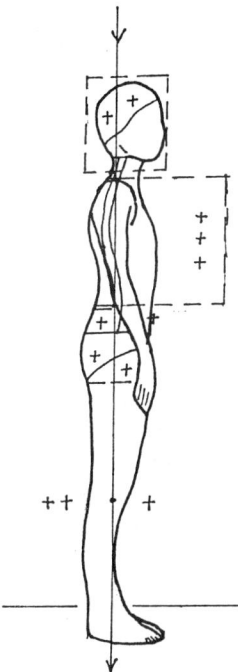

Abb.2. Korrekte Einstellung der KLA; Verteilung der Gewichte

6 Weiterlaufende und widerlagerte Bewegungen

Weiterlaufende Bewegungen werden im Bewegungsverhalten des Erwachsenen immer nur Teilstücke von Bewegungen sein. Bewegungen müssen rechtzeitig begrenzt werden, z.b. durch eine Gegenbewegung. Dies dient der Vergrößerung eines Bewegungsausmaßes. Um beispielsweise eine volle Streckung der Brustwirbelsäule zu erreichen, werden am besten beide Arme gleichzeitig seitlich angehoben, das Brustbein muß dabei nach vorne ausweichen.

Sehr häufig werden Bewegungen durch eine Gegenaktivität begrenzt. Es erfolgt dabei eine differenzierte Gleichgewichtsreaktion. An einer bestimmten Stelle eines

Bewegungsablaufes findet keine weitere Verschiebung von Gewichten mehr statt. Schubbelastungen werden vermieden. Diese Prinzipien werden in der Rückenschule häufig benutzt, vor allem um die Rumpfmuskulatur zur Arbeit anzuregen. Um die thorakalen Rückenstrecker zu aktivieren, werden mit den Unterarmen rasche Schlagbewegungen durchgeführt, wobei die BWS dem Bewegungsimpuls nicht folgen darf (Abb.3).

Der Vergleich des reaktiven Muskeltrainings liegt im Ökonomieprinzip. Als Ausweichbewegungen werden in der Rückenschule unökonomische, unerwünschte aus der Bewegungsrichtung abweichende Bewegungen bezeichnet. Die Ursachen hierfür können sehr unterschiedlich sein, z.B. Schmerzen, Bewegungseinschränkungen. Mangelnde Kondition und schlechte Gewohnheiten kommen ebenfalls in Frage. Wird z.B. mit vorgeneigtem Oberkörper und gestreckten Knien gearbeitet, muß der Rücken rund gemacht werden, um Gewicht zu reduzieren. Die lumbosakrale Verankerung wird aufgegeben. Bei etwas Kniebeugung wird es möglich sein, das Becken zu kippen, die LWS zu lordosieren und damit die Rückenstrecker anzuspannen. Durch Abstützen einer Hand kann zusätzlich die Unterstützungsfläche vergrößert werden (Abb. 4).

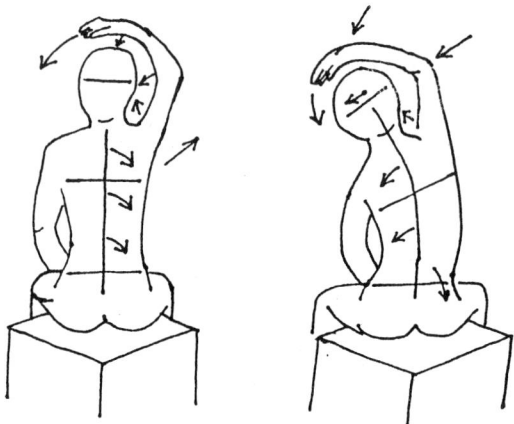

Abb.3. Weiterlaufende und widerlagerte Bewegung

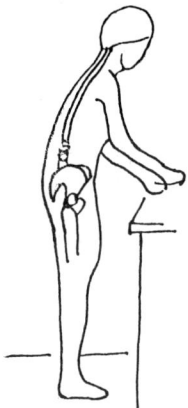

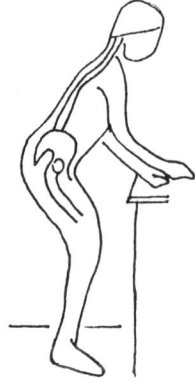

Abb.4. Fehlende lumbosakrale Verankerung bei gestreckten Knien; bei Kniebeugung erfolgt Beckenkippung und Stabilisierung der WS

Was ist Statik?

Der Einfluß, den die Haltung des Individuums auf seinen Bewegungsapparat in Form von Belastung ausübt, bezeichnet man als Statik. Haltung kann folgendermaßen definiert werden: Die Gewichte der einzelnen Körperabschnitte bzw. der Einzelabschnitte müssen durch passive Strukturen miteinander verbunden sein und durch Muskeln vor dem Herunterfallen bewahrt werden. Um eine aufrechte Haltung zu erreichen, müssen die Körperabschnitte Becken-Thorax-Kopf senkrecht übereinander stehen, die KLA muß jeweils durch ihre Mitte gehen. In der FBL spricht man vom «Klötzchenspiel». Stehen die Klötzchen gut übereinander, ist die physiologische Belastung der Wirbelsäule in der Vertikalen gegeben. Schubbelastungen durch Verschiebung der Klötzchen entstehen nicht (Abb.5).

Aus dem idealen Aufbau der Klötzchen resultiert der Verlauf des Ideallotes, wie es in der Rückenschule gefordert wird. Von hinten betrachtet fällt das Lot von der Hinterhauptsschuppe entlang der Wirbelsäule, zwischen die Gesäßfalte und am Boden auf die Mitte der Unterstützungsfläche. Von der Seite fällen wir ein Lot vom Ohrläppchen auf das Schultergelenk. Es trifft dann den Trochanterpunkt und fällt etwas vor den Außenknöchel. Abweichungen von diesem Ideallot sowohl in der Sagittalebene wie in der Frontalebene müssen erkannt werden, nach der Ursache geforscht und wenn möglich, beseitigt werden (Abb.6).

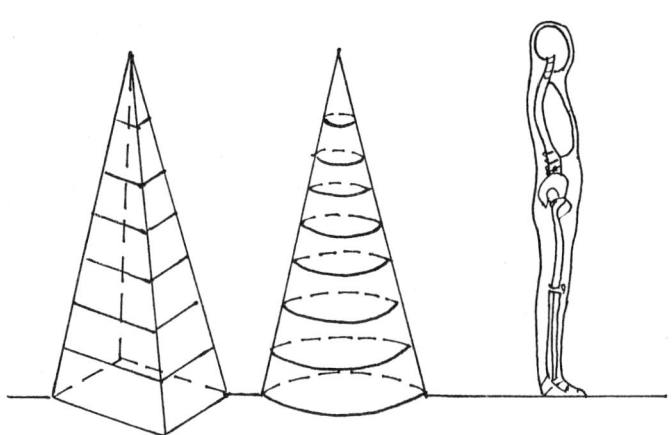

Abb.5. Das «Klötzchenspiel» zur Korrektur der WS

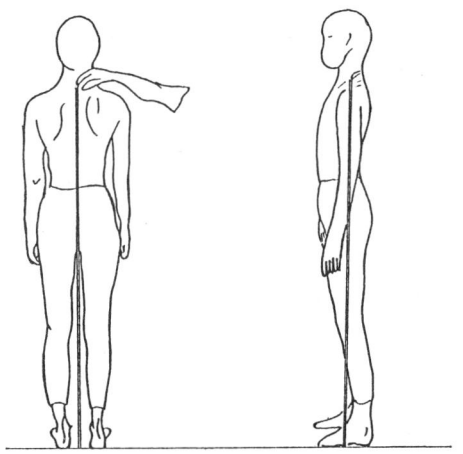

Abb.6. Das Lot für die aufrechte Körperhaltung von hinten und von der Seite

Wenn Bewegungen stattfinden, die die Lage der Klötzchen verändern, sind differenzierte Gleichgewichtsreaktionen nötig. Dies erfolgt z.B., wenn das Becken über den Femurköpfen balanciert. Die Beckenstellung ist gebunden an eine gleichzeitige Bewegung in den Hüftgelenken und der LWS. In der Rückenschule wird dieser Zusammenhang ausgenutzt, um das Vor- und Rückkippen der in ihren physiologischen Schwingungen stabilisierten Wirbelsäule zu üben.

7 Praktische Anwendungen der Regeln der Funktionellen Bewegungslehre in der Rückenschule

- Aufbau einer korrekten Haltung im Stehen und Sitzen durch Anwendung des Klötzchenspiels.
- Vor- und Rückneigen der stabilisierten KLA durch Bewegung in den Hüftgelenken (geeignetes Übungsinstrument: Pezzi-Ball, s. Abb.7).
- Hubfreie und hubarme Mobilisationen aus verschiedenen Ausgangsstellungen im Gangtempo. (Besonders günstig: Anwendung des Pezzi-Balles.)
- Beseitigung von passiver Insuffizienz der Muskulatur durch Dehnungsübungen.
- Beseitigung von aktiven Insuffizienzen der Rumpfmuskulatur durch Ausdauertraining bei stabilisierter KLA.
- Einüben von Alltagsbewegungen unter Berücksichtigung von Körperproportionen, richtiger Haltung und Anbieten von vernünftigen Ausgleichsreaktionen und Hilfen, je nach individueller Situation und täglicher Belastung.

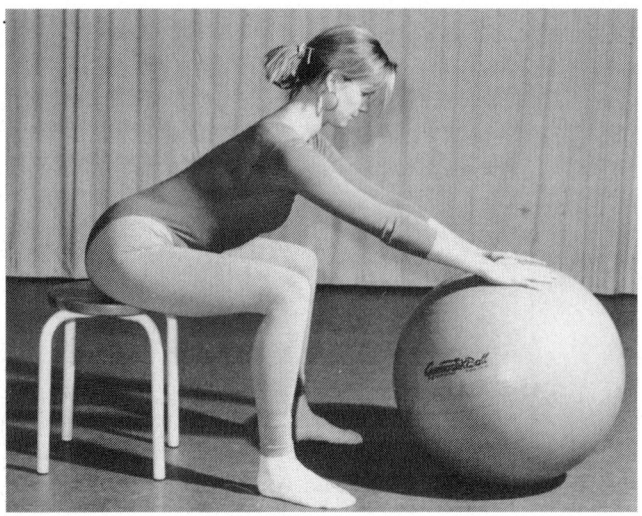

Abb.7. Vorlehnen der KLA aus den Hüftgelenken heraus

Literatur

Klein-Vogelbach S (1990) Funktionelle Bewegungslehre. Springer Verlag: Berlin, Heidelberg, New York, London, Paris, Tokyo, Hong Kong, Barcelona.

Medizinische Trainingstherapie in der Rückenschule

Hilde-Sabine Reichel

Medizinische Trainingstherapie ist ein ausschließlich aktives Behandlungskonzept. Sie geht zurück auf den norwegischen Physiotherapeuten Oddvar Holten. Schon 1976 wurde sie vom norwegischen Gesundheitsministerium anerkannt. Offensichtlich wurde ihre Bedeutung als Gesundheitsfürsorge schon früh erkannt.

Für jeden Patienten bzw. Übungsteilnehmer wird individuell ein Trainingsplan zusammengestellt, der für ihn das Optimum darstellen soll. Berücksichtigt werden müssen das Ausmaß der Bewegungsbahn, der Widerstand und die Anzahl der Wiederholungen jedes einzelnen Übungsteiles. Die Beeinflussung richtet sich an die Qualitäten wie Muskelkraft, Muskelausdauer und Koordination.

Entwickelt wurde die Medizinische Trainingstherapie im Rahmen der Manuellen Therapie. Sie stellt eine Zusatzbehandlung dar, die den Physiotherapeuten wirkungsvoll entlastet. Es ist ein objektiv meßbares Verfahren, bei dem Trainingserfolge sichtbar aufgezeigt werden. Dies wirkt sich positiv auf den Übungsteilnehmer aus. Exakte Diagnose seitens des Arztes und Befunderhebung durch den Physiotherapeuten sind unabdingbare Voraussetzung.

Medizinische Trainingstherapie beinhaltet:

- Automobilisation.
- Autostabilisation.
- Muskeltraining zur Verbesserung von Muskelkraft, Ausdauer und Koordination individuell abgestimmt. Wesentlicher Bestandteil ist die Prophylaxe und das Einüben von Alltagsbewegungen.

Erreicht werden sollen die Schmerzfreiheit, die Verbesserung der Funktionsqualitäten und Verbesserung der Belastbarkeit des Individuums. Dabei soll davon ausgegangen werden, daß die Toleranzgrenze höher liegt als die übliche tägliche Belastung.

Folgende Gedankengänge liegen der medizinischen Trainingstherapie zu Grunde:
Die hauptsächlich in sitzender Position arbeitenden Menschen verharren in Flexionshaltung Die Fähigkeit, sich zu strecken und zu drehen, wird vernachlässigt.

Es entwickeln sich muskuläre Dysbalancen. Muskeln, die gegen die Schwerkraft arbeiten müssen (Extensoren), neigen zur Abschwächung. Flexoren, also Muskeln, die mit der Schwerkraft arbeiten, neigen zur Verkürzung. Ebenso sollte die Bedeutung der tonischen Nackenreflexe und der Labyrinthenreflexe nicht übersehen werden. Sie regeln die Stellung des Kopfes gegenüber der Schwerkraft und gegenüber dem Körper. Die wichtigsten Rezeptoren sitzen in den Gelenkkapseln der Kopfgelenke und in den kurzen Nackenmuskeln. Wenn die Stellung des Kopfes stimmt, hat dies einen positiven Einfluß auf den gesamten Muskeltonus. Dies ist im Sport z.B. bei Turnerinnen, Eisläufern und Tänzern gut zu beobachten. In der Rückenschule nehmen die beiden Komplexe der HSA-Region und der LBH-Region hohen funktionellen Stellenwert ein. Sie sind insgesamt als physiologisches Gelenk zu betrachten, die in ihrer Funktion voneinander abhängen. Stimmt ein Glied in dieser Kette nicht, hat dies Auswirkung auf die gesamte Körperhaltung.

Die exakte Anwendung der Medizinischen Trainingstherapie setzt seitens des überwachenden Physiotherapeuten die Fähigkeit voraus, Störungen des Bewegungsapparates zu erkennen und zu differenzieren. Hypo- und Hypermobilitäten müssen gut erkannt werden, wobei diese oft nahe beieinander liegen. Der Stabilisierung gehen Übungen für die Erreichung der möglichen bzw. nötigen Mobilität voran. Diese Automobilisationsübungen werden in erster Linie die BWS betreffen, die in die Streckung mobilisiert werden muß. Dies sollte ohne unerwünschte Ausweichbewegungen der LWS erfolgen. Deshalb muß diese durch Übereinanderschlagen der Beine verriegelt werden. Sodann wird der Übende angewiesen, in Rückenlage sich über eine schmale, feste Rolle zu legen und die BWS in die Extension sinken zu lassen. Mobilisiert werden müssen sicher auch die Kopf- und Halswirbelsäulengelenke in Richtung Vornickbewegung und die Hüftgelenke in Richtung Extension. Zur Rückenschule gehören routinemäßig bestimmte Muskeldehnungen, die ebenfalls in die Medizinische Trainingstherapie integriert gehören.

Der wesentliche Aspekt der Medizinischen Trainingstherapie ist jedoch das gezielte Muskeltraining zur Stabilisierung hypermobiler Gelenke und Kontrolle der aufrechten Körperhaltung. Auf Grund hybermobiler Segmente resultieren die typischen Belastungsschmerzen, da ein Mißverhältnis besteht zwischen geforderter statischer Belastung und Belastbarkeit. Die Muskelkoordination, neben der ausreichenden Kraft, ist von erheblicher Bedeutung. Man erreicht dieses Ziel durch gemischtes Muskelkraft- und Muskelausdauertraining. Um aktiv stabilisieren zu können, sind funktionsfähige Muskeln nötig. Bei segmentalen Instabilitäten kann dies nicht durch große Bewegungen, die häufig nur in einer Ebene erfolgen, erreicht werden.

Um die tiefen, autochthonen Rückenmuskeln zu erreichen, die nur reaktiv trainiert werden können, müssen auch diagonale, kleine Bewegungen einbezogen werden, die der Gelenkmechanik der Wirbelgelenke Rechnung tragen: Um die Mitbewegung von schmerzhaften Bereichen zu vermeiden, werden häufig Ausgangsstellungen gewählt, die eine indirekte Stabilisierung erreichen. Soll z.B. der lumbosakrale Übergang bei Seitneigung der Wirbelsäule geschont werden, werden die Beine leicht gegrätscht. Dann werden diese Gelenke bei Seitneigung sofort verriegelt. Bei allen Übungen wird die Wirbelsäule in ihrer physiologischen Mittelstellung stabilisiert.

Trainingsprinzipien
- Wenn Patienten müde sind, sei es physisch oder psychisch, dann sollte man kein intensives Koordinationstraining durchführen. Es resultieren nur fehlerhafte Bewegungsabläufe.
- Die zeitliche Verteilung sollte so gewählt werden, daß in kürzeren Intervallen regelmäßig geübt wird. Am besten sollte täglich, jedenfalls mindestens dreimal wöchentlich geübt werden.
- Fehlerhafte motorische Stereotype lassen sich nur langsam umprogrammieren. Man sollte u.U. einen Zeitraum von 1-2 Jahren einplanen, um ein wirklich rückengerechtes Verhalten zu erreichen. Die einzelnen Lernschritte sollten langsam sein. Geübt wird in allen möglichen Ausgangsstellungen: Rückenlage Bauchlage, Seitenlage, Vierfüßlerstand, Fersensitz, Sitz und Stand. Der Widerstand richtet sich nach dem Bedarf bzw. Vermögen des Patienten. Man wählt, je nach Zielsetzung, Bewegungsabläufe in der inneren, der mittleren oder der äußeren Bewegungsbahn.

Die Prinzipien der Medizinischen Trainingstherapie lassen sich auch ohne wesentliche Hilfsmittel durchführen. Einige Gewichte, Hanteln, Federzüge etc. könnten genügen. Wesentlich ist, daß der Übungsteilnehmer lernt, bei allen Übungen, die er mit den Armen oder Beinen macht, die Wirbelsäule in ihrer physiologischen Stellung zu stabilisieren.

Dennoch können Polster, Hanteln, Trainings- und Mobilisationsbänke, Zugapparate u.a.m. zur Erreichung des gesteckten Zieles notwendig sein. Gearbeitet wird mit allen möglichen Muskelfunktionen: isotonisch konzentrisch, isotonisch exzentrisch und statisch (Abb.1).

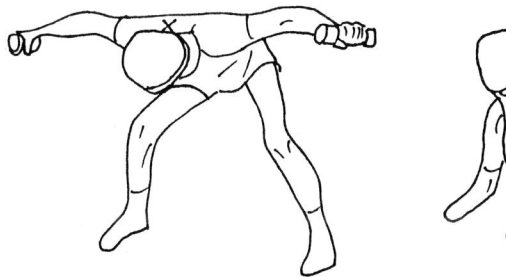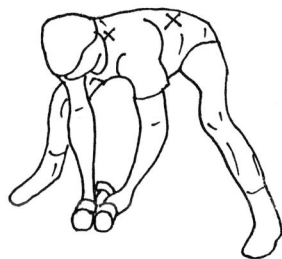

Abb.1. Training der dorsalen Muskulatur bei richtig eingestellter Wirbelsäule

Die Widerstände für alle Übungen sollten individuell so gewählt werden, daß pro Übungsteil mindestens 30 Repetitionen möglich sind, u.U. sogar in Serien von 1-5. Die Anzahl der Serien bzw. die Höhe des möglichen Widerstandes sollten danach ausgewählt werden, ob Kraft, Ausdauer oder Koordination im Vordergrund stehen.

In der Rückenschule wird es in erster Linie um Ausdauer und intra- bzw. intermuskuläre Koordinationen gehen. Es ist wichtiger, das Gewicht der eigenen Arme oder Beine mit einem kleinen Zusatzgewicht bei achsengerecht eingestellter Wirbelsäule halten zu können, als einmal ein schweres hochzustemmen. Trainiert werden in erster Linie die Rückenmuskeln, die Muskeln die das Gewicht der Arme am Thorax halten sollen, die Bauchmuskeln, die Gesäßmuskeln, der Quadriceps, die Armstrecker.

Im Rahmen der Medizinischen Trainingstherapie werden spezifische Sequenzgeräte entwickelt, die es den Übungsteilnehmern relativ leicht machen sollen, nach entsprechender Einweisung und regelmäßiger Überwachung, die Übungen selbständig durchzuführen. Die Überwachung der eigenen Leistungssteigerung soll die Motivation steigern, regelmäßig zu üben und auch dabei zu bleiben und die erlernten Bewegungsabläufe und die vorhandene Muskelkraft in die im täglichen Leben geforderten Bewegungsabläufe zu integrieren.

Literatur

Gustavsen R (1984) Trainingstherapie im Rahmen der Manuellen Medizin. Thieme, Stuttgart New York

Gunnari EB (1984) Sequence Exercise. Dreyer, Oslo

Evjenth 0, Hamberg J(1980) Muscle stretching in manual therapy Vol. I, II. Alfta Rehab Sweden

Psychologische Bausteine im Rückenschulprogramm

Christian G. Nentwig

1 Ziele

Die Bestimmung der Notwendigkeit psychologischer Verfahren in einem Rückenschulprogramm geht von der Analyse seiner Ziele aus: Diese Ziele beruhen auf der
Tatsache, daß wirbelsäulenschädigende Verhaltensformen in erheblichem Umfang
für degenerative Veränderungen der Wirbelsäule verantwortlich sind (Krämer
1987; Nachemson 1965) und bestehen in der dauerhaften Veränderung von
Bewegungsabläufen und Körperhaltungen. Die Veränderung von Verhaltensweisen, die organische Erkrankungen verursachen, gehört zum Aufgabenbereich der
Verhaltensmedizin, einem interdisziplinären Arbeitsfeld, in dem Vertreter der
Medizin, der Psychologie und anderer Disziplinen bei der Prävention, Behandlung
und Rehabilitation organischer Erkrankungen zusammenarbeiten. Rückenschulen
sind in diesem Sinn ein typisches Beispiel für verhaltensmedizinisches Vorgehen.
Für die dauerhafte Veränderung von Verhaltensformen und Körperhaltungen in
einem über mehrere Wochen angelegten Trainingsprogramm sind psychologische
Verfahren aus folgenden Gründen notwendig:

- In der Rückenschule findet Unterricht statt. An einen oft heterogenen Teilnehmerkreis müssen Fakten und Zusammenhänge aus den Bereichen der Anatomie, Physiologie und Pathologie der Wirbelsäule vermittelt werden. Die Teilnehmer müssen in die Lage versetzt werden, biomechanische Kenntnisse auf die
  verschiedensten Situationen zu generalisieren. Zur Optimierung der Wissensvermittlung benötigt das Rückenschulprogramm Verfahren aus dem Bereich
  der Pädagogischen Psychologie.
- In der Rückenschule müssen Verhaltensweisen verändert werden, die bei den
  meisten Teilnehmern bereits über viele Jahre stabilisiert und dementsprechend
  änderungsresistent sind. Um eine mittel- bzw. langfristige Wirkungslosigkeit
  von Rückenschulprogrammen zu vermeiden, muß auf für diese Indikation
  bewährte Verfahren der Klinischen Psychologie zurückgegriffen werden.
- Viele Teilnehmer von Rückenschulprogrammen leiden seit Monaten oder
  Jahren unter Rückenschmerzen. Chronische Schmerzen führen in den meisten
  Fällen zu Veränderungen des Erlebens und Verhaltens, die eine psychologische
  Intervention als sinnvoll oder notwendig erscheinen lassen. Hier sollten Maßnahmen zur Schmerzbewältigung aus der Klinischen Psychologie zum Einsatz
  kommen.

● Derzeit werden unterschiedliche Modelle zur Durchführung von Rückenschulen praktiziert und favorisiert. Zur systematischen Prüfung der Wirksamkeit von Organisations- und Durchführungsformen der Rückenschulprogramme bedarf es differenzierter Kenntnisse der Messung von Lernerfolgen und Verhaltensänderungen sowie der Versuchsplanung. Angemessene Verfahren der Evaluation sind im Bereich der psychologischen Methodenlehre entwickelt worden.

Für das interdisziplinäre Programm der Rückenschule werden von der Psychologie also Kenntnisse und Verfahren aus den Disziplinen der Pädagogischen und Klinischen Psychologie sowie der psychologischen Methodenlehre benötigt (s.Tabelle1)

Tabelle1. Psychologische Komponenten im Rückenschulprogramm.

Ziele	Psychologische Disziplin
Informationsvermittlung	Pädagogische Psychologie Instruktionspsychologie
Verhaltensänderung	Klinische Psychologie Verhaltensmodifikation
Schmerzbewältigung	Klinische Psychologie Verhaltensmedizin
Evaluation	Psychologische Methodenlehre Versuchsplanung

2 Aufgaben der Psychologie

2.1 Informationsvermittlung

Teilnehmern von Rückenschulprogrammen müssen Grundkenntnisse in den Bereichen der Anatomie, der Physiologie und der Pathologie der Wirbelsäule vermittelt werden. Dazu zählen insbesondere der Aufbau der Wirbelsäule mit ihren charakteristischen Krümmungen, Form und Funktion von Wirbelkörpern, Zwischenwirbelscheiben und Wirbelgelenken. Zusammenhänge zwischen biomechanischem Geschehen im Bewegungssegment und Bewegungsformen bzw. Körperhaltung müssen einsichtig gemacht werden. Die besonderen Voraussetzungen für den Stoffwechsel der Bandscheiben müssen ebenso erläutert werden wie die für diesen Teilnehmerkreis wichtigen Krankheitsbilder des Lumbago, der Lumboischialgie und des Facettensyndromes.

Aus diesen Kenntnissen werden die Regeln für wirbelsäulengerechtes Verhalten abgeleitet. Ohne das entsprechende Wissen waren weder die Notwendigkeit noch die Richtung der Verhaltensänderung für den Teilnehmer begreiflich. Ohne Einsicht in die Zusammenhänge zwischen Vorgängen am Bewegungssegment der Wirbelsäule und Motorik konnten die Teilnehmer die gelernten Verhaltensregeln nicht auf neue Situationen generalisieren. Für eine angemessene Analyse der Lernziele und eine effektive Gestaltung der Vermittlung des Lehrstoffes verfügt die Pädagogische Psychologie, speziell die Instruktionspsychologie (Weinert 1976), über die notwendigen Grundlagen und Methoden.

Zu den Empfehlungen für die Gestaltung des Unterrichtes im Rückenschulprogramm zählen Verfahren der ausführlichen visuellen Veranschaulichung anatomischer, physiologischer und pathologischer Aspekte der Wirbelsäule mit Hilfe von Dias, Modellen der Wirbelsäule und des Bewegungssegmentes. Die Wissensvermittlung muß jedoch über die verbal und visuell gestaltete Unterrichtsmethode hinausgehen: Erforderlich ist die aktive Teilnahme der Schüler durch gezieltes Beobachten des eigenen Verhaltens und des Verhaltens der anderen Teilnehmer während des Unterrichts. Auch anatomische und physiologische Kenntnisse können durch aktives Verhalten veranschaulicht werden: etwa durch Tasten der Dornfortsätze oder durch Fühlen der Veränderung der Lendenlordose in Rückenlage bei gestreckten und angezogenen Beinen.

Die Vermittlung von Kenntnissen über Zusammenhänge zwischen biomechanischen Vorgängen und Verhaltensregeln erfordert Übungen und Wiederholungen, die zur Vorbereitung der Generalisation in den privaten und beruflichen Alltag der Teilnehmer möglichst realitätsnah gestaltet werden sollten. Die Alltagsnähe wird durch den Gebrauch alltäglicher Requisiten im Programm (Besen, Schaufel, Staubsauger, Sprudelkasten etc.) und durch Exkursionen zu Plätzen geschehen, an denen häufig wirbelsäulenschädigendes Verhalten auftritt (z.B. in die Garage zum Be- und Entladen des Kofferraumes).

Der Rückenschul-Unterricht findet in kleinen Gruppen statt; deshalb müssen sozialpsychologische Prozesse des Unterrichtes berücksichtigt werden. Das Lernen in der Gruppensituation ermöglicht motivierende und verhaltenssteuernde Interaktionen, die von gegenseitiger Rückmeldung und Ermutigung bis hin zum spielerischen Lernen in Kleingruppen reichen (Münchner Manual zur Orthopädischen Rückenschule). Auch die Erfassung von Lernleistungen gehört zum Bereich der Pädagogischen Psychologie. Sie ist sowohl als Rückmeldung für den Rückenschullehrer wie für die Gestaltung von Ergänzungen und Wiederholungen für den Teilnehmer bedeutsam. Die Quantifizierung der Lernleistungen ist besonders wichtig für die Evaluation von Rückenschulprogrammen (s.auch 2.4).

2.2 Verhaltensänderung

Das Resultat der Verhaltensanalyse wirbelsäulenschädigender Bewegungen und Körperhaltungen zeigt eine klinisch bemerkenswerte Verstärkungsgeschichte dieser Verhaltensklasse: Gesundheitsschädliche Verhaltensweisen werden über viele Jahre - oder gar Jahrzehnte - ohne schmerzhaft aversive Konsequenzen ausgeführt. Wirbelsäulenschädigende Verhaltensformen entwickeln sich bereits im Kindergartenalter (Nentwig et al. 1991); schmerzhafte Symptome treten jedoch für die meisten Patienten erst im vierten Lebensjahrzehnt auf. Der biologisch sinnvolle schmerzhafte Strafreiz setzt also für eine natürliche Verhaltenssteuerung viel zu spät ein. Teilnehmer eines Rückenschulprogrammes in der Sekundären Prävention haben wirbelsäulenschädigendes Verhalten in einer vieljährigen Lerngeschichte mit ungezählten Durchgängen unangemessenen Verhaltens stabilisiert. Dieses Verhalten hat dementsprechend eine Änderungsresistenz, die vergleichbar hoch eingeschätzt werden muß wie die für die Modifikation des Ernährungsverhaltens oder die des Zigarettenkonsums. Deshalb ist zu erwarten, daß die Vermittlung von Wissen und Einsicht allein nicht zu einer stabilen Veränderung wirbelsäulenrelevanten Verhaltens führen kann. Es erscheint vielmehr sinnvoll und notwendig, hier auf bewährte Verfahren der Verhaltensmodifikation und Verhaltenstherapie zurückzugreifen. Im Folgenden werden vier verhaltensmodifikatorische Maßnahmen beschrieben, die als Bausteine eines Rückenschulprogrammes geeignet und erprobt sind (Nentwig et al. 1990).

2.2.1 Verhaltensübung - «behavior rehearsal»
Das zuerst von Lazarus (1966) publizierte Verfahren des «behavior rehearsal» beinhaltet in vier Phasen den Aufbau und die Stabilisierung neuer Verhaltensformen. In der ersten Phase wird den Probanden neues Verhalten modellhaft vorgeführt, das sie in der zweiten Phase unter kritischer Rückmeldung des Experten praktisch üben. In der dritten Phase erhalten die Probanden die Ausführung der neuen Verhaltensformen in ihren beruflichen bzw. privaten Situationen als Hausaufgabe,

deren Durchführung sie systematisch registrieren und über deren Erfolg sie in der folgenden Sitzung berichten (Phase 4). Diese Methode wurde von Lazarus zwar zur Veränderung von Verhaltensweisen der sozialen Interaktion entwickelt, dennoch läßt sie sich gut für die Modifikation des Bewegungsverhaltens einsetzen. Modelle wirbelsäulengerechten Verhaltens in verschiedenen Situationen werden sowohl in Form von Dias als auch durch die Rückenschullehrer selbst geliefert. Die Teilnehmer üben dieses Verhalten in der Rückenschule und werden dabei von den Lehrern korrigiert. Das so erlernte Verhalten wird in Alltagssituationen erprobt; über die dort gemachten Erfahrungen wird zu Beginn der nächsten Sitzung berichtet. Falls dies notwendig erscheint, werden erneut Verhaltensweisen geprobt bzw. korrigiert. Über die Veränderung motorischer Verhaltensweisen hinaus können mit dieser Methode auch soziale Interaktionen trainiert werden, wie etwa angemessene Formen des Zurückweisens einer Bitte nach Hilfe beim Tragen schwerer Gegenstände.

2.2.2 Systematische Selbstbeobachtung: «self monitoring»

Gerade für die Modifikation änderungsresistenter Verhaltensmuster, wie etwa die Veränderung von Ernährungsgewohnheiten, haben sich Verfahren der systematischen Selbstbeobachtung bewährt (Kazdin 1974). Ähnlich dem Führen eines Ernährungsprotokolles zur Stabilisierung des Diätverhaltens können Teilnehmer von Rückenschulprogrammen das Führen eines Selbstbeobachtungsbogens erlernen. Dieser Beobachtungsbogen sollte die Form einer Tabelle haben, in deren Spalten die Regeln wirbelsäulenfreundlichen Verhaltens und in deren Zeilen die Wochentage aufgeführt sind (s. Tabelle 1). Die Teilnehmer sollen den Bogen nach Möglichkeit immer bei sich tragen, an ihrem Arbeitsplatz auf den Tisch bzw. an die Wand heften. Für jedes gezielt ausgeführte regelgerechte Verhalten markieren die Teilnehmer einen Strich im entsprechenden Kästchen der Tabelle. Der Eintrag sollte möglichst unmittelbar nach der Ausführung des Verhaltens stattfinden. Wenn der Arbeitsablauf eine unmittelbare Markierung unmöglich macht, sollten die Eintragungen während der Arbeitspausen stattfinden.

Jeweils zu Beginn einer neuen Sitzung werden anhand der ausgefüllten Bögen die Ergebnisse der Selbstbeobachtung besprochen und Rückmeldungen zu individuell angemessenen Häufigkeiten in Hinblick auf Wochentage bzw. Verhaltensbereiche gegeben. Es ist sinnvoll, von zu Woche zu Woche die jeweils neu gelernten Verhaltensregeln in den Beobachtungsbogen aufzunehmen. Unter verhaltensmodifikatorischem Gesichtspunkt erfüllt der Selbstbeobachtungsbogen zwei Funktionen: Er ist ein diskriminativer Stimulus für das Ausführen der neu erlernten Bewegungsmuster; die Anzahl erzielter Markierungen wirkt als kontingente Konsequenz wirbelsäulengerechten Verhaltens.

2.2.3 Kognitive Verhaltenstherapie: Mentales Training

Kognitive Methoden der Verhaltensänderung sind vor allem mit dem Ziel des Erwerbs von Bewältigungsstrategien und der Modifikation von verbalen, emotionalen und sozial Aspekten menschlichen Verhaltens beschrieben worden (vgl. Goldfried u. Goldfried 1977). Daß diese Verfahren auch für eine wirksame Veränderung motorischer Verhaltensmuster genutzt werden können, wird durch den sportpsychologischen Einsatz vergleichbarer Verfahren zur Verbesserung des Bewegungsverhaltens von Hochleistungssportlern nahegelegt. Ulich (1971) beschreibt mit der Bezeichnung «Mentales Training» ein Verfahren, das in der gezielten und wiederholten Vorstellung wichtiger Bewegungsabläufe besteht. Diese Vorgehensweise ähnelt dem von Kazdin (1974) «covert modeling» genannten Verfahren zur Löschung von Vermeidungsreaktionen. Für das Rückenschulprogramm kann diese Methode zur Unterstützung des Erlernens komplizierter neuer Bewegungsabläufe nutzbar gemacht werden. Teilnehmer werden darin unterrichtet, das Verfahren des Mentalen Trainings für das wirbelsäulenfreundliche Hinlegen bzw. Aufstehen vom Liegen einzusetzen, indem sie sich den regelgerechten Ablauf immer wieder konzentriert vor Augen führen.

Tabelle 2. Selbstbeobachtungsbogen

	Sitzen	Stehen	Liegen	Heben	Tragen
Dienstag					
Mittwoch					
Donnerstag					
Freitag					
Samstag					
Sonntag					
Montag					

2.2.4 Selbstkontrolle

Verfahren der Selbstkontrolle im engeren Sinne sind vor allem für die letzten Sitzungen des Rückenschulprogrammes angezeigt. Hier geht es darum, die neu erlernten Bewegungsmuster und Körperhaltungen für einen möglichst langen Zeitraum zu stabilisieren. Selbstkontrolltechniken für Teilnehmer der Rückenschule bestehen zunächst in Verfahren der Stimuluskontrolle: Hierzu zählen die Gestaltung der physikalischen Umgebung, so daß wirbelsäulenschädliches Verhalten möglichst selten notwendig wird. Die Teilnehmer müssen Kenntnisse über die wirbelsäulengerechte Auswahl von Mobilar und Arbeitsgeräten erwerben und etwa über die richtige Höhe der Arbeitsplatte in Küchen informiert sein. Sie sollen eine wirbelsäulenfreundliche Anordnung häufig genutzter Gegenstände in Schränken und Regalen vornehmen, um unnötige Hebe- und Tragevorgänge zu vermeiden. Diese Maßnahmen der wirbelsäulenfreundlichen Veränderung der Umgebung wird als «passive» Rückenschule bezeichnet, im Gegensatz zur «aktiven» Rückenschule, die in der Veränderung von motorischen Verhaltensmustern und Körperhaltungen besteht.

Selbstkontrollverfahren der «aktiven» Rückenschule haben die Form von Techniken der Selbstbekräftigung. Die Teilnehmer sind am Ende des Rückenschulprogrammes bereits über mehrere Wochen mit dem Verfahren der systematischen Selbstbeobachtung vertraut. Sie sollen instruiert werden, dieses Verfahren in vereinfachter Form für Verhaltensbereiche zu nutzen, in denen sie Häufungen unangemessener Bewegungen bemerkt haben. Für die so gesammelten Daten sollen sie persönliche Verhaltensziele setzen und sich verstärkende Aktivitäten bzw. Ereignisse in Abhängigkeit von Erreichen dieser Ziele zugänglich machen.

2.3 Schmerzbewältigung

Die Beseitigung von Rückenschmerzen ist nicht das primäre Ziel von Rückenschulprogrammen. Vielmehr wird mittel- und langfristig eine Verbesserung der Symptomatik als Folge veränderter Bewegungsabläufe erwartet. Ein großer Anteil der Teilnehmer von Rückenschulen der Sekundären Prävention hat allerdings bereits seit vielen Monaten erhebliche Rückenschmerzen. Deshalb ist die Entwicklung klassischer und operanter Lernprozesse für die Aufrechterhaltung des Schmerzverhaltens wahrscheinlich (Fordyce 1976). Wenn auch die Rückenschule keine individuelle Schmerztherapie anbieten kann, so erscheint doch die Integration von Verfahren der Schmerzbewältigung in das Programm als sinnvoll und notwendig. Elektromyographische Messungen dokumentieren, daß Rückenschmerzen sehr häufig mit einer stark erhöhten muskulären Aktivität einhergehen und diese Verspannungen unter psychisch belastenden Bedingungen zunehmen (Holmes u. Wolf 1953; Flor et al. 1987). Muskelentspannende Verfahren sind daher der zentrale Ansatzpunkt für schmerzbewältigende Maßnahmen in der Rückenschule. Der Circulus vitiosus von Schmerz und Muskelverspannung (s.Abb.1) wird den Teilnehmern erläutert, und Möglichkeiten zu dessen Unterbrechung werden diskutiert. Als besonders geeignet erscheint das Verfahren der Progressiven Muskelentspannung nach Jacobson (1938). Es ist für die meisten Teilnehmer relativ schnell zu erlernen und bietet als Folge der jeweils der Entspannungsphase vorausgehenden isometrischen Muskelkontraktion den Vorteil des muskelaufbauenden Trainings. Es sollten zumindest die wirbelsäulennahen Muskelgruppen aus dem Programm von Jacobson ausgewählt werden (d.h. Hals-Nacken, Schulter-Rücken und Bauchmuskulatur) und in mindestens zwei aufeinanderfolgenden Sitzungen geübt werden. Darüberhinaus sind kognitive Techniken der Schmerzbewältigung, die auf dem Gate-Control-Modell von Melzack u. Wall (1965) aufbauen, für Rückenschulprogramme geeignet.

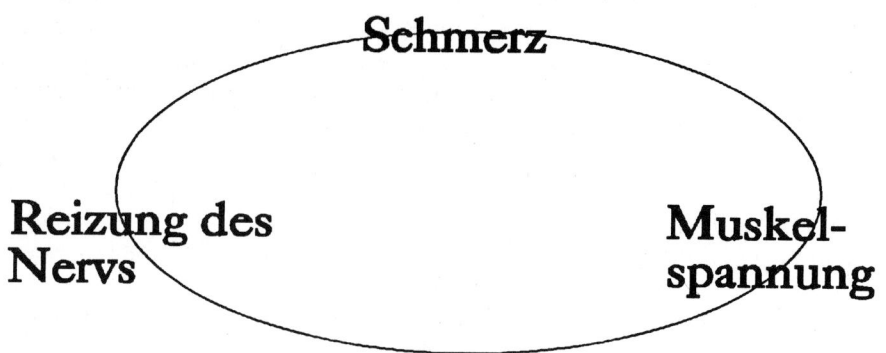

Abb.1. Circulus vitiosus von Schmerz und Muskelverspannung

2.4 Evaluation

Aufgrund seiner forschungsmethodischen Ausbildung verfügt der Psychologe im Rückenschul-Team über besondere Kenntnisse für die Untersuchung und Dokumentation der Wirksamkeit von Rückenschulprogrammen. Für eine seriöse Beurteilung der Wirkungen eines entsprechenden Programmpaketes bedarf es der Zufallsaufteilung der Teilnehmer auf eine Teilnahme- (Behandlungs-) Bedingung und mindestens eine Kontrollbedingung. Diesem in der psychologischen Terminologie als experimentell bezeichneten Versuchsplan entspricht im medizinischen Sprachgebrauch der Begriff der kontrollierten prospektiven Studie. Es muß berücksichtigt werden, daß auch unbehandelte Kontrollgruppen signifikante Verbesserungen zeigen, die auf spontane Remission bzw. auf unspezifische Faktoren der Wartebedingung zurückzuführen sein können (Nentwig u. Ullrich 1990). Als Kriterium für die Wirksamkeit kommen neben der systematischen Beobachtung wirbelsäulengerechten Verhaltens in möglichst natürlichen Umgebungen, die Erhebung von Fachwissen und Regelkenntnissen, die Erfassung von Schmerzen und Beeinträchtigungen sowie die Häufigkeit medizinischer Behandlungen und die Arbeitsfähigkeit in Betracht. Von allen genannten Kriterien entspricht das wirbelsäulengerechte Verhalten einzig unmittelbar dem gesetzten Ziel der Rückenschule; alle anderen Maße sind entweder vermutete Folgen oder notwendige Voraussetzungen dieser Verhaltensänderung. Die bei den Volvo-Werken durchgeführte klassische Evaluationsstudie von Berquist-Ullmann u. Larsson (1977) dokumentierte die Überlegenheit des Rückenschulprogrammes für Patienten mit akuten Rückenschmerzen gegenüber traditioneller Krankengymnastik und einer Placebogruppe insbesondere im Hinblick auf die Anzahl ausgefallener Arbeitstage. Seither sind eine Reihe weiterer unterschiedlich gut kontrollierter Evaluationsstudien publiziert worden (Überblick bei Nentwig u. Czolbe 1990). Die Resultate sind recht uneinheitlich; Untersuchungen mit experimentellem Versuchsplan beurteilen die Wirksamkeit von Rückenschulprogrammen vor allem für Patienten mit chronischen Rückenschmerzen (Schmerzdauer länger als sechs Monate) sogar eher pessimistisch (Lankhorst et al. 1983; Berwick et al. 1989; Hurri 1989). Bessere Resultate ergeben sich auch für Teilnehmer mit chronischen Schmerzen bei massivem Einsatz von Verfahren der Verhaltensmodifikation und Schulung von Techniken der Schmerzbewältigung (Nentwig u. Ullrich 1990). Weitere Untersuchungen zur Wirksamkeit von Rückenschulprogrammen bei verschiedenen Teilnehmergruppen unter Berücksichtigung psychologischer Verfahren der Verhaltensänderung erscheinen dringend notwendig.

Literatur

Berquist-Ullmann M, Larsson U (1977) Acute low back pain in industry. Acta Orthopaedica Scandinavia 170: 1-117

Berwick DM, Budman S, Feldstein M (1989) No clinical effect of back schools in an HMO - a randomized prospective trial. Spine 14: 338-344

Flor H, Birbaumer N, Turk DC (1987) Ein Diathese-Stress-Modell chronischer Rückenschmerzen: Empirische Überprüfung und therapeutische Implikationen. In Gerber WD, Miltner W, Mayer K (Hrsg), Verhaltensmedizin: Ergebnisse und Perspektiven interdisziplinarer Forschung. Edition Medizin, Weinheim, S 37-54

Fordyce WE (1976) Behavioral methods for chronic pain and illness. Mosby, St. Louis

Goldfried MR, Goldfried AP (1977) Kognitive Methoden der Verhaltensänderung. In Kanfer FH, Goldstein AP (Hrsg) Möglichkeiten der Verhaltensänderung. Urban & Schwarzenberg, München, S 103-132

Holmes TH, Wolff HG (1953) Life situations, emotions and backache. Psychosomatic Medicine, 14: 18-33

Hurri H (1989) The Swedish back school in chronic low back pain. Scandinavian Journal of Rehabilitation Medicine 21: 33-44

Jacobson E (1938) Progressive Relaxation. Univ. Press, Chicago

Kaisser P, Höfling S (1990) Münchner Manual zur Orthopädischen Rückenschule. Springer, Berlin Heidelberg New York Tokyo

Kazdin AE (1973) Covert modeling and the reduction of avoidance behavior. Journal of Abnormal Psychology 81: 87-95

Kazdin AE (1974) Reactive self-monitoring: The effects of response desirability, goal setting and feed back. Journal of Consulting and Clinical Psychology, 5: 704

Krämer J (1987) Bandscheibenbedingte Erkrankungen. Thieme, Stuttgart

Lankhorst GJ, van de Stadt R, Vogelaar TW, van der Korst JK, Prevo AJH (1983) The effect of the Swedish back school in chronic idiopathic back pain - a prospective controlled study. Scandinavian Journal of Rehabilitation Medicine 15: 141-145

Lazarus AA (1966) Behavior rehearsal vs. nondirective therapy vs. advice effecting behavior change. Behavior Research and Therapy 5: 209-212.

Melzack R, Wall PD (1965) Pain mechanisms: a new theory. Science 150: 971-979

Nachemson A (1965) The effects of forward leaning on lumbar intradiscal pressure. Acta Othopaedica Scandinavia 35: 314

Nentwig CG, Czolbe AB (1990) Methoden und Ergebnisse der Evaluation. In Nentwig CG et al. (Hrsg) Die Rückenschule. Enke, Stuttgart, S 97-102

Nentwig CG, Czolbe AB, Menzel R (1991) Die Genese wirbelsäulenschädlichen Verhaltens. Referat auf dem 3. Kongreß der Deutschen Gesellschaft für Verhaltensmedizin und Verhaltensmodifikation, Trier

Nentwig CG, Krämer J, Ullrich CH (Hrsg), (1990) Die Rückenschule. Enke, Stuttgart

Nentwig CG, Ullrich CH (1990) Wirksamkeit eines Verhaltenstrainings für Wirbelsäulenpatienten: eine prospektive kontrollierte Studie. In Nentwig CG et al. (Hrsg) Die Rückenschule. Enke, Stuttgart, S 103-110

Ulich E (Hrsg), (1973) Beiträge zum Mentalen Training. Limpert Frankfurt

Weinert FE (1976) Instruktion als Optimierung von Lernprozessen. In Weinert, FE, Graumann CF, Heckhausen H, Hofer M (Hrsg), Funkkolleg Pädagogische Psychologie. Fischer, Frankfurt

Compliance in der Rückenschulpraxis

Siegfried Höfling

1 Haltung hat Geschichte

Die menschliche Haltung ist nicht zufällig geworden, sondern hat Geschichte. Haltung unterliegt sowohl äußeren als auch inneren Einflüssen. So können kulturelle Kräfte die Haltung des Menschen formen, wie z.B. in verschiedenen Tänzen der Jahrhunderte belegt werden kann. Entsprach noch in der ersten Hälfte unseres Jahrhunderts der «schneidige» junge Mann in militärischer Haltung dem Ideal eines Freiers, schaffte mit dem Siegeszug der Rockmusik die Lässigkeit und «Coolheit» im Körperausdruck den erhofften Erfolg bei den jungen Mädchen. Aber auch gesellschaftliche Regeln üben Einfluß auf die Körperhaltung. So widmete die Fotografin Marianne Wex (1979) der geschlechtspezifischen Sitzweise eine Fotoausstellung mit dem Titel «Weibliche» und «männliche» Körpersprache als Folge patriachalischer Machtverhältnisse und bezog ihre Analyse vorwiegend auf das unterschiedliche Sitzen von Mann und Frau. Generell zeigt die Art zu sitzen und die Auswahl der Sitzmöbel auch heute noch die Macht und den Einfluß des Platzhalters an. So bietet beispielsweise der Chefsessel in Tiefe und Breite um zehn Zentimeter mehr Platz als der Sekretärinnenstuhl.

Intrapsychische Konflikte und Probleme üben einen beträchtlichen Einfluß auf unsere Körperhaltung und unseren Körperausdruck aus. Die Forschungsliteratur ist reich in Bezug auf psychologische Analysen menschlicher Haltungen. Auch haben Hippokrates und Galen, später Kretschmer (1921, 1961) oder Sheldon (1948) versucht, die unterschiedlichen psychischen Temperamente morphologischen Körperbautypen zuzuordnen. Die Suche nach Typen entspringt dem Wunsch des Menschen nach Orientierungssicherheit in sozialen Situationen. Wenn man aufgrund äußerer körperlicher Merkmale auf den Charakter des Menschen und seine innere Befindlichkeit schließen kann, kann man sich besser auf sein Gegenüber einstellen. Pantomimekünstler erreichen mit Publikationen über Körpersprache Bestsellerauflagen (Molcho 1988).

Zusammenhänge zwischen seelischen Problemen und Körperausdruck werden immer wieder postuliert und auch klinisch-intuitiv bzw. wissenschaftlich nachgewiesen. So ordnete Weintraub (1983) eine Vielzahl von Rückenbeschwerden, die mit

Muskelverspannungen einhergehen, dem psychosomatischen Formenkreis zu. Zervikalgie kann z.b. Ausdruck einer emotional erschwerten «Behauptung», bzw. ein hartnäckiger Versuch sein, «das Gesicht zu wahren». Lumbalgie kann psychische Überlastung oder sexuelle Frustration, Brachialgie dagegen Aggressionshemmung signalisieren, usw. Am häufigsten werden Zusammenhänge zwischen Rückenbeschwerden und Depressionen beobachtet oder postuliert.

Das «Lesen» der Körperhaltung liefert körperorientierten Psychotherapeuten wertvolle Hinweise auf verborgene Konflikte und Motive, die sich quasi in bestimmten Körperteilen eingenistet haben und dort für Verkrampfungen und Verspannungen sorgen. Die Arbeit am Körper bringt nach der klinischen Erfahrung der körperorientierten Psychotherapeuten stets die im Körperpanzer festgehaltenen Emotionen und psychischen Konflikte zutage (z.B. Lowen 1980).

Vereinfacht kann man sagen, daß die äußere Haltung Ausschnitte unserer inneren Haltung preisgeben kann, wobei die Ausdrucksintensität von der jeweiligen Kultur und den gesellschaftlichen Regeln mitgeprägt wird.

Wenn die Rückenschule auf der Basis gesicherter orthopädischer und krankengymnastischer Erkenntnis wirbelsäulenfreundliches Verhalten und gesundes Sich-Halten lehren und bei ihren Teilnehmern durchsetzen will, wird sie oftmals gegen diese geschichtlich gewordene, durch viele komplexe innere und äußere Einflußgrößen geprägte Körperhaltung ankämpfen oder was hilfreicher und erfolgreicher sein dürfte diese analysieren und bearbeiten müssen. Auf diese Weise wird aus dem präventivem Konzept der Rückenschule ein ganzheitliches Konzept zur Lebensstiländerung. Wirbelsäulengerechtes Verhalten muß sich stets neu durchsetzen können gegen die Faktoren, die die Körperhaltung im Alltag beeinflussen, wie Streß, Hektik, Angst, Ärger, Konflikte, Bedürfnisse, Gewohnheit, Normen. Das Lernprogramm der Rückenschule darf daher nicht beschränkt bleiben auf die theoretische und praktische Vermittlung orthopädischen und krankengymnastischen Wissens, es muß zusätzlich hilfreiche Mittel zur Lebensstiländerung bereitstellen.

2 Abschied von den idealen Rollenerwartungen

Parsons (1951) beschrieb die geeigneten Rollen von Patient und Gesundheitsexperten als Stereotyp. So sei die Rolle des Gesundheitsexperten geprägt von technischer Kompetenz, emotionaler Neutralität und der Verpflichtung, Ratsuchenden zu helfen. In der Rolle des professionellen Heilers bleibt er stets distanziert und kontrolliert. Der Patient seinerseits schlüpft in die Krankheitsrolle, sucht nach kompetenter Hilfe, bekennt, daß er wieder gesund werden möchte und beweist diesen Wunsch durch kooperatives Verhalten und durch Anerkennung der Autorität des professionellen Helfers. Auf Seiten des Experten sind die starken, aktiven und dynamischen Eigenschaften, auf Seiten des Patienten die schwachen, passiven und statischen Eigenschaften repräsentiert. Diese ideale Rollenverteilung, die scheinbar die heilkundliche Arbeit organisatorisch und funktional erleichtert, wird in Form von Erwartungen an den Ratsuchenden bzw. an den Experten immer wieder neu belebt. Aber die Idealerwartungen werden auch an sich selbst gerichtet. Auf die Frage, was für sie der ideale Patient sei, antworteten z.B. Krankenschwestern in einer Studie: «Ein Patient der mitmacht; der sich und seine Krankheit sieht; der Zuwendung verlangt, aber auch sehen kann, wo es an ihm selbst liegt; der aufgeschlossen ist gegenüber dem, was angeordnet wird».

Die ideale Krankenschwester wird als fachlich und zwischenmenschlich kompetent, freundlich, aufgeschlossen, jede Situation meisternd geschildert. Doch liegt auch die Erkenntnis vor, daß es den idealen Patienten nur geben könne, wenn es die ideale Krankenschwester gäbe (Schwerin 1989).

Dem Idealpatienten wird aber noch mehr abverlangt. Er muß auch rechtzeitig erkennen können, daß er wieder gesund ist und alle Aktivitäten des Alltags wieder eigenverantwortlich aufnehmen kann und muß. Verlangt wird von ihm im ersten Schritt der Behandlung die Abgabe der Eigenverantwortung und Eigeninitiative an den Experten, im zweiten Schritt eine sofortige, bedingungslose und vertrauensvolle Hingabe, sodann die die uneingeschränkte Befolgung der Behandlungsanweisungen, um zuletzt termingerecht die Verantwortung für seine wiedergewonnene Gesundheit zu übernehmen. Wann Eigeninitiative, wann Gehorsam, wann Kooperation verlangt wird, unterliegt einer subtilen Steuerung der Interaktion zwischen Experten und Patienten die über die gegenseitigen idealen Rollenerwartungen determiniert wird. Im Gegensatz zu Parsons traditionellem Rollenmodell unterscheiden Szasz u. Hollender (1956) 3 Interaktionstypen:

● Das Aktiv-passiv-Modell entspricht Parsons stereotyper Beschreibung, das auch heute noch in medizinischen und psychischen Notfallsituationen gerechtfertigt ist.
● Bei einer akuten Krankheit (wie z.B. einer Infektion) wird vorwiegend eine kooperative Führung des Patienten durch den Gesundheitsexperten erfolgreich sein. Der Patient sucht nach schneller Hilfe, der Experte kann ihm klar die Behandlungsrichtung und die schnellwirkenden Maßnahmen aufzeigen.
● Bci längcr anhaltenden Erkrankungen, chronischen Krankheiten und präventiven Problemlagen wird jedoch nur eine gemeinsame, sich wechselseitig stützende Arbeit Erfolg bringen. Die Interaktion zwischen Gesundheitsexperten und Patienten bedarf eines hohen Maßes an Verantwortlichkeit und Mitarbeitsbereitschaft und eines gehörigen Maßes an Eigeninitiative beim Patienten/Ratsuchenden. Jedes der drei Interaktionsmodelle hat seine Berechtigung und seinen Wert unter den entsprechenden Bedingungen.

Verhaltensänderungen (und um Verhaltensänderungen handelt es sich in der Rückenschule) erfordern permanente Eigeninitiative und Verantwortlichkeit vom Rückenschulteilnehmer. Das Ziel der Rückenschule ist die lebenslange Aufrechterhaltung der erlernten gesunden Körperhaltung im Alltag ohne Aufsicht und Kontrolle durch den Experten. Somit ist das sinnvollste und erfolgreichste Interaktionsverhalten in der Rückenschule das kooperative, Eigenverantwortung stärkende Verhalten und nicht eine Einwegkommunikation, bei der die Teilnehmer die heilkundlichen Anweisungen der Orthopäden und Krankengymnasten konsequent und unhinterfragt befolgen. Die Förderung von Compliance im traditionellem Sinn verstanden als Verbesserung der Befolgung heilkundlicher Empfehlungen ist für die Rückenschule kein angemessener Weg. Heszen-Klemens (1987) zeigt auf, mit welchen Strategien in der Medizin im allgemeinen versucht wird, die Compliance bei den Patienten zu verbessern. Dazu wurden 109 Arzt-Patient-Gespräche akustisch mitgeschnitten und diejenigen Gespräche ausgewertet, die deutliche Kennzeichen von Noncompliance enthielten. Die häufigste Strategie ist medizinische Bedrohung (28% der ärztlichen Maßnahmen), gefolgt von Klärung des ärztlichen Standpunktes in ungeduldiger Atmosphäre (17%), autoritäre Taktiken (14%), medizinische Informationsvermittlung (11%), Rückzug vom Patienten (7%). Weitere Taktiken waren Kritisieren und Beschämen; der Behandlungsplan wurde nur in 3% der Fälle geändert. In keinem einzigem Gespräch wurden die Ursachen für unkooperatives Verhalten analysiert. Ein Interview mit 63 Ärzten, in der nach den häufigsten Taktiken gefragt wurde, die bei Noncompliance angewandt werden, ermittelte exakt die gleichen Ergebnisse. Die interviewten Ärzte erlebten Noncompliance als Bedrohung ihres Selbstwertgefühls und ihrer hohen Helferstandards, die sie mit autoritärer Taktik, Bedrohung, Kritik, Beschämung und Rückzug zu verteidigen versuchten. Noncompliance wird somit auch ein Problem der Berufszufriedenheit bei den Helfern.

Die beschriebenen Maßnahmen sind kontraproduktiv zur Zielkonzeption der Rückenschule: Erlernen und Aufrechterhaltung wirbelsäulenfreundlichen Verhaltens und Haltens. Stattdessen ist der Rückenschulunterricht so zu gestalten, daß Eigeninitiative und Selbstverantwortung der Teilnehmer für gesunde Haltung entwickelt, gefördert und gefestigt werden. Nachdem die Kenntnisse der Ärzte und Krankengymnasten (aber auch anderer Heilhilfsberufe) bezüglich Verhaltenssteuerung, Verhaltensprozesse und Lernprozesse immer noch sehr gering sind und in der Regel die interpersonalen Fertigkeiten zur kooperativen Beziehungsgestaltung fehlen, sollen im Folgenden einige Grundlagen zur lernpsychologischen Didaktik in der Rückenschule beschrieben werden. Eine umfassendere und praxisbezogene Darstellung der einzelnen Rückenschulstunden unter lernpsychologisch-didaktischen Gesichtspunkten erfolgte bereits anderweitig (Kaisser u. Höfling 1990).

3 Lernen wie man lernt

Die Didaktik der Rückenschule konzentriert sich auf die 3 wesentlichen Ziele: Verbesserung der Körperwahrnehmung, systematische Information, Förderung der Eigenverantwortung und Eigeninitiative.

Die Ausgangsfrage psychologischer Überlegungen ist, wie lernt der Mensch und was steht dem Lernen an Barrieren entgegen. In der Rückenschule geht es aber nicht nur um Erlernen neuer, wirbelsäulenfreundlicherer Verhaltensweisen, sondern auch um Wahrnehmung und Korrektur gewohnter, eingeschliffener wirbelsäulenfeindlicher Verhaltens- und Haltensweisen. Der Teilnehmer muß um etwas ändern zu können, zuerst eine gewisse Bewußtheit von sich, seinem Körper und seiner Umwelt entwickeln.

3.1 Schulung der Körperwahrnehmung

Das Hauptziel der Rückenschule in den ersten 6 - 7 Unterrichtseinheiten ist die Entwicklung und Förderung des Gewahrseins. Körperhaltungen und Bewegungen werden meist nicht bewußt wahrgenommen, sondern erfolgen routinehaft. Die Aufmerksamkeit richtet sich erst dann auf den Körper, wenn etwas nicht mehr in Ordnung scheint, wenn Symptome spürbar werden oder Schmerzen den Bewegungsraum einschränken. In der Regel weiß man dann noch nicht, was nicht stimmt. Viele Menschen haben zu manchen Körperteilen keinen Bezug; der Körperteil ist in ihrer Wahrnehmung, in ihrem Denken und in ihrer Erinnerung unterrepräsentiert. Der Blick der Teilnehmer muß daher nach innen gerichtet werden, um die eigene Haltung zu spüren. Erst wenn der Teilnehmer seine Haltung, seine Bewegungen erleben kann, wenn er zwischen wirbelsäulenfeindlicher und wirbelsäulenfreundlicher Haltung unterscheiden kann, sind die Voraussetzungen geschaffen, um Haltungs- bzw. Bewegungskorrekturen durchzuführen. Die Diskrepanzwahrnehmung spielt dabei eine große Rolle. Wahrnehmung ist nie absolut, sondern stets relativ zu einem Vergleichsobjekt. Die Schulung der Körperwahrnehmung sollte daher anfänglich vorwiegend in Form von Diskrepanzwahrnehmungsübungen durchgeführt werden. Das vielseitig einsetzbare Progressive Muskelentspannungstraining nach Jacobson (1938) beruht auf diesem Diskrepanzwahrnehmungsprinzip und läßt sich auch gut in die Rückenschule integrieren. Jacobson läßt die verschiedenen Muskelgruppen nacheinander anspannen und nach einigen Sekunden entspannen, wobei die Aufmerksamkeit per Instruktion auf die Wahrnehmung des Unterschieds zwischen Anspannung und Entspannung ausgerichtet wird. Entscheidend ist die Unterschiedswahrnehmung, denn dadurch wird es dem Teilnehmer auf Dauer immer leichter möglich, bereits beginnende Muskelanspannung zu erkennen und mit Entspannung zu beantworten und nicht erst dann zu reagieren, wenn Schmerz die Einschränkung signalisiert. Da Körperhaltung und Körperbewegungen nicht unabhängig sind von inneren und äußeren Beeinflussungsfaktoren, wie Hektik, Streß, Angst, Scham, Wut, sozialen Situationen, etc., werden Fehlhaltungen im Alltag immer wieder auftreten. Die entscheidende Fertigkeit ist daher die schnelle Wahrnehmung des Beginns der Fehlhaltung (=Kontrollaufmerksamkeit), die dann unmittelbar und ohne Anstrengung korrigiert werden kann. Der Erfolg schneller Wahrnehmung und Korrektur, das

Ausbleiben negativer Konsequenzen, wie Beschwerden, Schmerz, Funktionsein-
schränkung, stärkt das Selbstvertrauen (Butollo u. Höfling 1984). Der Körper, der
lange Zeit nur mehr als funktionale Struktur mißbraucht wurde, erhält wieder einen
bewußten Stellenwert im Alltagsgeschehen. Damit verbunden ist auch stets ein
Zuwachs von positiven Körper- und Lebensgefühl.

Bei vielen Menschen liegen die Wahrnehmungsfertigkeiten für das Innere brach.
Sie müssen erst über den Umweg der Außenwahrnehmung wieder entwickelt und
gestärkt werden. Die Schärfung der Sinne nach außen durch scham- und kritikfreie
Beobachtung der Haltung anderer Menschen kann auch die Innenwahrnehmung
entwickeln helfen. Der Rückenschullehrer muß jedoch darauf achten, daß die
Wahrnehmung der Haltung anderer Teilnehmer bewertungsfrei erfolgt, sie sollte
rein beschreibender Natur sein. Belustigende oder beschämende Bemerkungen
über Fehlhaltungen der Teilnehmer führen nur zu Angst, Verkrampfung und
Rückzug. Der Teilnehmer lernt eher seine Haltung zu «verstecken», anstatt offensiv
wahrzunehmen und zu korrigieren.

Wahrnehmungsschulung beschränkt sich nicht auf die Rückenschulstunden. Der
Teilnehmer sollte angeregt werden, Haltungen und Verhaltensweisen bei sich und
anderen in verschiedenen Alltagssituationen wahrzunehmen. Hilfreich ist dabei ein
schriftlich zu führendes Wahrnehmungsprotokoll, das nach einem einfachen Muster aufgebaut ist (Tabelle 1; vgl. auch Kapitel: Psychologische Bausteine).

Tabelle 1. Wahrnehmungsprotokoll für Rückenereignisse

Wo? (z.B. sitzen, liegen, gehen, laufen,heben, tragen)	Situationen? (z.B.Arbeits-platz, vorm Fernseher, beim Betten-machen, auf einer Feier)	Ereignis? (was war davor? wie ist es dazugekom-men?,mit was beschäftigt?)	Welche Fehler? (z.B.Hohl-kreuz,Rund-rücken,Dreh-ung,beim He-ben;Hektik)	Gefühl, Empfindung (z.B.Schmerz, Ärger,Angst, Niederge-schlagenheit)	Was danach gemacht? (z.B.Korrek-tur,Entspann-ung, Ruhe, Gymnastik, Übung)

Das Betrachten von Fotos aus dem Familienalbum, Werbefotografien in den verschiedenen Zeitschriften, u.ä. schärft den Blick auch für familiäre Besonderheiten (Modelle) und für kulturelle Einflüsse. Wahrgenommenes und Erkanntes ist nicht frei von individuellen Verzerrungen und bedarf der Korrektur durch den Rückenschullehrer. Verfeinerungen der Wahrnehmung erfordern den ständigen Dialog, den ständigen Erfahrungsaustausch zwischen den Rückenschulteilnehmern und Rückenschullehrer. Das Münchner Manual (Kaisser u. Höfling 1990) beschreibt eine Möglichkeit zur Unterrichtsgestaltung unter Berücksichtigung dieses dialogischen Prinzips.

3.2 Systematisches Informieren

Nicht nur über «was» informiert und «was» trainiert wird, entscheidet über den Langzeiterfolg einer Behandlung, sondern «wie» vermittelt wird.

Verschiedene Studien, die Ley 1986 zusammengefaßt hatte, belegen, daß ca. 35% der Patienten die Anweisungen oder Empfehlungen der Ärzte und Kliniker nicht verstanden hatten. Die Vergessensrate für Instruktionen lag bei etwa 43% Ein Drittel der Patienten war mit der ärztlichen Kommunikation sehr unzufrieden.

Informationen müssen :

- bemerkt (d.h. wahrgenommen)
- verstanden
- geglaubt
- erinnert und
- fähig sein, die gewünschten Verhaltensänderungen herbeizuführen, wenn die oben genannten Bedingungen erfüllt worden sind.

In der Kommunikation mit den Teilnehmern muß also Aufmerksamkeit gegenüber der Instruktion oder Information erreicht werden; die Information muß verstehbar sein (d.h. Vermeidung von Fachausdrücken); der Teilnehmer muß die Information auch annehmen können (d.h. der Rückenschullehrer muß überzeugen können); die Information muß erinnert werden (d. h. einprägsam, prägnant sein). Letztlich muß der Teilnehmer die Informationen in sein eigenes Wissen, in seine eigene Einstellung einbauen, praktisch «introjizieren» können.

Orthopädisches und krankengymnastisches Wissen um die richtige Haltung wird erst nach der Etablierung eines gewissen Grads an Körperbewußtsein angenommen werden können. Wissen kann man nicht eintrichtern. Wissen muß wohldosiert, sparsam und verständlich angeboten werden. Informationen werden auf die Bedürfnisse des Patienten zugeschnitten und sollen nicht dem Herausstreichen des Expertenstatus des Rückenschullehrers dienen. Informationen sollten stets mit Handlungen, mit Übungen verknüpft werden. Anstatt eines großen Informationsblocks mit anschließender Übung sollte ein gemeinsames Paket aus Information und Übung geschnürt werden. Damit wird erreicht, daß eine orthopädische Information oder eine krankengymnastische Instruktion gleichzeitig mit der körperlichen Umsetzung verknüpft wird und somit eine erinnerbare Einheit bildet. Wird die Instruktion erinnert, wird gleichzeitig auch die Körperübung bzw. Haltungskorrektur quasi automatisch vollzogen. Ein langer Theorieteil in der Rückenschule ist kontraproduktiv für das Ziel: Erlernen und Aufrechterhalten wirbelsäulenfreundlicher Verhaltensweisen. Die wohldosierte Information sollte mit direktem Körpererleben verbunden sein (z.b. Abtasten von Wirbelsäulensegmenten, wenn vom Aufbau der Wirbelsäule gesprochen wird).

Die Instruktionen zur Einübung wirbelsäulengerechter Verhaltens- und Haltensweisen sollten, um erinnerbar zu sein, knapp und verhaltensnah formuliert sein. Eine nur mit viel Übung erfüllbare Faustregel lautet: *Eine Vehaltensinstruktion sollte nicht mehr als zehn Worte beinhalten!* Derartig knapp und prägnant konstruierte Instruktionen erhöhen drastisch die Erinnerbarkeit; sie können auch schriftlich fixiert werden und bleiben somit im Alltag als Erinnerungshilfe verfügbar. Schriftliches Material, das dem Teilnehmer an die Hand gegeben wird, können der mentalen Einprägung des orthopädischen und krankengymnastischen Wissens bzw. der gymnanistischen Übungen dienlich sein. Aber auch hier gilt, daß die schriftlichen Materialien lesbar, verstehbar und wiedererinnerbar sein müssen. Illustrationen im Schriftmaterial können hilfreich oder hinderlich sein, je nachdem ob die Illustrationen in Konflikt zur Imaginationsfähigkeit des Individuums stehen, ob sie angsterzeugend sind, oder wie sehr sie die Aufmerksamkeit wiederum vom Text abziehen. Kürzere Worte und Sätze erhöhen die Wiedererinnerung schriftlicher Informationen. Die Vereinfachung von Information senkt auch die Fehlinterpretationsrate. Auch sparsam konstruierte Selbsthilfemanuale können effektiv sein. Jedoch konnte empirisch nachgewiesen werden, daß 21-51% der untersuchten Probanden, die Selbsthilfematerialien erhalten hatten, diese nicht gelesen hatten, wenn nicht gleichzeitig ein reger Kontakt und Informationsaustausch mit den Gruppenleitern oder Therapeuten bestanden hatte (Zusammenfassung bei Ley 1986).

Damit Informationen und Instruktionen von den Teilnehmern angenommen werden, muß der Rückenschullehrer glaubwürdig sein. Expertenwissen ist in der gegenwärtigen Zeit nicht automatisch wirksam. Der Experte muß auch selbst von dem überzeugt sein, was er tut und sagt. Das Gesundheitsverhalten des Experten hat Einfluß auf das Verhalten seiner Teilnehmer und Patienten. Er ist Modell. Entscheidend ist die Ehrlichkeit und Aufrichtigkeit des Modells. Das Idealmodell zu spielen und im ungünstigen Moment von seinen Teilnehmern in einer Fehlhaltung ertappt zu werden, schwächt die Überzeugungskraft der Rückenschulidee. Für die Teilnehmer der Rückenschule ist das Alltagsverhalten und die Alltagshaltung des Rückenschullehrers von entscheidendem Interesse und *das eigentliche Modell.*

Ein relativ häufiger Fehler ist, daß der Experte nur die positive Seite der Behandlung bzw. der Übung oder Maßnahme betont, Gegenargumente oder Hindernisse ignoriert oder abschwächt. Die Rückenschule entwickelt sich dann leicht zu einer Rechtfertigungsschule, in der Gründe und Gegenbeweise gesucht werden, weshalb etwas «geht» oder «nicht geht.» Stattdessen sollte der Experte selbst über Hindernisse und Gegenargumente einer Maßnahme, einer Empfehlung, einer Behandlung informieren und Argumente für die Umsetzung der Empfehlungen gemeinsam mit den Teilnehmern entwickeln. Warnungen bezüglich gesundheitsgefährdender Verhaltens- und Haltensweisen sind meist nicht effektiv, weil Angst erzeugt wird, die u.U. mit der Durchführung korrigierender Verhaltensweisen interferiert. Die Wirksamkeit warnender Hinweise ist davon abhängig, ob die Warnung die individuelle Selbstkontrolle erhöhen kann. Glaubt ein Teilnehmer oder ein Patient nicht, daß er in der Lage sei, etwas bei sich oder seiner Umgebung zu ändern, wirken Warnungen über Konsequenzen gesundheitsgefährdender Verhaltensweisen in kontraproduktiver Weise. Der Rückenschullehrer muß sich stets vergewissern, ob und wenn ja welche Probleme der Teilnehmer mit den warnenden Informationen hat.

3.3 Förderung der Eigenverantwortung

Der Hauptteil der Rückenschule findet zwischen und nach den Rückenschulunterrichtsstunden statt. Die Aufrechterhaltung erlernter wirbelsäulenfreundlicher Verhaltens- und Haltensweisen erfolgt ohne Supervision, ohne Aufsicht der Experten. Aufrechterhaltung ist die permanente Aufgabe des Rückenschulteilnehmers, für die die Rückenschule der Wegbereiter sein muß. In der Rückenschule werden die Weichen zur Übernahme von Eigenverantwortung und Eigeninitiative gestellt. Damit hier keine Mißverständnisse auftreten: Das Individuum kann nicht allein für seinen Gesundheitszustand verantwortlich gemacht werden, denn Gesundheit steht nicht allein unter *personaler Kontrolle*. Jeder Einzelne ist jedoch verantwortlich, sich um seine Gesundheit zu kümmern, indem er sich um sich selbst sorgt und wenn nötig um angemessene professionelle Hilfe bemüht.

Der Teilnehmer, der Patient muß diesen selbstsorgenden Teil der Gesundheitsverantwortung aus den Händen des professionellen Helfers zurückerhalten und lernen, diese im Rahmen seiner Möglichkeiten selbst zu tragen. Die Umsetzung dieses Prinzips ist in einer totalen Konsumgesellschaft beinahe zu einem Kunsthandwerk geworden. Bei allen chronischen Erkrankungen und Verhinderung chronischer Erkrankungen (lebensstilbedingten Erkrankungen) ist die Förderung der Eigeninitiative, Eigenmotivation und Eigenverantwortung der entscheidende Garant für den Erfolg der Behandlung bzw. Präventionsmaßnahme. *Der Beziehungsgestaltung zwischen Behandler und Patient/Teilnehmer kommt dabei eine tragende Rolle zu.*

Gesundheitsverantwortung und damit dauerhafte Verhaltensänderungen kann nur im *Dialog*, nicht im Monolog mit den Rückenschulteilnehmern entwickelt werden. Der Rückenschullehrer, der monologisiert und damit seinen Expertenstatus unterstreicht (und sich dabei sehr wohl fühlt) und häufig auch mit positiver Zuwendung und Sympathie belohnt wird, wird die alleinige Verantwortung behalten. Die Teilnehmer werden um Rat fragen und mit Lippenbekenntnissen ihren guten Willen zur Verhaltensänderung bekunden, aber dabei etwas anderes meinen: «Versuchen Sie mir zu gefallen»; «Strengen Sie sich an», aber «Helfen werden Sie mir doch nicht können.»

Das sorgfältige Umlernen auf kooperative Umgangsformen mit den Teilnehmern und Patienten bedarf konkreter Schulung und Einübung. In der ärztlichen und krankengymnastischen Ausbildung sind kommunikative und beziehungsgestaltende Techniken unterrepräsentiert oder fehlen sogar gänzlich. Die Beziehung zwischen Experten und Patienten spielt die zentrale Rolle für das Wirksamwerden von ärztlichem, krankengymnastischem oder psychologischem Wissen. Für die heilsame Beziehungsgestaltung trägt der Gesundheitsexperte die größere Verantwortung. Die traditionelle und stereotype Interaktion zwischen Gesundheitsexperten und Patienten, wie sie Parsons (1951) beschrieb, ist Nostalgie. An ihre Stelle ist die Vertragsbeziehung auf der Basis gegenseitiger Verpflichtung zur Kooperation getreten.

Motivation zum Eigenagenten
McClelland (1989) konnte belegen, daß Individuen, bei denen der Drang zur Eigenkontrolle ausgeprägt ist (Eigenagent-Motiv) gesünder sind. Sie verfügen über gesündere Gewohnheiten. 62 % dieses Personenkreises rauchten nicht und führten Fitnessübungen mindestens zweimal pro Woche durch. In einer Behandlungsstudie zeigte Hellman et al. 1989, daß chronische Rückenschmerzpatienten und Kopfschmerzpatienten unmittelbar und sechs Monate nach einer verhaltensmedizinischen Behandlung im Gegensatz zu einer Patientengruppe, die nur mit Hilfe von Informationen zu einem gesünderen Lebensstil überzeugt werden sollte, eine signifikante Symptomreduktion, beträchtliche Befindlichkeitsverbesserung und geringere Klinikbesuche aufwiesen. Die verhaltensmedizinischen Patienten praktizierten über 6 Wochen Entspannungsübungen, Meditation, Fantasiereisen, führten Tagebücher und erhielten nach jeder der sechs Gruppensitzungen (mit 90minütiger Dauer) Übungen, die sie zuhause durchführen sollten. Sie lernten, wie ihre Gedanken ihre Gefühle beeinflußten und wie diese wiederum von körperlichen Reaktionen begleitet wurden. Die verhaltensmedizinische Behandlung war also deutlich auf Hilfe zur Selbsthilfe angelegt. McClelland (1989) schloß aus diesem Untersuchungsergebnis, daß eine erfolgreiche Behandlung die Motivation in Richtung «Agent für sich selbst sein» entwickeln muß. Die Veränderung der Motivation spielt dabei die kausale Rolle und ist nicht das Ergebnis verringerter Symptomatik, wie anhand der Daten eindrucksvoll belegt werden konnte.

Da Rückenschule primär alltagsorientiert arbeiten muß, um im Alltag die notwendigen Verbesserungen zu erzielen, ist es sinnvoll die Motivation zur Eigenverantwortung in den Alltag zu tragen. Am einfachsten gelingt dies durch Aufgabenstellungen, die die Teilnehmer zuhause ausführen. Zu den sogenannten Hausaufgaben gehören:

• Wahrnehmungsübungen (siehe Tabelle 1), die auf den Körper und/oder auf psychische und soziale Vorgänge, die die Körperhaltung beeinflussen können, gerichtet werden. Sinnvoll ist die schriftliche Protokollierung des Wahrgenommenen mit Hilfe von vorgefertigten Protokollbögen oder von bereitgestellten Tagebüchern.

- Krankengymnastische Übungen, die am besten zu einem individuell festgelegten Tagesabschnitt und an festgelegten Orten durchgeführt werden. Auf diese Weise erhält die Uhr bzw. der Ort oder Raum Aufforderungs- und Erinnerungscharakter für die Übung. Neu einzuübendes Verhalten kämpft stets gegen Gewohnheit, Trägheit und Routineverhalten an. Um neues Verhalten in seiner Anwendungshäufigkeit zu steigern, hat sich in der Verhaltenstherapie das sogenannte «Premack-Prinzip» bewährt. Die noch seltene wirbelsäulenfreundliche Verhaltensweise wird mit einer zeitlich und/oder räumlich nahen häufig durchgeführten Verhaltensweise kombiniert (z.B. Telefonieren). Auf diese Weise erhöht sich auch die Auftretenshäufigkeit der seltenen Verhaltensweise. Mit welcher Verhaltensweise die wirbelsäulenfreundliche Aufgabe oder Übung verknüpft werden sollte, muß individuell (und gemeinsam mit den Rückenschullehrer) festgelegt werden.

Selbstbelohnung
Verhaltensänderungen setzen Wahrnehmungsfertigkeit und überzeugende, einstellungsändernde Informationen voraus. Erste Verhaltensänderungen bedürfen weiterer Feinabstimmungen, Korrekturen und Rückmeldung, aber insbesondere der sozialen Verstärkung durch Lob und Anerkennung. *Bekanntlich ist nichts erfolgreicher als Erfolg und Erfolg braucht Publikum.* Feine Veränderungen in der Körperhaltung werden oftmals von den Teilnehmern noch nicht wahrgenommen, während das geschulte Auge des Rückenschullehrers bereits die Verbesserungen erkennen kann. Ehrliches, nicht übertriebenes Lob stärkt die Motivation des Teilnehmers und ermuntert ihn, den eingeschlagenen Weg engagiert fortzusetzen. Noch wichtiger als Fremdlob ist jedoch *Eigenlob*. Wer sich nicht selbst loben kann, kann zu sich selbst nicht stehen, sich selbst nicht stützen. Die Motivation «sein eigener Agent sein» kann nicht entwickelt werden. Grady et al. (1988) untersuchten den Einfluß von Fremdlob und Selbstlob auf das Complianceverhalten. Risikopatientinnen sollte im Sinne der Früherkennung beigebracht werden, regelmäßig ihre Brust zu untersuchen, um Veränderungen oder Besonderheiten rechtzeitig wahrzunehmen. Die Patientinnen lernten in einem Kurs, der an einer Klinik angeboten wurde, wie sie ihre Brust selbständig untersuchen sollten. Ein Jahr lang wurde überprüft, ob die Kursteilnehmerinnen ihre Untersuchungen zuhause fortsetzten. Sie mußten ihre Aufzeichnungen und Befunde jeden Monat an die Klinik senden. Dafür gab es ein Formblatt. Die Hälfte der Teilnehmerinnen bekam für jede Rücksendung der schriftlichen Aufzeichnungen als Geschenk ein Lotterielos oder einen Dollar in Sonderprägung (Fremdbelohnung). Der zweiten Hälfte der Patientinnen wurde mittels schriftlicher Instruktion empfohlen, jedesmal nach durchgeführter Brustuntersuchung «sich selbst etwas Gutes zu gönnen». Vorschläge zur Selbstbelohnung wurden auf einer Liste gemacht. Besonders häufig wurden gewählt: Etwas besonders kaufen; etwas besonderes essen; sich selbst Blumen

schenken; mehr Zeit für das Hobby verbringen. Die Häufigkeit der Brustuntersuchungen nahm zwar in beiden Gruppen über das Untersuchungsjahr hinweg ab, die Abnahme war jedoch bei den Teilnehmerinnen, die sich selbst belohnten, am geringsten. *Selbstbelohnung half demnach, präventive Verhaltensweisen über einen längeren Zeitraum durchzuhalten.* Da nicht alle Teilnehmerinnen der Selbstbelohnungsgruppe sich auch tatsächlich selbst belohnten, schlugen die Autoren vor, daß große Sorgfalt auf die Konstruktion eines individuell akzeptierten Selbstbelohnungssystems verwendet werden sollte. Am besten entwickelt man individuelle Selbstbelohnungssysteme in gemeinsamer Arbeit während des Rückenschulunterrichts.

Curry et al. (1990) untersuchten die Effektivität verschiedener Motivationsarten auf die Dauerhaftigkeit der Nikotinentwöhnung. Sie stellten fest, daß eine hohe intrinsische Motivation, das Rauchen aufzugeben, zur dauerhaften Nikotinabstinenz führte, im Gegensatz zur extrinsischen Motivation. Unter intrinsischer Motivation verstanden die Forscher selbstverstärkendes, selbstmotivierendes Verhalten (z.B. ich will zeigen, daß ich es kann; ich kann mein Leben kontrollieren; beweisen, daß ich nicht abhängig bin; daß ich mich selbst stützen kann). Extrinsisch motivierte Personen begründeten ihren Entschluß, das Rauchen aufzugeben eher mit sozialem Druck oder mit Erhalten einer in Aussicht gestellten Belohnung. Extrinsisch motivierte Personen wurden häufiger rückfällig als intrinsisch motivierte Personen. *Selbstlob und intrinische Motive stärken die Gesundheitsverantwortung und sorgen so für eine stabile Aufrechterhaltung des neuerlernten Gesundheitsverhaltens.*

Rückfallprophylaxe

Der Alltag birgt in sich jedoch eine Vielzahl von Hemmnissen und Hindernissen, die oftmals die Gesundheitsmotivation schwächen. Allein die Rückkehr in die gewohnte Routine, die zuvor durch den Rückenschulkurs unterbrochen worden war, erschwert die Fortführung der notwendigen täglichen Körpergymnastik.

Ein häufiger Grund für den Rückfall in alte Haltungs- und Bewegungsmuster ist das Wiederaufflammen von Rückenschmerz. Im gesteigertem Schmerz wird Verzweiflung, Hilflosigkeit und Depression erlebt. Der Schmerzpatient verliert das Vertrauen in alles, was einmal hilfreich war, besonders dann, wenn das Hilfreiche erst frisch erlernt worden war. Das «Lasso der Vergangenheit» zerrt den Patienten zurück in alte Haltungsmuster, besonders in einseitige Schonhaltungen. Früher ausgeprägtes Verhalten ist unter Streßbedingungen stets stärker als das neu Hinzugelernte. Im Schmerz tendiert der Rückenschulteilnehmer alles aufzugeben, was er in der Rückenschule gelernt hat. Diesem Aufgeben gilt es vorzubeugen. Es ist notwendig, im Rückenschulunterricht die Wahrscheinlichkeit eines Rückfalls anzusprechen und gemeinsam Prophylaxestrategien zu entwickeln. Die Strategien sollten im Sinne eines Programms schriftlich fixiert werden. Ein Beispiel für ein derartiges Programm ist in Tabelle 2 dargestellt.

Tabelle 2. Heimprogramm für meinen Rücken

Tägliches Programm	**Plan bei Schmerzen** (**3-Tagesprogramm**)
1. Nach Aktivität folgt Ruhe	1. Informieren des Partners, daß Plan gestartet wird
2. Steigerung der Aktivität/Gymnastik um je zwei Minuten pro Woche	2. Senkung der Aktivitäten/Gymnastik/ Übungen um 50%; Steigerung der Ruhe- und Entspannungsphasen.
3. Spazierengehen	
4. Entspannen	
5. Sich etwas gönnen	3. Nicht aufhören mit der Gymnastik! Reduzieren!
6. Öfters die Haltung ändern	
7. Sich bewegen	4. Häufige Entspannungsübungen
8..	5. Häufiger Lesen
9..	6. Mehr ablenkende Tätigkeiten (Kreuzworträtsel, Musik, Kartenspielen, etc.)
	7...
Achtung	8...
	9...
1. Vermeidung zu langer Autofahrten	
2. Bewegungspausen am Arbeitsplatz	
3. Vermeidung zu langen Sitzens	**Ziele für die nächsten 2 Monate:**
4. Haltung öfters wechseln	
5. Vermeidung zu häufiger Einnahme von Schmerzmitteln	1. Kurse besuchen
	2. Am Wochenende verreisen
6..	3. Auswärts essen
7..	4. Theater-/Kino-Besuch
8..	5. Freunde besuchen/einladen
9..	6...
	7...
	8...
	9...

Nächstes Treffen mit Rückenschullehrer/Rückenschulteilnehmer
am:..

Das tägliche Übungsprogramm (linke Spalte) sieht eine Steigerung wirbelsäulen-freundlicher Aktivitäten kombiniert mit Entspannung vor und wiederholt die individuell in der Rückenschule erlernten «Beachtungsregeln».
Hierher gehören auch die 10 Regeln der Orthopädischen Rückenschule der DGOT (vgl. Kaisser u. Höfling 1990). Kommt es aus irgendwelchen Gründen zu Rücken-schmerzen oder gesteigerten Schmerzen über längere Zeit, dann tritt ein neuer Aktionsplan (rechte Spalte der Tabelle 2) in Kraft. Als erstes muß der Partner über das Auftreten von stärkeren Schmerzen und über den veränderten Aktivitätsplan informiert werden. Wird dem Partner diese Information verschwiegen, kann es u.U. zu sozialen Mißverständnissen kommen. Zum Beispiel könnte der Partner die Reduzierung der Übungsaktivitäten als Bequemlichkeit interpretieren, zu Vorwür-fen neigen, oder zu mehr Aktivität anspornen. Derartige Mißverständnisse, die in der Regel von negativen Emotionen begleitet sein werden, münden leicht in gesteigertes Schmerzerleben. Schmerzsteigerung motiviert zu sozialem Rückzug und Aufgabe jeglicher Aktivität, was wiederum Hilflosigkeit und Depression festigt. Hilflosigkeit und Depression sind ihrerseits mit Schmerz assoziiert, es kommt zum bekannten Circulus vitiosus, der wiederum nur durch professionelle Maßnahmen kurzfristig unterbrochen werden kann. Das Selbsthilfeprogramm bei «Schmerz-aufflammung» sieht eine Senkung der Übungsaktivitäten und eine Steigerung der Ruhephasen und Entspannungsübungen vor.

Bewährt haben sich bei chronischen Schmerzpatienten Zielsetzungen für die nächsten Monate. Die Ziele sollten möglichst *konkret und verhaltensnah* formuliert werden. Wer seinen Blick auf Lebensziele lenken kann, wird sich nicht übermäßig mit seinem Schmerz beschäftigen. Das nächste Ziel vor Augen hilft, eigeninitiativ zu werden, oder mit Unterstützung des Partners aus der Hilflosigkeit herauszufin-den.

Soziale Stützung
Soziale Unterstützung erleichtert in der Regel das Aufrechterhalten gesundheits-fördernder Verhaltensweisen. Cohen u. Lichtenstein (1990) belegen, daß positive Verstärkung und die kooperative Unterstützung auf seiten des Partners hilfreich war, um dauerhafte Nikotinabstinenz herbeizuführen. Negative Verhaltensweisen des Partners, wie Nörgeln oder ständige Überwachung waren dagegen nicht wirksam. Bei Problempatienten, insbesondere chronischen Rückenschmerzpatien-ten ist eine gemeinsame Abendveranstaltung mit dem Lebenspartner bzw. der Lebenspartnerin empfehlenswert. Die Wichtigkeit regelmäßigen Übens, heiterer Ermunterung sich zu bewegen, gemeinsam sportlich aktiv zu sein, sich gegenseitig aus der Bequemlichkeit heraus zu helfen und das Alternativprogramm bei Schmerz-steigerung können diskutiert werden. Besonders nützlich ist es, wenn der Partner oder die Partnerin an den gesundheitsstärkenden Aktivitäten partizipiert. Soziale Unterstützung durch Partner oder Freunde sollte natürlich nur dann angestrebt werden, wenn feststeht, daß von diesen keine Hindernisse gegenüber den Gesund-heitsbestrebungen des Rückschulteilnehmers aufgebaut werden. Verändertes Ak-tivitätsverhalten der Rückschulteilnehmer kann mit ihren bisherigen Rollenfunk-

tionen innerhalb der Familie oder den Erholungsaktivitäten der Freunde und Partner kollidieren. Soziale Unterstützung ist nicht immer zu erreichen. Manchmal kann es sogar notwendig sein, das gesundheitsbewußte Individuum gegenüber negativen Einflüssen seiner unmittelbaren sozialen Umgebung psychisch zu stärken. Stützende oder hemmende familiäre Faktoren müssen im Dialog herausgefunden werden (Stein et al. 1985).

4 Kooperation erarbeiten

Gesundheit steht nicht vollständig unter personaler Kontrolle des Individuums. Will man dem Rückenschulteilnehmer zu einer verstärkten Gesundheitsverantwortung heranführen, so kann dies nur ihm Rahmen seiner individuellen Möglichkeiten gelingen. Seine Möglichkeiten sind durch seine psychischen und verhaltensmäßigen Kapazitäten und seine umgebenden sozialen Bedingungen determiniert. Nach sorgfältiger Analyse lassen sich Strategien entwickeln, die zur Verbesserungen der Möglichkeiten und Aufhebung der Einschänkungen führen. Erst dann wird der Teilnehmer kooperativ. Für die Erarbeitung besserer Bedingungen zur Umsetzung des Rückenschulwissens in den individuellen Alltag trägt der Rückenschullehrer die größere Verantwortung.

Viele Teilnehmer oder Patienten glauben dem Gesundheitsexperten und nehmen seine Empfehlungen ernst. Dennoch kann die Umsetzung der orthopädischen bzw. krankengymnastischen Empfehlungen und Vorschläge ausbleiben, weil ihnen andere Erwartungen und Überzeugungen gegenüberstehen. Soziale bzw. kulturelle Normen können in Konflikt mit der Rückenschule geraten. Zum Beispiel kann aufgrund der Rückenproblematik der Ehefrau die familiäre Beziehung verbessert worden sein. Während zuvor Kinder und Ehegatte die Verantwortung für die Familienatmosphäre ganz an den Rücken der Mutter und Ehefrau delegierten, wird durch die diagnostizierten Rückenbeschwerden nun die Verantwortlichkeit für das familiäre Funktionieren gleichmäßiger verteilt. Verbesserungen in der Rückensymptomatologie würde hier nur die alte einseitige Lastverteilung bewirken. Ist die personale Identität mit einer bestimmten Verhaltensweise verbunden, dann können gesundheitliche Ratschläge ebenfalls schwer angenommen und umgesetzt werden. Verfügt jemand beispielsweise über die Reputation ein guter Koch zu sein, werden ärztliche Empfehlungen, eine bestimmte Diät zu halten, nicht greifen können. Wer, wie in manchen Kulturen, körperliche Fülle als ein Zeichen guter Gesundheit interpretiert, wird in der angeratenen Gewichtsreduktion keine gesundheitsförderliche Verhaltensweise sehen («Sie haben abgenommen, waren Sie krank?»). Diese wenigen Beispiele machen deutlich, daß das Individuum sein Verhalten nach sozialen Urteilen, nach den Normen der Gruppe, der es angehört, ausrichtet. Kollidiert die ärztliche und/oder krankengymnastische Verordnung mit den Verhaltensnormen der sozialen Gruppe, dann wird erstere nicht befolgt. Gesundheitsverhalten ist eine Funktion von individuellen Einstellungen und soziokulturellen Normen. Oft setzt der Gesundheitsexperte seine soziale Macht ein, um das seines Wissen nach «richtige Gesundheitsverhalten» dem Patienten einzuprägen. Besser ist es aber, die Einstellungen und Überzeugungen seiner Teilnehmer und Patienten kennenzulernen und den Einfluß der soziokulturellen Normen einzuschätzen. *Wenn also ein Teilnehmer Rückenschulwissen nicht umsetzen kann oder will, heißt es noch nicht, daß er eine reaktante Persönlichkeit ist.*

Hilfreich ist hier die Frage, gegenüber wem die individuelle Motivation «zu folgen» am größten ist. Wer sind die entscheidenden Ratgeber im Leben des Patienten (besonders wichtig, wenn man Jugendliche überzeugen will)? Verfügt der Teilnehmer, der Patient über die notwendigen sozialen und psychologischen Kompetenzen, um sich gegenüber diesen Ratgebern durchzusetzen? Wenn nicht, wie können die Kompetenzen erworben werden? Erst wenn die Voraussetzungen geschaffen sind, kann man beginnen, Einstellungen zu ändern. Zu Hilfe kommt dem Experten dabei die wissenschaftliche Erkenntnis, daß es zwischen Verhalten und Einstellung eine reziproke Beziehung gibt, d.h. Einstellungen werden oftmals dadurch geändert, daß die Aufmerksamkeit auf ein bereits geändertes Verhalten gerichtet wird. Diese Strategie kann nach Johnson u. Matross (1975) in 9 Schritten durchgeführt werden:

1. Zuerst wird die Einstellung, die geändert werden soll mit Hilfe gerichteter Selbstwahrnehmung identifiziert. Gleichzeitig wird herausgefunden, welche Verhaltensweisen mit dieser Einstellung inkompatibel sind (z.B. guter Koch: Diätrezepte; enthusiastischer Rockgitarrist: Rücken im Lot).
2. Anschließend wird eruiert, wann in der Vergangenheit, bzw. zu welchen Gelegenheiten selbstkontrollierendes Verhalten erfolgte und erfolgreich war (z.B. Nikotinabstinenz, Alkoholabstinenz, Symptomfreiheit).
3. Die erfolgreichen Beispiele selbstkontrollierender Verhaltensweisen müssen genau besprochen und analysiert werden (die Beispiele müssen nicht unbedingt etwas mit den Inhalten der Rückenschule zu tun haben).
4. Die erfolgreichen selbstkontrollierenden Verhaltensweisen werden mit den positiven Konsequenzen, insbesonderen mit den positiven Gefühlen, den den Erfolg begleiteten, verknüpft.
5. Die ersten vier Schritte werden mit weiteren erfolgreichen Beispielen aus der Vergangenheit und Gegenwart personaler Kontrolle wiederholt, jetzt aber unter Einbeziehung der aufgetretenen Schwierigkeiten.
6. Die sich «zart» entwickelnde Einstellung «ich kann etwas selbst kontrollieren, etwas selbst bewirken», wird ausdiskutiert und gestärkt.
7. Die positiven Konsequenzen personaler Kontrolle werden immer wieder angesprochen. Der Teilnehmer oder Patient sollte die Vorteile personaler Kontrolle am besten bei sich selbst explorieren (Übungen im Alltag, Hausaufgaben).
8. Die Aufmerksamkeit wird auf «milde» Gegenargumente gerichtet (z.B. «Wie reagieren Sie, wenn Ihr Chef behauptet, Rückenschule sei etwas für Deformierte?»).

9. Erhöhung des Gefühls personaler Verantwortung. Den entstehenden Erfolg sollte der Teilnehmer sich selbst und nicht dem Experten zuschreiben. Der Gesundheitsexperte hilft, daß der Patient den Erfolg auf seine eigenen Anstrengungen zurückführt (Selbstattribution).

Komplizierte Einstellungen zur Krankheit
Eine besondere Herausforderung für den Gesundheitsexperten stellen folgende Einstellungen zur Krankheit dar:

Krankheit als Feind: Die Erkrankung wird als Bedrohung gesehen, die von Furcht, Angst oder Wut begleitet wird. Abwehr, Verleugnung und Projektion treten auf, aber auch Abhängigkeit und Hilflosigkeit.
Krankheit als Strafe: Die Strafe kann als gerecht oder ungerecht empfunden werden, als Sühne oder Verdammnis. Dementsprechend ergibt sich der Patient in sein Schicksal oder nimmt die vermeintliche Sühne oder Verdammnis zum Anlaß für einen Neubeginn.
Krankheit als Schwäche: Manche Patienten sehen ihre Beschwerden als Zeichen für Versagen und Kontrollverlust und erleben Schuldgefühle. Dies kann Anlaß zur Verleugnung oder Verschlechterung einer Krankheit sein.
Krankheit als Erleichterung: Erkrankung kann auch eine willkommene Gelegenheit bieten, Verpflichtungen und Forderungen zu entfliehen, kann eine Scheinlösung für personelle, intrapsychische oder ökonomische Krisen sein.
Krankheit als Strategie: Gesundheitliche Beschwerden bieten sich manchmal als wirkungsvolle Strategie in zwischenmenschlichen Beziehungen an. Sie sind Garantie für Aufmerksamkeit, Zuwendung und Rücksichtnahme anderer. Insbesondere chronische Schmerzen können dem psychischen Ausgleich dienen. Anstatt direkt zu äußern, daß das Individuum Liebe, Respekt, Anerkennung und Unterstützung von anderen braucht, begnügt es sich mit Äußern von Schmerzen, um die ersehnten sozialen Streicheleinheiten zu bekommen. Es bleibt quasi autonom in seiner Bedürftigkeit. Es muß nicht zugeben, daß es abhängig ist von der Liebe der anderen. Stattdessen klagt es über das Wecken von Schuldgefühlen Zuwendung ein (Höfling 1987, 1989; siehe auch Lipowski 1970).

Sind diese Einstellungen bei einem Teilnehmer, einem Patienten sehr ausgeprägt, gerät der Orthopäde, der Arzt oder der Krankengymnast schnell an die Grenze seiner spezifischen Heilkunst. Experte zu sein heißt dann, zu wissen, wo das eigene Terrain zu Ende ist, welches Fachgebiet zuständig und wer hier kompetent ist. Die Überweisung an einen Klinischen Psychologen und/oder Psychotherapeuten sollte dann schnell und reibungslos erfolgen, ohne daß der Teilnehmer bzw. Patient als neurotisch, unkooperativ oder widerspenstig stigmatisiert werden muß. *Rückenschule ist ein präventives interdisziplinäres Anliegen. Das gegenwärtige Gesundheitswesen kann in seiner Leistungsfähigkeit beträchtlich gesteigert werden, wenn das reibungslose Ineinandergreifen verschiedener Professionen gewährleistet wird. Verhaltensänderungen oder Lebensstiländerungen sind ohne psychologisches «know how» und gelegentlichen Einsatz psychotherapeutischer Interventionen nicht zu bewerkstelligen.*

Soll man konfrontieren, um Kooperation zu erreichen?
Die Weigerung, Gesundheitsempfehlungen in den Alltag umzusetzen, kann eine typische Reaktion auf Streß darstellen, aber auch eine beliebte Variante sein, eigene Anstrengungen zu vermeiden und in Konsumhaltung quasi als Zuschauer die Aktivitäten der Experten risikolos zu beobachten. Jede Zuwendung, jedes persönliche Eingehen des Gesundheitsexperten wird dankbar angenommen, aber mit standhafter Passivität quittiert. 3 Hauptarten von Widerständen beim Patienten können identifiziert werden:

- Der Patient sieht kein Problem bei sich selbst;
- Der Patient sieht seinen Teil am Problem, will aber nichts ändern;
- Der Patient erkennt sein Problem, weiß aber nicht wie er es ändern kann, oder hat Angst davor.

Letztere Form des Widerstands wurde in den vorangegangenen Seiten behandelt. Besitzt der Patient oder Teilnehmer jedoch kein Problembewußtsein, oder weist jede Verantwortung für Problemlösungen von sich, steht der Gesundheitsexperte vor einer massiven Herausforderung. Diese Teilnehmer sind Quelle größter Frustration für die eigene Profession, für die gesetzten Helferstandards. Man erliegt leicht der Versuchung, emotionalen Druck auf den Teilnehmer auszuüben, ihn zu etikettieren und indirekt hinauszukomplimentieren (siehe ärztliche Compliance-Strategien). *Konfrontation kann aber auch heilsame Wirkung haben, wenn sie systematisch angewandt wird. Die Voraussetzung für Konfrontation muß aber bereits etabliert sein: eine tragfähige Beziehung zwischen Experte und Patient muß hergestellt worden sein. Nur aus einer persönlichen Beziehung zum Teilnehmer/Patient und nie aus der Anonymität heraus kann Konfrontation positive Effekte erzielen.*
Konfrontation darf *nie* in der Gruppe erfolgen, da das Beschämende und Beschuldigende aufgrund der Reaktionen anderer Teilnehmer den Widerstand des «unkooperativen» Teilnehmers nur weiter stärkt, bzw. ihn zum Rückzug zwingt. In der psychotherapeutischen Praxis und Forschung werden verschiedene Verfahren wirksamer Konfrontationstechniken beschrieben. Hierher gehören z.B. die Technik des «Aufschließens des Unbewußten» (Davanloo 1988), die Technik humorvoller Provokation (Farelly 1986) und die speziellen Kommunikationsverfahren der Transaktionsanalyse (Harris 1975). Man muß das «Herz» des Widerstandes ausfindig machen! Letztlich ist das eine intensive psychologische Kurzzeittherapie zur Motivationsgewinnung. Es muß erreicht werden können, daß sich der kooperationsunwillige Patient gegen seine eigene Abwehr stellt. Diese Therapien sind derart psychologisch, daß sie keinem Heilkundigen ohne psychotherapeutische Ausbildung *inklusive einer Ausbildung in Kurzzeittherapie* zur Ausübung empfohlen werden können. Mit Hilfe einer systematischen Konfrontation wird beim Patienten eine intrapsychische Krise hervorgerufen. Die Herausforderung des Patienten kann

(man kann es nicht oft genug wiederholen) nur auf der Basis einer vertrauensvollen Patient-Therapeut-Beziehung gelingen. Die Konfrontation kann auf das Verhalten in der Therapiestunde (gegenüber Psychologen, Arzt, Krankengymnasten etc.) gerichtet sein, und oder/und auf die Lebensführung bzw. Lebensperspektive. «Wenn Sie am Ende Ihres Lebens stehen würden und auf Ihr Leben zurückblicken, haben Sie alles erreicht, was sie wollten?» «Wie sieht Ihr Lebenswerk aus?» «Was möchten Sie noch erreichen?» In den verzweifelten, depressiven oder wütenden Antworten des Patienten, «wenn ich nicht diese Krankheit, diese Schmerzen, etc. hätte, dann würde ich....»; «Sie können leicht reden, aber wenn Sie diese Beschwerden hätten dann...»; wird der Kampf gegen seinen eigenen Widerstand sichtbar, der weiter geschürt werden, der aber auch maximale Unterstützung seitens des Therapeuten erfahren muß. Konfrontation ist ein legitimes Mittel der Patientenmotivation, wenn sie therapeutisch eingesetzt werden kann. Sie gereicht zum Schaden, wenn sie als Drohmittel eingesetzt wird («wenn Sie sich nicht ändern, dann wird es schlimmer»), oder zur psychischen Entlastung des Helfers dient («der Patient verdient meine Sorge nicht») und wenn die Beziehung zwischen Patient und Helfer nicht zu einem tragfähigen Bündnis geworden ist. *Vor der Konfrontation steht also die Arbeit an der Beziehung.* Beinahe eine unerfüllbare Forderung an die ärztliche Arbeit, da viele, vor allem in Krankenhäusern tätige Ärzte die Beziehungsarbeit am Patienten als keine therapeutische Arbeit ansehen, sondern als Ablenkung von der «eigentlichen» Arbeit.

Um in schwierigen Fällen Kooperation zu erreichen muß man also bei manchem kooperationsunwilligen Teilnehmer oder Patienten die technische Orientierung seiner Heilkunst verlassen und sich einer philosphicheren Therapiehaltung zuwenden. Der Patient wird konfrontiert mit seinem Lebenswerk, seinen Lebensidealen, seinem Lebenssinn.

Während der Arbeit an der Experten-Patienten-Interaktion wird sehr schnell der funktionale Aspekt einer «psychischen» und/oder «körperlichen» Haltung sichtbar. Psychische und/oder körperliche Haltungen sind nicht zufällig, sondern machen einen Sinn, haben einen Wert, eine Funktion. Die Funktionen von Krankheit oder Fehlverhaltensweisen können derartig verstärkend sein, daß eine positive Veränderung mittels präventiver oder therapeutischer Maßnahmen einen persönlichen Verstärkerverlust nach sich ziehen würden. Zu Recht wehrt sich der Teilnehmer und Patient daher gegen die präventiven bzw. therapeutischen Überzeugungsversuche. Fehlverhaltensweisen können ein Zeichen der Zugehörigkeit zu einer Subkultur sein und sozial verstärkt werden, persönliche Bedürfnisse ausdrükken, die von der Umgebung identifiziert und mit Fürsorge beantwortet werden, sie können im sozialen Kontext für Gratifikationen oder für Vermeidung von Belastungen hilfreich sein. Die Motivation «Gesundbleiben» oder «Wiedergesundwerden» kann kollidieren mit anderen persönlichen Bedürfnissen. Um präventiv und therapeutisch erfolgreich sein zu können, müssen die dem Gesundheitsmotiv konkurrierenden Bedürfnisse diagnostiziert werden können. Anstelle der Funktion der Krankheit bzw. Fehlverhaltensweise müssen dann zusätzliche Verhaltensweisen erlernt werden, die die «verlorengegangenen Gratifikationen, Vermeidungs- und Rechtfertigungshilfen» ersetzen können. Mit anderen Worten: Wenn man den Teilnehmern/Patienten etwas nimmt, was im psychosozialen Kontext eine wichtige Funktion hatte (auch wenn es gesundheitsschädlich war), muß man ihnen etwas geben, das die entstandene psychosoziale Lücke ausfüllen kann. Wenn man Lebensstiländerungen herbeiführen möchte, nimmt man etwas. Man nimmt dem Teilnehmer oder Patienten seine psychische Abwehr. Seine Abwehr, sein Widerstand gegenüber Veränderungen geben dem Patienten Halt in seinem Leben, so wie seine Krankheit eine wichtige Funktion im Leben haben kann. Die Frage lautet: «Zu was sind diese Krankheit, diese Fehlverhaltensweise, diese Barrieren gut?» Diese Frage erweitert die medizinische Heilkunst (die auf die Frage «für was ist diese Krankheit schlecht und wie ist sie zu beseitigen?» basiert) um den funktionalen Aspekt. Die Funktion der Krankheit öffnet den Blick auf die innerpsychische Konfliktkonstellation und auf die äußeren psychosozialen (familiären, beruflichen etc.) Barrieren. Dann wird die therapeutische Frage nach der Methode der Heilung ergänzt werden durch die Frage «was kann die Lücke füllen, die nach der Beseitigung der Krankheit entsteht?» *Dieses funktionale «Geben-für etwas-Nehmen-Prinzip» ist besonders wichtig bei chronischen Schmerzpatienten.* Aufgrund der permanenten Mißachtung dieser funktionalen Aspekte scheitern häufig die besten präventiven, kurativen und rehabilitativen Ansätze.

Schmerztherapie wird dann erfolgreich sein, wenn der Patient den Platz, den der Schmerz über viele Monate oder Jahre in seinen Leben innehatte, mit etwas genauso «Lebenswichtigem» (aber erfreulicheren) besetzen kann. Je konkreter die neuen Lebensinhalte («Was werden Sie tun, wenn alle Ihre Beschwerden beseitigt wurden?»), desto sicherer kann man sein, daß der Patient nicht mehr in seine alten, «krankheitsfördernden» Gewohnheiten zurückfallen wird. «Es ist leichter, in der vertrauten Krankheit zu leben, als in die unbekannte Gesundheit entlassen zu werden» ist eine Bemerkung eines Patienten, die deutlich macht, welche Inhalte am Ende einer Behandlung schwieriger Patienten therapeutisch bearbeitet werden müssen. *Nicht nur Symptome nehmen, sondern an diese Stelle etwas Wertvolles setzen können, bewahrt vor neuen Rückfällen, vor weiteren Schäden und vor Patientenkarrieren.*

Die persönlichen Bedürfnisse und Motive, die mit einer Fehlverhaltensweise oder einer Krankheit verbunden sind, können mächtiger sein als jedes Gesundheitsmotiv. Der Wert «Gesundheit» wird in Bezug zu anderen Werten beurteilt. So hat bei Personen der Mittelschicht Gesundheit generell einen hohen Stellenwert, während bei niedrigeren sozialen Schichten ökonomische Werte in der Regel höher gewichtet werden. Psychologische und psychosoziale Werte können in der Rangreihe noch vor sozioökonomischen und gesundheitsbezogenen Werten liegen.

Der Teilnehmer oder Patient hat auch ein Recht auf Krankheit. Das Ziel der Behandlung kann hier nur lauten, beim Teilnehmer/Patienten einen Bewußtseinszustand herbeizuführen, in dem sich dieser in der Kenntnis der funktionalen Zusammenhänge auf der Basis aller bekannter positiver und negativer Konsequenzen frei entscheiden kann, ob er gesund oder krank sein möchte. *Die Freiheit zur*

Entscheidung ist wahrscheinlich ein wesentliches Element der Übernahme von personaler Verantwortung. Diejenigen, die frei entscheiden können, übernehmen in der Regel auch die Verantwortung für ihre Entscheidung und ihr Verhalten zusammen mit den entstehenden Konsequenzen. Kann sich ein Mensch im vollem Bewußtsein seiner Überzeugungen, Motive, Präferenzen etc. für eine Krankheit und gegen eine gesundheitliche Maßnahme entscheiden, dann erlebt er sich als Handelnder, als verantwortlich Handelnder. Mit dem Bewußtseinsgrad und der freien Entscheidungsmöglichkeit steigt auch der subjektive Glaube an die eigenen Einflußmöglichkeiten. Erlebt sich der Teilnehmer/Patient als Ursache der Entscheidung «krank - gesund», fühlt er sich auch in der Lage, sein Verhalten eigenverantwortlich zu ändern, dann und nur dann wenn er selbst dazu bereit ist. Wird ihm das Recht auf Krankheit nicht streitig gemacht (eine immense Herausforderung an die Helfermotive und Helferstandards), sondern stattdessen die beschriebene Bewußtseinsarbeit geleistet, fühlt sich der Teilnehmer/Patient nicht mehr als Spielball internaler und externaler Kräfte (Motive, Anforderungen, Befehle, Regeln), sondern als selbständiger und eigenverantwortlicher Akteur seines Lebens.

6 Macht Rückenschule Geschichte?

Eine präventive Maßnahme ist nur dann gerechtfertigt, wenn ihre Wirksamkeit auf Dauer nachgewiesen werden kann. Es ist ethisch sicherlich nicht unbedenklich, Teilnehmer bzw. Patienten zu alternativen Haltungs- und Haltensweisen zu motivieren, wenn nicht belegt werden kann, daß die orthopädischen, krankengymnastischen und sportpädagogischen Empfehlungen tatsächlich positive und stabile Auswirkungen auf die Gesundheit haben werden. Die wissenschaftliche Analyse der Effektivität und Effizienz der Rückenschule fällt derzeit nicht einseitig zugunsten dieser Präventionsmaßnahme aus. Positive und negative empirische Belege halten sich etwa die Waage (Turner et al. 1988 u. 1990; Wurst 1990; Berwick 1989). Es ist eine dringliche Aufgabe der Rückenschulpromotoren, die Rückenschulinhalte zu standardisieren (Höfling et al.1991) und auf der Basis dieser Standardisierung eine bundesweite Evaluation in Deutschland vorzunehmen.

Die Idee Rückenschule bietet Anlaß zu romantischer Schwärmerei. In der menschlichen Haltung und Haltensweise spiegeln sich kulturelle, gesellschaftliche, menschheitsanatomische und psychische Kräfte wieder. Es scheint beinahe so, als würde der Mensch seine subjektive Lerngeschichte und die gesamte Menschheitsgeschichte leibhaftig an sich tragen. Die Rückenschule bietet ein klar umgrenztes Feld, interdisziplinärer Zusammenarbeit, in der das Zusammenwirken dieser Kräfte erkannt und modifiziert werden kann. Praxis und Forschung können hier ineinandergreifen und sich gegenseitig vorantreiben. Die Forderung nach ganzheitlicher Betrachtung und Behandlung von Gesundheit bzw. Krankheit könnte in der Rückenschulidee erstmals verwirklicht werden.

Es besteht aber auch die nicht unerhebliche Gefahr, daß die präventiven Bemühungen letztlich wieder in den Händen der Chirurgen landen. Für eine nicht unbeträchtliche Zahl von Gesundheitsexperten scheint es zu genügen, wenn Rückenprävention eine Abrechnungsziffer in der entsprechenden Gebührenordnung erhält. Rückenschule erfolgt dann schnell als Routineverordnung im Standardverfahren, nicht jedoch unter Berücksichtigung der psychologischen Regeln des Lernens (Kaisser u. Höfling 1990). Andererseits motiviert die Rückenschule viele unterschiedliche Berufsgruppen, geschäftstüchtige Allheiler und die Gesundheitsindustrie. Der «Rückenschulmarkt» droht unüberschaubar zu werden. Mit dem Begriff Rückenschule läßt sich kein einheitliches Konzept mehr verbinden, zu unterschiedlich sind die Ideen, Interessen und Motive der Anbieter. Der Mißerfolg scheint absichtlich vorprogrammiert.

Die Rückenschulidee kann eine der tragfähigsten Erneuerungen im Gesundheitswesen werden, wenn es ihren Vertretern gelingen kann, sich auf gemeinsame Inhalte, eine gemeinsame Gesundheitspolitik, einen förderlichen Austausch zwischen den verschiedenen Gesundheitsdisziplinen und eine systematische empirische Überprüfung zu verständigen. Die Gesundheitspolitik «nach dem Jahr 2000», so schreibt der amerikanische Zukunftsforscher und Gesundheitsexperte Bezold, wird vor allem mit der Verhinderung und Hinauszögern lebenstilbedingter Krankheiten zu kämpfen haben. Konzeptualisierte Rückenschule kann den Weg bereiten, den zukünftig Gesundheitspolitiker und Gesundheitsexperten angesichts der großen Herausforderungen, denen unser Gesundheitswesen ausgesetzt sein wird (Bezold 1989, Höfling 1989), beschreiten müssen.

7 Zusammenfassung

● Der Gesundheitsexperte muß akzeptieren lernen, daß Compliance ein vorurteilsbeladener Begriff ist, der zumindest im Bereich der Prävention und Behandlung chronischer Krankheiten durch den Begriff Kooperation ersetzt werden muß.

● Der Gesundheitsexperte muß sich Methoden des kooperativen Stils aneignen.

● Der Gesundheitsexperte muß flexibel sein. Enthusiasmus, etwas verändern zu können, ist nicht immer richtig. Manche Patienten bevorzugen passive Rollen und Verhaltensweisen. Sie haben das Recht, Behandlung und Prävention zu verweigern. Sie dürfen dafür nicht etikettiert und stigmatisiert werden. Therapeutische Arbeit wird bei diesen Patienten oder Teilnehmern zur Bewußtseinsarbeit.

Literatur

Berwick DM, Budman S, Feldstein M (1989) No clinical effect of back schools in an HMO - a randomized prospective trial. Spine 14: 338-344

Bezold C (1989) Gesundheit und Gesundheitsmedizin im Jahre 2010. Natur und GanzheitsMedizin 1: 133-139

Butollo W, Höfling S (1984) Behandlung chronischer Ängste und Phobien. Enke, Stuttgart

Cohen S, Lichtenstein E (1990) Partner Behaviors that support quitting Smoking. Journal of Consulting and Clinical Psychology 58, 3: 304-309

Curry S, Wagner EH (1990) Intrinsic and Extrinsic Motivation for Smoking Cessation. Journal of Consulting and Clinical Psychology 58, 3: 310-316

Davanloo H (1988) Unlocking the unconcious. International Journal of Short-Term Psychotherapy 3, 2: 100-104

Farelly F, Brandsma JM (1986) Provokative Psychotherapie. Springer, Berlin Heidelberg New York Tokyo

Grady KE, Goodenow C, Borkin JR (1988) The effect of reward on compliance with breast self-examination. Journal of Behavioral Medicine 11: 1-4.

Harris TA (1975) Ich bin o.k., du bist o.k. Eine Einführung in die Transaktionsanalyse. Rowohlt, Reinbek

Hellman CJC, Budd M, Borysenko J, McClelland DC, Benson H (1989) A study of the effectiveness of two group behavioral medicine interventions for patients with psychosomatic complaints. Unpublished manuscript, Harvard Medical School, The Cambridge Hospital. Department of Psychiatry, Cambridge, MA

Heszen-Klemens I (1987) Patient´s noncompliance and how doctors manage this. Soc.Sci.Med. 24, 5: 409-416

Höfling S (1987) Psychologische Aspekte des akuten postoperativen Schmerzes. Der Schmerz 1: 122-125

Höfling S (1988) Psychologische Vorbereitung auf chirurgische Operationen. Springer, Berlin Heidelberg New York Tokyo

Höfling S (1989) Der Schmerz: Hilfen zur Linderung. Mobil 5: 14-19

Höfling S (1989) Spart der Einsatz der Psychologie Kosten im Gesundheitswesen? Natur und GanzheitsMedizin 2: 331-334

Höfling S, Kaisser P, Stadler M (1991) Orthopädische Rückenschule - Stabile Haltungsänderungen durch Einsatz psychologischer Strategien. Natur- und GanzheitsMedizin 4: 88-93

Jacobson E (1938) Progressive Relaxation. Univ. Press, Chicago

Johnson DW, Matross RP (1975) Attitude modification methods. In Kanfer FH, Goldstein AP (eds) Helping people change. Pergamon Press, New York, S 51-88

Kaisser P, Höfling S (1990) Münchner Manual zur Orthopädischen Rückenschule. Springer, Berlin Heidelberg New York Tokyo

Kretschmer E (1961) Körperbau und Charakter. Springer, Berlin Göttingen Heidelberg

Ley Ph (1986) Cognitive varaibles and noncompliance. The Journal of Compliance in Health Care 1: 2-15

Lipowski Z (1970) Physical illness, the individual and the coping process. Psychiatr Med 1: 91-98

Lowen A (1980) Der Verrat am Körper. Scherz, Bern München,

McClelland DC (1989) Motivational factors in health and disease. American Psychologist 44, 4: 675-683

Molcho S (1988) Körpersprache als Dialog. Mosaik, München

Parsons T (1951) The social system. The Free Press, Glencoe, IL

Schwerin A (1989) Analyse der Tätigkeit und des Tätigkeitsumfeldes des Pflegepersonals in einem allgemeinen Krankenhaus unter besonderer Berücksichtigung eines psychologischen Arbeitsplatzes. Unveröff. Diplomarbeit: Hamburg

Sheldon WH (1948) The varieties of human physique. Harper, New York

Stein HF, Pontious MD (1985) Family and Beyond: The larger context of noncompliance. Family Systems Medicine 3, 2: 179-189

Szasz TS, Hollender MH (1956) A contribution to the philosophy of medicine. The basic models of the doctor-patient relationship. Archives of Internal Medicine 97: 585-592

Turner JA, Clancy S (1988) Comparison of operant behavioral and cognitive-behavioral group treatment for chronic low back pain. Journal of Consulting and Clinical Psychology 56, 2: 261-266

Turner JA, Clancy S, McQuade KJ, Cardenas DD (1990) Effectiveness of behavioral therapy for chronic low back pain: a component analysis. Journal of Consulting and Clinical Psychology 58, 5: 573-579

Weintraub A (1983) Psychorheumatologie. S.Karger, Basel München Paris London New York Tokyo Syndney

Wex M (1979) «Weibliche» und «männliche» Körpersprache als Folge patriachalischer Machtverhältnisse. Hamburg

Wurst (1990) Rückenschule. Medizinische Welt 2: 168-175

Rückenbeschwerden und Sexualität

Klaus Büttner, Wolfgang Miltenberger

1 Problemstellung

Ein befriedigendes Sexualleben stellt bis ins hohe Alter eine wesentliche Grundlage unseres Wohlbefindens dar. Akute oder chronische Rückenbeschwerden, insbesondere im Lumbalbereich, können zu Störungen im Sexualverhalten und Störungen im Sexualverhalten können ihrerseits zu Rückenbeschwerden führen. (Jochum 1991, Schnabel 1973; Ahrens 1991 u.a.).

2 Begriffliche Klärung

Um den Zusammenhang zwischen Rückenbeschwerden und sexuellen Störungen erfassen zu können, ist zunächst eine begriffliche Klärung erforderlich:

2.1 Begriffsbestimmung «Rückenschmerzen»

Unter *akuten Rückenbeschwerden* wollen wir im folgenden alles subsummieren, was auf der Grundlage einer somatischen Genese zu akuten Schmerzzuständen im H-B- oder LWS-Bereich führen kann wie z. B. ein akuter Bandscheibenprolaps mit einer radikulären Symptomatik, ein pseudoradikuläres Lumbalsyndrom, ein akut exacerbiertes Facettensyndrom oder auch eine akute Blockierung z. B. im ISG-Bereich. Außerdem natürlich traumatische Veränderungen im Bereich der WS, entzündliche Veränderungen wie Spondylitis und Spondylodiszitis sowie primäre und sekundäre Tumoren.

Unter *chronischen Rückenbeschwerden* wollen wir wiederum alle die Schmerzzustände zusammenfassen, die auf welche Grundlage auch immer, bereits über 6 Monate dauern und bisher vergeblich konservativ oder operativ behandelt wurden.

In der täglichen Umgangssprache wird äußerst ungenau zwischen den Begriffen Sexualität, Sexualverhalten und sexuellen Funktionsstörungen differenziert, so daß das gegenseitige Verständnis erschwert ist.

2.2 Begriffsbestimmung: Sexualität , Sexualverhalten , Sexuelle Funktionsstörung

Der Begriff «Sexualverhalten» kann drei verschiedene Grundbedeutungen haben.

1. Er bezieht sich auf alle Handlungen und Reaktionen, die zu einer Befruchtung führen können.
2. Er bezieht sich auf jedes Verhalten, bei dem eine sexuelle Reaktion des Körpers zu beobachten ist.
3. Er bezieht sich auf alle Handlungen und Reaktionen, die der Lustbefriedigung dienen.

2.2.1 Sexuelle Funktionsstörungen
Unter sexuellen Funktionsstörungen oder sexuellen Dysfunktionen verstehen wir alle Störungen im Ablauf des sexuellen Reaktionszyklus, die von dem Betroffenen als Nachteil empfunden werden:

- Die Störung der Erregungsphase: beim Mann die fehlende Erektion (erektile Potenz), bei der Frau die fehlende Lubrikation in der Vagina.
- Die Störung der Kontrolle über den Zeitpunkt des Orgasmus: subjektiv zu frühe oder zu späte Ejakulation beim Mann; subjektiv zu später Orgasmus bei der Frau.
- Das Fehlen des Orgasmus: Beim Mann auch als fehlende Ejakulation (Ejakulatio defizienz) bezeichnet, bei der Frau als Anorgasmie.

Abweichendes Sexualverhalten wird heute nicht mehr als psychopathologisch und daher therapiebedürftig betrachtet oder mit wertenden und moralisierenden Begriffen definiert, sondern als eine praktizierte Sexualität verstanden, in der Befriedigung ausschließlich auf hochspezialisiertem Wege zustande kommt und gängige sexuelle Signale ihre erregende Wirkung weitgehend verlieren (Masochismus, Sodomie). Auch die Homosexualität stellt heute kein Therapiebedürfnis mehr dar. Demgegenüber erfordern sexuelle Funktionsstörungen eine entsprechende Therapie.

- Unter sexuellen *Fähigkeiten* verstehen wir alles, was ein Mensch *kann*.
- Unter sexueller *Motivation* verstehen wir alles, was ein Mensch *möchte*.
- Unter sexueller *Leistung* verstehen wir alles, was ein Mensch *tut*.

Die Frage nach dem Sexualverhalten und damit nach der Partnerbeziehung schlechthin, gehört heute noch zu den Tabuseiten der ärztlichen Anamnese. Während üblicherweise die Erkrankungen in der Familie, die eigenen Vorerkrankungen, die vorausgegangenen Operationen, die vegetativen Funktionen wie Stuhlgang, Appetit oder auch der Menstruationszyklus eingehend erfragt werden, bleiben Fragen zur Vita sexualis in der Regel unausgesprochen. Der Grund dafür dürfte u. a. die mangelnde Ausbildung unserer Ärzte im Medizinstudium sein. Andererseits erleben wir immer wieder, daß nur ein Teil unserer therapeutischen Bemühungen bei chronischen Rückenschmerzpatienten von Erfolg gekrönt ist. Erklärungen für fehlende Therapieerfolge bei Patienten mit gleicher Grunderkrankung und gleicher Behandlungsweise fehlen oft. Psychosomatische Denkmodelle könnten hier eine Lücke schließen.

Wir wollen in folgenden Versuchen darstellen, inwieweit Rückenbeschwerden auslösend oder mitbedingend für sexuelle Funktionsstörungen und umgekehrt inwieweit sexuelle Funktionsstörungen, die immer zugleich Beziehungsstörungen sind, Rückenbeschwerden auslösen, unterhalten oder verstärken können.

Erfahrungsgemäß ist die Wirbelsäule besonders prädestiniert für bestimmte Beschwerden, die ihre Ursache weniger in organischen Störungen als in seelischen Belastungen haben (Somatisierung psychischer Probleme). Chronizität, Therapieresistenz und deklamatorisches Vortragen polytoper Beschwerden sollten immer an ein psychosomatisches Korrelat denken lassen.

2.2.2 Organisch bedingte sexuelle Störungen

Ein Teil der sexuellen Störungen ist organisch bedingt. Bekannt ist dies für den Diabetes mellitus oder die arterielle Verschlußkrankheit, beim Parkinson-Syndrom und bei verschiedenen neurologischen Erkrankungen. Jede organisch bedingte sexuelle Funktionsstörung führt jedoch über kurz oder lang zu einer Beziehungsstörung und verläßt damit die somatische Ebene. So treten somatische und psychische Ursachen wechselseitig als «Verstärker» auf, wenn nicht zu irgendeinem Zeitpunkt durch eine geeignete Therapie dieser Circulus vitiosus unterbrochen wird.

2.3 Allgemeine Psychosomatik

Begriffsbestimmung: Was verstehen wir unter Psychosomatik?
Unter Psychosomatik versteht man den Zusammenhang zwischen Psyche und Körper bei der Entstehung und im Verlauf eines Krankheitsprozesses und deren wechselseitige Beeinflussung. Es gibt also auf der einen Seite die psychogenen Ursachen einer Erkrankung und auf der anderen Seite die somatogenen Ursachen. Jeder Krankheitsprozeß läßt sich im Grunde zwischen diesen beiden Polen einordnen, also ähnlich wie auf einer Skala: Eine Erkrankung mehr bei den psychischen, die andere mehr bei den körperlichen Ursachen.

Außerdem hängt der Verlauf einer Erkrankung vom sozialen Umfeld eines Menschen ab, d. h. wie Mitmenschen auf die Erkrankung des Patienten reagieren und dieser die Reaktionen der Umwelt wiederum verarbeitet.

2.3.1 Allgemeine Psychosomatik

Im Sinne einer ganzheitlichen Betrachtung und Ursachensuche müssen wir somit bei jedem Krankheitsprozeß drei Faktoren berücksichtigen: die somatischen, die psychischen und die sozialen. Das Wechselspiel dieser drei Faktoren soll an folgenden Beispielen veranschaulicht werden:

Wie sehr die Wahrnehmung über die Sinnesorgane, emotionale Erregung, Erfahrung usw. mit organischen Reaktionen einhergehen, können wir täglich an uns selbst feststellen: Ein saftiges Steak läßt schon beim bloßen Hinsehen das Wasser im Mund zusammenlaufen, Hunger oder Appetit erzeugen oder den Wunsch aufkommen, sich ein solches Steak einzuverleiben. Oder denken wir nur an die körperlichen Reaktionen, die wir aufgrund optischer sexueller Reize verspüren. Erinnern wir uns auch an das Herzklopfen und die feuchten Hände als wir die letzte Prüfung absolvierten. Solche Wechselwirkungen können wir ständig an uns selbst beobachten.

Anders ist die Situation aber dann, wenn wir vegetative Reaktionen ohne erkennbare psychosoziale Ursachen bei einem Patienten feststellen, dann liegt bereits eine psychosomatische Funktionsstörung vor. Der Zugang zum kranken Menschen ist nur dann vollständig möglich, wenn seine Lebenssituation und die Wechselbeziehungen im seelichen und sozialen Bereich der Erkrankung berücksichtigt werden.

Eine psychosomatische Funktionsstörung besteht also bei unverletzten oder ungeschädigten Organen. Sie kann vorliegen, wenn ein Patient über schlechten Schlaf, Kopfschmerzen, Schwindelanfälle, Kreuz- oder Nackenschmerzen usw. klagt.

Überspitzt formuliert, hat praktisch jeder Mensch sein Organ, welches ihm als Resonanzboden seelischer Unausgeglichenheit dient. Hierzu kennt der Volksmund seit langem eine Reihe treffender Aussagen, wie z. B.: Es ist ihm auf den Magen geschlagen. Es hat ihm das Kreuz gebrochen. Sie hat kalte Füße bekommen. usw. Psychosozialer Streß, der seelische Konflikte hervorruft, kann sich dergestalt auf Organfunktionen auswirken, daß Symptome organischer Erkrankungen sichtbar werden. Dieser Vorgang wird als Konversion bezeichnet. Konversion ist der unbewußte Prozeß, psychische Konflikte und Ängste in ein somatisches Symptom zu übertragen, dies geschieht immer dann, wenn die Angst vor der Intensität der eigenen Gefühle zu groß ist, so daß die entsprechenden Gefühle weitgehend verdrängt werden müssen. Das Konversionsmodell ist von Sigmund Freud als erstes psychosomatisches Modell der Psychoanalyse entwickelt worden. Weitere bedeutsame psychosomatische Modellvorstellungen sind die medizinische Anthropologie Victor von Weizäckers, das neurohumorale Streßmodell und die Lerntheorie.

Victor von Weizäcker (1981) sagt: «Der Kranke hat nicht nur eine Krankheit, er macht sie.» Dieses «Machen» darf nicht als willkürlicher oder bewußter Vorgang verstanden werden. Häufig kommen Erkrankungen gerade zu einem Zeitpunkt starker seelischer Anspannung zustande. Nur so lassen sich Begriffe einordnen wie z. B. Krankheit als Ausweichmanöver, Krankheit als Entschuldigung vor sich und anderen, Krankheit als Ersatz für Anerkennung oder Persönlichkeitsentfaltung, usw.

Im Unterschied zu den psychosomatischen Funktionsstörungen können wir bei den psychosomatischen Krankheiten Organveränderungen und Organläsionen bis hin zum Bandscheibenvorfall beobachten, ausgelöst durch andauernden psychosozialen Streß auf der Grundlage einer gestörten Persönlichkeitsentwicklung.

Fallbeispiel aus unserer Klinik:
Ein 42jähriger selbständiger Landmaschinenmechaniker mußte zwei Bandscheibenoperationen im LWS-Bereich erleiden, bis er bereit war, seinen Lebensstil kritisch zu hinterfragen und zu ändern.

Nach der ersten Bandscheibenoperation kam der Pat. mit unveränderten Rückenschmerzen und einer Erschöpfungsdepression zu uns in die Reha-Klinik. Er kämpfte verbissen gegen seine Schmerzen, um wieder seinen Beruf ausüben zu können. Die biographische Anamnese brachte eine depressive Persönlichkeitsentwicklung mit massiver Leistungskompensation zutage. Der Pat. war als 5. von 6 Kindern in einer Familie mit tyrannischem Vater und schwacher Mutter wenig beachtet aufgewachsen. Im Alter von 8 Jahren wollte ein Lehrer den Jungen adoptieren. Der Vater hätte zugestimmt, wenn der Junge dies gewollt hätte. Schon früh versuchte der Junge wenigstens über Leistung die Anerkennung seiner Eltern zu bekommen. Das gelang ihm wenigstens bei seinem Lehrer. Auch in seiner Ehe versuchte der Patient seine Frau an sich zu binden, in dem er all ihre Wünsche und Ansprüche erfüllte. Die Frau ihrerseits stellte immer höhere materielle Ansprüche und verweigerte sich schließlich ihrem Mann sexuell. Dies erlebte der Patient als persönliches Versagen (Impotenz). Er versuchte sein inneres Gleichgewicht wieder zu finden, in dem er bis zu 15 Stunden am Tag schwer arbeitete. Als der Mann erfuhr, daß seine Frau ein sexuelles Verhältnis zu einem anderen Mann aufgenommen hatte, erlitt er seinen ersten Bandscheibenvorfall und war arbeitsunfähig. Während der ersten Reha-Maßnahme in unserem Hause kämpfte der Patient verbissen um seine Arbeitsfähigkeit und die Beziehung zu seiner Frau. Dieser innere Kampf verschlimmerte seine Beschwerden derart, daß eine 2. Bandscheibenoperation notwendig wurde. Erst während der 2. Rehabilitationsmaßnahme in unserem Hause konnte er akzeptieren, daß er in eine Sackgasse geraten war. Er verstand, daß er durch Leistung und Tüchtigkeit keine partnerschaftliche Beziehung aufbauen kann und daß er sich durch Leistung nicht die Liebe einer Partnerin verdienen muß. Er hatte seine Aggression gegen sich selbst gerichtet, statt diese Energie in die Beziehung einzubringen. Erst das Videofeedback seines kreativen Schaffens mit Ton machte ihm deutlich, wie verbissen er auch mit diesem Material kämpfte.

Nun konnte er loslassen, Pausen einlegen und die lustvolle Seite am Schaffen entdecken. Von diesem Zeitpunkt an, konnte er auch die Physiotherapie erfolgreich für sich nutzen. Er wurde bald beschwerdefrei entlassen und konnte einer Umschulung zugeführt werden.

Dieser Fall ist ein typisches Beispiel für das komplexe Wechselspiel zwischen sexueller Beziehungsstörung, einer gestörten Persönlichkeitentwicklung und der psychosomatischen Symptombildung. Die schwere körperliche Arbeit dieses Patienten könnte den Bandscheibenvorfall erklären. Jedoch der Zeitpunkt des Bandscheibenvorfalls und die Therapieresistenz nach der Operation ist mit dem physischen Überlastungsvorgang allein nicht zu erklären. Erst die lebensgeschichtliche Betrachtungsweise des Bandscheibenvorfalls ermöglicht eine ganzheitliche Sicht und Behandlung des Patienten.

2.3.2 Psychosomatik des Rückens
Die in der allgemeinen Psychosomatik entdeckten Zusammenhänge können wir direkt auf die Rückenerkrankungen übertragen und wir tun dies im Alltag auch oft mehr oder weniger bewußt:

Körpersprache und Wirbelsäule

HWS	BWS/LWS
hartnäckig	stramme Haltung
halsstarrig	aufrechte Haltung
Kopf hoch	schlechte Haltung
Kopf hängen lassen	gebeugte Haltung
Genick brechen	gute Haltung
halsbrecherisch	starre Haltung
Nackenschläge	Fehlhaltung
Behauptung	kein Rückgrat haben
	stocksteif
	lendenlahm
	kreuzlahm
	buckeln
	krummer Hund
	sich hängen lassen
	sich aufbäumen
	das Kreuz brechen

Wir stellen in diesen Redewendungen einen Zusammenhang her zwischen psychischer Befindlichkeit und körperlicher Ausdrucksweise. Das heißt es wird klar, daß unsere inneren Haltungen sich in unseren äußeren Haltungen widerspiegeln.

Dieses Phänomen finden wir sehr deutlich bei Kindern, die in ihren Ausdruckswei-sen noch ganz direkt und unverfälscht sind, weshalb M. Gelb (1988) in seinem Buch «Körperdynamik» schreibt: «Die Qualität der Bewegung eines kleinen Kindes und die Integrität seines Körpers spiegeln seine innere Einstellung wider.»

Eine unbedingte Voraussetzung für einen gesunden Rücken ist die Harmonie zwischen inneren und äußeren Haltungen oder der «Einklang von Körper und Seele». Bestimmte innere Zustände, z.b. Freude oder Traurigkeit, sind nur in Verbindung mit einer bestimmten Aktivierung der Halte- und Bewegungsmuskulatur möglich. Wir können diese inneren Zustände folglich nur durch unser äußeres Haltungs- und Bewegungsbild deutlich machen.

Wo dieses «Fließen in Harmonie» zwischen innerer und äußerer Haltung durch eine psychische Konfliktsituation behindert wird, kommt es zu einer Fehlinnervation der entsprechenden Muskeln, zu einer unklaren und falschen Muskelkonfiguration und infolge dessen zu Muskelverspannungen. Gehören solche Fehlbelastungen der Halte- und Bewegungsmuskulatur zum Lebensmuster eines Menschen, lebt er also ständig in diesem Zustand der Disharmonie, kommt es zu sog. «generalisierten Muskelverspannungen», diese wiederum führen zu Schmerzen.

Eine weitere Voraussetzung für einen intakten Rücken ist, daß wir ein Gespür dafür entwickeln, wie stark wir uns (physisch und psychisch) belasten können und daß wir lernen, auf die Botschaften unseres Rückens zu hören. Obwohl wir nämlich meist nicht darauf achten, übermittelt uns unser Rücken ständig Signale; je nach Verfassung spüren wir Wohlbefinden, Spannungen oder gar Schmerzen. Zum Beispiel spüren wir an Muskelverspannungen im Schulter- und Nackenbereich, daß wir Belastungen ausgesetzt waren oder uns überlastet haben.

Andauernde Überlastung kann zu chronischen Rückenverspannungen führen, die chronischen Rückenverspannungen verschlechtern unsere Situation insofern, als wir jetzt zusätzlich zu unserer Überlastung auch noch mit unseren Rückenschmerzen zurecht kommen müssen. Auf diese Art und Weise geraten wir sehr schnell in einen Teufelskreis, in dem sich Überlastung und Schmerzen immer weiter hochschaukeln.

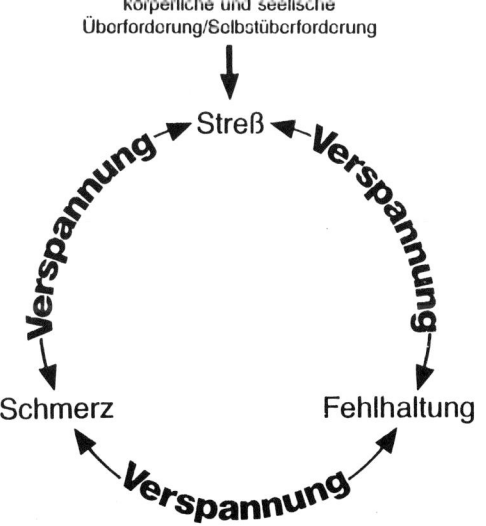

Abb. 1. Einstieg in den Spannungs-Schmerz-Kreis

Andauernde Überlastung hat, auch wenn es manchmal so erscheint, als sei sie nur von außen verursacht, immer auch etwas mit uns selbst, mit unserer Persönlichkeit zu tun: Sich zuviel auflasten, dient doch immer dem Versuch, äußerlich groß und tüchtig zu erscheinen, um ein inneres Kleinheitsgefühl durch Taten zu kompensieren. Das Leistungsstreben ist durch die Suche nach Liebe und Anerkennung motiviert. Liebe kann durch Leistung jedoch nicht «verdient» werden.

Wir können davon ausgehen, daß im Hintergrund anhaltender Belastungen innere Konflikte zwischen Gefühlen einerseits und erworbenen Einstellungen andererseits stehen. So werden in aller Regel Gefühle zugunsten erworbener Einstellungen unterdrückt. Zum einen weil wir Angst haben, starke Gefühle nicht aushalten zu können und zum anderen, weil wir im Laufe des Lebens lernen mußten, bestimmte Gefühle nicht zu zeigen. So werden z.b. Gefühle der Wut oder Traurigkeit mit Einstellungen wie «Reiß dich zusammen!», «Beherrsche dich!», «Laß dir nichts anmerken!» zurückgehalten. Oft kommen uns solche Gefühlsunterdrückungsmechanismen «selbstverständlich» und «normal» vor. Je automatischer, d. h. je unbewußter wir sie jedoch anwenden, desto größer ist die Gefahr in den oben beschriebenen Teufelskreis hineinzugeraten. Auf diesen Wegen können psychosomatische Rückenbeschwerden entstehen, d.h. es werden körperliche Symptome im Rücken diagnostiziert, die mit psychischen Vorgängen bzw. Konflikten in Verbindung stehen.

In Veröffentlichungen zum Thema Rückenerkrankungen finden sich vor allem zwei Charakteristika, die den betroffenen Personenkreis kennzeichnen:

1. Seelische Konflikte werden überwiegend körperlich wahrgenommen.
2. Die Fähigkeit, Gefühle wahrzunehmen und zu äußern ist sehr eingeschränkt.

Es sind meistens Menschen, für die es wichtig ist, immer «gefaßt und konsequent zu sein», die also ständig, wie wir im Alltag sagen, «Haltung bewahren müssen».

Sprechen wir von der Haltung eines Menschen, so ist aus der Formulierung allein nicht ersichtlich ob wir dessen Körperhaltung oder dessen innere Haltung meinen. Trotzdem führt diese sprachliche Zweideutigkeit nicht zu Mißverständnissen, denn die äußere Haltung entspricht der inneren Haltung. Im Außen spiegelt sich lediglich das Innen. Man kann aber auch versuchen, die äußere Haltung künstlich zu beeinflussen und zu ändern, um eine innere Haltung vorzutäuschen. So schreien die Eltern ihr Kind an: «Stell dich gerade hin!»; «kannst du nicht endlich gerade sitzen?». So nimmt das Spiel der Unehrlichkeit seinen Lauf.

Etwas später ist es das Militär, das von seinen Soldaten verlangt: «Haltung annehmen!». Hier wird die Situation grotesk. Der Soldat soll äußerlich Haltung zeigen, obwohl er innerlich keine haben darf. Das Militär drillt seit eh und je mit viel Aufwand die äußere Haltung, obwohl sie strategisch gesehen schlicht idiotisch ist. Man braucht die Dressur der äußeren Haltung lediglich, um die natürliche Korrespondenz zwischen der inneren und äußeren Haltung zu durchbrechen. Die innere Haltlosigkeit der Soldaten bricht dann auch jäh in der Freizeit durch, nach einem Sieg und ähnlichen Anlässen.

Eine Haltung, die nicht dem inneren Wesen eines Menschen entspricht, erkennen wir sofort als unnatürlich, doch in seiner natürlichen Haltung erkennen wir auch den Menschen. Zwingt die Krankheit den Menschen zu einer bestimmten Haltung, die er freiwillig nicht einnehmen würde, so zeigt uns diese Haltung eine nicht gelebte innere Haltung, zeigt uns, wogegen der Mensch aufbegehrt (Dethlefsen 1988).

Weintraub untersuchte 1983, welche inneren Konflikte mit welcher Art von Rückenbeschwerden zusammenhängen. Bei allen untersuchten Patienten fand er eine Disharmonie zwischen der inneren und äußeren Lebenshaltung. Um einer bestimmten Lebensrolle gerecht werden zu können, versuchten diese Patienten ständig (bewußt oder unbewußt) «störende» Gefühle zu unterdrücken. Diese Art der Problembewältigung führte über chronische Verspannungen zu Schmerzzuständen. Weintraub unterscheidet vier Schmerzbereiche:

Schmerzzustände im Bereich der Halswirbelsäule (HWS)
Diese Patienten litten an Gefühlen der Minderwertigkeit und Selbstunsicherheit. Aus Angst «ihr Gesicht zu verlieren», «sich nicht behaupten zu können» reagierten sie in vielen Lebenssituationen entsprechend, indem sie sich besonders anstrengten, sich verausgabten, überforderten.

Schmerzzustände im Bereich der Schultern und Arme
Bei diesen Patienten fiel auf, daß sie ihre Aggressionen unterdrückten. Die meist unbewußte Einstellung «aggressive Menschen sind böse» oder «meine Aggression ist vernichtend», führt zu einer Angst vor den eigenen Aggressionen und zur Angst, andere mit Aggressionen zu verletzen.

Schmerzzustände im Bereich der Brustwirbelsäule (BWS)
Diese Patienten unterdrückten Gefühle der Mutlosigkeit, Trauer und Verzweiflung, entweder weil sie nie gelernt hatten, diese Gefühle auszudrücken oder aber weil sie glaubten, diese Gefühle Menschen in ihrem Umfeld nicht zumuten zu können.

Schmerzzustände im Bereich der Lendenwirbelsäule (LWS)
Durch langandauernde Überforderung und Frustrationen (insbesondere auch im Bereich der Sexualität) kam es bei diesen Patienten zu übertriebener Spannung in der LWS. Zu dem umstrittenen Problem der Konfliktspezifität psychosomatischer Schmerzzustände im Rücken werden verschiedene Theorien zur Erklärung herangezogen, denen allen die Vorstellung gemeinsam ist, daß Erregungshemmung und Einengung des Lebensbezuges zu statischen Fehlhaltungen und schmerzhaftem muskulärem Hypertonus führen. Diese Schmerzzustände sind als neuromuskuläre Äquivalente konfliktbedingter Verhaltens und Abwehrmechanismen zu verstehen (Weintraub 1983).

3 Psychisch bedingte Rückenbeschwerden und sexuelle Störungen

Im folgenden soll nun die Auswirkung eines sexuellen Konflikts auf die Rückenmuskulatur und besonders die LWS und Beckenregion diskutiert werden. Ein sexueller Konflikt besteht dann, wenn z.b. ein bewußter oder unbewußter sexueller Wunsch mit einer gegenläufigen Kognition (z. B. Verbot, Moral) sich nicht vereinbaren läßt und der Betroffene weder seinem Wunsch nachgeben kann, noch denselben aufgeben kann. Er gerät in eine Konfliktspannung die, wenn sie lange Zeit besteht, über Muskelverspannungen bis zu Gewebsschädigungen führen kann. Der Zusammenhang von LWS-Beschwerden mit der Sexualsphäre wird von verschiedenen Autoren betont (Condrau 1965, Prill 1965, Weintraub 1983).

Verraten nicht auch die erotischen Bewegungen in Gang und Tanz und der Sitz der Sexualorgane im Becken die engen Beziehungen zwischen der Kreuzgegend und der Sexualität? Alexander Lowen, der Begründer der Bioenergetik, bietet ein sehr plausibles Energiemodell zu diesem Thema an, aus welchem sich direkt therapeutische Konsequenzen ableiten lassen. Lowen schreibt, das Hindernis zu einer befriedigenden sexuellen Entspannung sei für die meisten Menschen, daß die Verspannungen in ihrem Körper so tief strukturiert sind (durch eine Entwicklungsstörung der Persönlichkeit), daß es selten zu orgastischen Entspannungen oder Entladungen kommt. Die lustverschaffenden konvulsivischen Bewegungen seien zu beängstigend, die Hingabe oder Kapitulation vor ihnen wäre zu bedrohlich. Die meisten Menschen haben insgeheim Angst vor starken sexuellen Gefühlen und sind nicht imstande sich ihnen uneingeschränkt hinzugeben, wenn sie auch das Gegenteil behaupten. Es ist leicht vorstellbar, wie die sexuelle Frustration, die dadurch entsteht, die körperliche Verspannung und Blockierung des Energieflusses noch verstärkt. Häufig wird die Schuld für die sexuelle Frustration dann dem «unzulänglichen Partner» zugeschrieben, wodurch aus dem persönlichen Problem ein Partnerproblem geworden ist.

Lowen (1979) betont besonders die unwillkürlichen Regungen des Körpers als die Substanz des Lebens. Wenn ein Mensch Angst vor ihnen hat und meint, er müsse sich 100%ig in der Gewalt haben, wird er seine Spontanität einbüßen und als festgefahrenes automatenhaftes Wesen enden. Der Herzschlag, der Atemzyklus, die peristaltischen Bewegungen des Darmtraktes, all das sind unwillkürliche Regungen oder Bewegungen. Wir schütteln uns vor Lachen, weinen aus Kummer oder vor Schmerz, zittern vor Zorn usw. Da diese Regungen bzw. Tätigkeiten spontan, unbeabsichtigt oder unwillkürlich sind, bewegen sie uns durch und durch und die beglückendste, befriedigendste und wichtigste unwillkürliche Reaktion ist der Orgasmus, bei dem sich das Becken spontan bewegt und der Körper von den Zuckungen der sexuellen Entspannungen geschüttelt wird.

Lowen sagt, daß zum Ausleben der sexuellen Wünsche und Bedürfnisse aggressive Energie notwendig ist. Aggressiv heißt hier aber nicht sadistisch, roh oder besitzergreifend, sondern ist im Wortsinne vom lateinischen Verb aggredere abgeleitet, was soviel wie «vorrücken» oder «angreifen» heißt. Aggression entsteht nach Lowen durch den Fluß von Erregung in das Muskelsystem, besonders in die großen Muskeln des Rückens, der Beine und der Arme. Wenn dieser Energiefluß blockiert wird, kommt es u. a. zu Verspannung der Rückenmuskulatur. Aggression ist nicht zuletzt die Fähigkeit nach dem zu streben, was man sich wünscht. Es ist das Gegenteil von Passivität. Wer passiv ist, wartet auf jemanden, der das Verlangen erfüllt. Verlangen hängt mit Eros, Liebe und Zärtlichkeit zusammen. Es wird von einem Erregungsfluß an der Vorderseite des Körpers charakterisiert, den man als zärtlich und erotisch empfindet. Die Aggression stellt nicht nur für den Mann, sondern auch für die Frau einen notwendigen Bestandteil des sexuellen Akts dar, wenn die Aggression fehlt, wird der Sex auf unbestimmte Sinnlichkeit, auf erotische Stimulation ohne Höhepunkt und Orgasmus reduziert.

Nach Lowen müßte die Therapie dem Patienten nun helfen, seine sexuelle Aggressivität zu entwickeln, die sich nicht zuletzt im Schub des Beckens äußert. Das verspannt ruhig gehaltene Becken ist jedoch der Hüter der aggressiven und sexuellen Gefühle, vor denen der Patient sich fürchtet. So ist es notwendig, die unterdrückten Gefühle langsam zu wecken und die dabei auftretenden Ängste durchzuarbeiten. Auch im Tai-Chi (chinesisches Schattenboxen) wird die Gegend zwischen den 5 Lendenwirbeln als die «himmlische Pforte» bezeichnet, die es durch bestimmte Übungen zu öffnen gilt. Durch das allmähliche Öffnen dieser Pforte kann die Energie im Rücken wieder frei fließen. Auf diesem Wege haben viele Rückenpatienten ihre Schmerzen verloren.

Wir haben wiederholt betont, daß jeder neurotische Mensch sich vor der Intensität seiner Gefühle fürchtet, besonders vor seinen negativen Gefühlen. Diese Gefühle werden am besten in der therapeutischen Situation ventiliert oder ausgedrückt, ehe der Patient seine psychosomatische Störung aufgeben kann.

Lowen (1979) gibt ein anschauliches Beispiel von einer jungen Frau, die unter sadistischen Demütigungen von Seiten ihres Vaters zu leiden hatte. Bevor wir erwarten können, daß sie ihren sexuellen Gefühlen auf positive Art nachgibt, müssen wir ihr erlauben, den negativen Aspekten dieser Gefühle nachzugehen. Man sollte sich darüber klar sein, daß diese Patientin und alle anderen Frauen, die ein ähnliches Trauma erlebten, ambivalente Gefühle zu Männern entwickelt haben. Als Mädchen oder Frauen lieben sie Männer, wozu auch ihre Väter gehören, aber als Kinder, die von einem Mann verletzt oder erniedrigt worden sind, hassen sie alle Männer. In einem bestimmten Teil ihrer Persönlichkeit möchten sie den Männern das zufügen, was diese ihnen zugefügt haben, sie verletzen und erniedrigen. Sie haben es allerdings in ihrer Kindheit nicht gewagt, solche Gefühle auszudrücken und wagen es auch als Erwachsene noch nicht. Außerdem wissen sie, daß solche Gefühle jeder zwischenmenschlichen Beziehung genauso schaden, wie sie ihnen geschadet haben. Das bringt sie in eine Zwickmühle, aus der sie die Therapie befreien muß. Befreiung ist nur möglich, wenn man ihnen ein Ventil für ihre negativen Gefühle verschafft. Die Bioenergetik bietet dazu ganz bestimmte Aggressionsübungen an, die in den therapeutischen Prozeß integriert werden.

4 Organisch bedingte Rückenerkrankungen und sexuelle Störungen

Akute oder subakute somatische Veränderungen und Funktionsstörungen der WS, können aufgrund ihres Schmerzcharakters zu einer passageren Störung der Partnerbeziehung und des Sexualverhaltens führen. Eine akute Schmerzsymptomatik, wie sie bei akuter Lumbago, akuter Ischialgie, einer radikulären Symptomatik bei Bandscheibenprolaps, nach einer Wirbelfraktur oder bei einer Wirbelentzündung auftreten können, verbieten für einen bestimmten Zeitraum die Vita sexualis. In einer befriedigenden Partnerschaft werden beide Partner jedoch bald versuchen, durch die Anwendung entsprechender Schontechniken den Partner und damit auch sich selbst zu befriedigen. Andererseits wird ein solches Ereignis oft zum Vorwand genommen, eine bis dato mehr oder minder larvierte Beziehungsstörung manifest werden zu lassen. Damit steht die primär somatisch bedingte Störung am Anfang einer Kette von Störungen, die später die Vita sexualis zum Erliegen bringen.

Auch nachweisbare funktionelle Störung an der Wirbelsäule, wie wir sie heute im Sinne von reversiblen Blockierungen kennen, können aufgrund ihres Schmerzcharakters zu einer vorübergehenden Störungen des Sexualverhaltens führen. Unbehandelt sind die Blockierungen Grundlage für eine persistierende Tendomyopathie oder myalgene Fibrositis und damit der Beginn einer chronischen Schmerzsymptomatik. Dabei kann eine Blockierung nicht nur Ursache, sondern auch Folge einer muskulären Fehlsteuerung sein, wobei eine sexuelle Beziehungsstörung verstärkend wirkt.

5 Sexuelle Aktivitäten im Alter und Rückenbeschwerden

Obwohl bandscheibenbedingte Rückenschmerzen im Alter, d.h. nach dem 65. Lebensjahr deutlich abnehmen, gibt es in dieser Altersklasse eine Reihe von Schmerzursachen, die von der WS ausgehen, wobei die Osteoporose bei der Frau an erster Stelle stehen dürfte. Sekundäre WK-Frakturen und Metastasen, z. B. nach Mamma-Tumor, sind weitere Ursachen. Erwähnenswert ist in diesem Zusammenhang auch die Coxarthrose mit einer eingeschränkten Spreizfähigkeit der Hüftgelenke. Unsere Kenntnisse über das sexuelle Verhalten der älteren Bevölkerung sind unvollständig, die wenigen vorhandenen Untersuchungen (z.B. Kinsey Report, s. Wenderlein 1991) veraltet (nur 14 von 35 000 befragten Personen waren über 70 Jahre!). Der Starr-Weiner-Report von 1982 an über 1000 Probanden über 60 Jahren zeigte jedoch, daß ältere Menschen an Sex nicht nur prinzipiell interessiert sind, sondern häufig daran denken und sich danach sehnen.

Alex Comfort (1972) charakterisierte in seinem Buch «Joy of Sex» dieses Thema sehr treffend: «Ältere Menschen wurden noch nie über ihre sexuellen Aktivitäten befragt, weil jeder annahm, sie hätten keine, und jeder nahm an, sie hätten keine, weil man sie nie befragt hatte.»

Da die mittlere Lebenserwartung der Frau heute bei 79 Jahren, die des Mannes bei 72 Jahren liegt (Angaben des Statistischen Bundesamtes), dürfte die Sexualität im Alter eine zunehmende Rolle spielen, sofern nicht somatische Beschwerden von Seiten des Herz-Kreislauf-Systems, des Stoffwechsels (Diabetes!) oder der Wirbelsäule dies behindern. Kompliziert wird die Situation dadurch, daß das Verhältnis der unverheirateten oder verwitweten Frauen zu Männern in Deutschland derzeit 6 : 1 liegt. Auch wenn es bis zum Jahre 2000 einen gewissen Ausgleich geben wird (15 % der Bevölkerung werden 85 Jahre und älter sein!) wird das Verhältnis Frau zu Mann mindestens 2:1 sein; soziale Probleme bis in die Sexualsphäre sind vorprogrammiert (Wenderlein 1991)! Während beim Mann sexuelle Aktivitäten bis ins hohe Alter erhalten sein können (mit leicht rückläufigen Tendenzen nach dem 30. Lebensjahr), wird das Maximum der Frau um das 30. Lebensjahr angegeben, wobei das Niveau in den Folgejahren unverändert sein kann. Kommt es zum Absinken der sexuellen Aktivitäten, liegt die Ursache vielfach in der nachlassenden Aktivität des Mannes. Aber auch reduziertes Allgemeinbefinden, mangelnde Selbstsicherheit, Verlust des Selbstwertgefühles, körperliche Beschwerden von Seiten der Genital- und Urogenitalorgane durch das Absinken des Östrogenspiegels nach dem Klimakterium (z.B. Drang- oder Stressinkontinenz, Scheidenatrophie) sowie Vorurteile der Gesellschaft («in dem Alter tut man sowas nicht mehr») sind weitere Gründe für das Absinken der sexuellen Aktivität.

Psychische Störungen und Depressionen können Folge oder Ursache sexueller Dysfunktionen sein:
Im Mittel 26% (9-65%) der älteren Patienten in der Allgemeinpraxis haben psychische Störungen, 5 -70% der Arbeitszeit des Arztes fällt auf Patienten mit sozialen und emotionalen Problemen, aber der Anteil der Sexualkonflikte ist dabei unbekannt! Es ist zu vermuten, daß die bei Frauen wesentlich häufiger auftretenden (klimakterischen und postklimakterischen) Depressionen zu einem Großteil zu sexuellen Frustrationen oder Abstinenz führen (Wenderlein 1991). Welchen Anteil die chronischen Rückenbeschwerden haben, ist ebenfalls unbekannt; man darf nie vergessen, daß Sexualstörungen immer sehr komplexer Natur sind, deren Einzelkomponenten sehr differieren. Nicht zuletzt muß im Alter die sog. «Nicht-Gebrauch-Theorie» als Ursache von Sexualstörungen bedacht werden: Wenn eine Körperfunktion über längere Zeit aus welchen Gründen auch immer nicht ausgeübt wird, verkümmert diese Funktion; insbesondere, wenn keine konstanten Bedingungen vorhanden sind, werden die (sexuellen) Verhaltensmuster verlernt: Ursache für die Inkonstanz der Bedingungen können Partnerverlust durch Verwitwung oder Scheidung, aber auch Erkrankungen und Operationen u. v. a. m. sein.

Allein die differenzierenden Interessen der Partner im Alter an sexueller Aktivität reichen aus, um auch ohne somatische oder psychische Probleme die Vita sexualis zum Erliegen zu bringen.

6 Rückenbeschwerden, Medikamente und Störung der Sexualfunktion

Eine Reihe von Medikamenten, die bei der Behandlung von akuten und chronischen Rückenbeschwerden eingesetzt werden, führen primär oder sekundär zu einer Störung der Sexualfunktion. Insbesondere alle Medikamente, die den Prolaktinspiegel beeinflussen, können bei mittlerem und Langzeitgebrauch zu einer Erektionsschwäche führen.
Grundsätzlich bestehen folgende Wirkungsmechanismen bei den eingesetzten Medikamenten:

1. Sie können den Östrogenspiegel erhöhen.
2. Sie können als Antiandrogen auftreten.
3. Sie können Prolaktin ausschütten.

Dadurch wird :

1. sekundär die Erektionsfähigkeit vermindert,
2. die Zeugungsfähigkeit vermindert,
3. es entsteht ein Libidoverlust,
4. die Ejakulationsfähigkeit wird vermindert,
5. die Orgasmusfähigkeit wird vermindert.

Dabei ist die Wirkung und damit auch die Nebenwirkung eines Arzneimittels immer individuell und dosisabhängig. Alter, Körpergewicht, Anwendungsdauer und die Beeinflussung durch andere gleichzeitig eingenommene Medikamente spielen ebenfalls eine nicht zu unterschätzende Rolle. Wenn ein Patient über Störungen im Sexualverhalten klagt, sollte immer eine medikamentöse Ursache ausgeschlossen werden.

Folgende bei Rückenschmerzen eingesetzten Medikamente können zu Störungen führen:

● Psychopharmaka wie Adumbran, Haldol, Megaphen, Melleril, Omca, Praxiten, Prodaktyl
● Sedativa wie Diazepam, Valium, Librium (auch Steigerung durch Einflemmung möglich!)
● Schlafmittel wie Atosil, Dalmadorm, Noctazepam, Mogadan, Rohypnol, Somnibel (alle diese Mittel führen über eine vermehrte Ausschüttung des Prolaktins zu einer Erektionsstörung).

Auch die häufig eingesetzten Antidepressiva können zu einem Libidoverlust und zu beträchtlicher Errektionsstörung führen, wie z.B. Dogmatil, Equilibrin, Neurocil, Noctrilen, Pertofan, Saroten, Stangyl, Tryptizol, Tofranil, Lithium-Duriles, Quilonum, Anafranil. Nichtsteroidale Antirheumatika beeinflussen die Vita sexualis nur geringfügig. Da jedoch gleichzeitig oftmals ein Übergewicht zu reduzieren ist, um die muskuläre Dysbalance auszugleichen, muß auf Medikamente wie Penterax und ähnliches verzichtet werden. Auch Harnsäuresenker wie Allopurinol, Zyloric, Urobenyl, Acifugan, Allomaron und Harpagin stören Libido und Potenz in unterschiedlich starkem Ausmaß.

Es sei an dieser Stelle nur erwähnt, daß die häufigen Begleitmedikamente, wie Antihypertonika, Diuretika, Magenmittel (Tagamet, Sostril, Zantic!), Mittel gegen Herzrhythmusstörungen, Digitalisglykoside und natürlich Hormonpräparate, insbesondere Anabolika, ebenfalls eine Störung der Sexualfunktion herbeiführen können. Im Zusammenhang mit dem alterungsbedingten Rückgang der sexuellen Appetenz sollte der Arzt die Medikamente bei der Therapie auswählen, die das Sexualverhalten am wenigsten negativ beeinflussen.

7 Sexualverhalten nach Operationen an der WS

Bereits durch die präoperativen diagnostischen Verfahren wie die Myelographie und die CT kann es zu einem Libidoverlust kommen, wobei unklar ist, ob die Erkrankung z. B. ein BS-Prolaps an sich und die damit verbundenen Schmerzen zu einer Einschränkung oder zum Sistieren der sexuellen Aktivitäten führen. Daß es perioperativ zu einer Verletzung von Nervenfasern der Sexualsphäre kommt, dürfte die absolute Ausnahme sein.

Postoperativ (vorausgesetzt, die Operation ist technisch gelungen und die operierten Strukturen waren primär die Ursache für die beklagten Beschwerden) fällt die Hemmschwelle durch den Schmerz weg, so daß oft frühzeitig das Verlangen nach sexuellen Aktivitäten besteht, sobald der Wundschmerz abgeklungen ist.

Zu welchem Zeitpunkt sind sexuelle Aktivitäten aus ärztlicher Sicht, d. h. aus der Sicht des Operateurs unbedenklich?
Die intraoperativ durchgeführten Manipulationen an der Wirbelsäule führen zu einer vorübergehenden Instabilität des betroffenen Segmentes. Folgerichtig erhalten die Patienten von Seiten des Operateurs Verhaltensvorschläge für den Alltag wie vorübergehendes Sitzverbot für eine bestimmte Zeit, Verbot des Autofahrens, des Hebens und Tragens oder auch Sportverbot für eine bestimmte Zeit. Leider wird aber in der Regel «vergessen», den operierten Patienten darüber aufzuklären, ab wann und vor allem in welcher Position postoperativ Beischlaf möglich ist. In einer von uns durchgeführten Studie erhielten nicht einmal 15% von 100 befragten BS-operierten Patienten eine solche Information. Sofern die Patienten postoperativ in

108 Büttner et al.

eine Reha-Klinik gehen, kann diese Information dort nachgeholt werden. Wir geben an unsere Patienten ein Merkblatt mit folgenden Empfehlungen heraus:

Liebe Patientin, lieber Patient,
nach der Bandscheibenoperation hat man Ihnen im Krankenhaus sicher viele wichtige Ratschläge gegeben, z. B. wie Sie sich im Alltag verhalten sollen, wie Sie stehen, liegen, tragen, autofahren sollen . Aber eines wird meistens vergessen: Wann oder wie darf ich wieder mit meinem Partner «schlafen»?
Obwohl natürlich jede Operation anders verläuft, möchten wir Ihnen hierzu einige Hinweise geben:
passiv:
d. h. operierter Patient in Unterlage oder Seitenlage; a-tergo: operierte Patientin in Unterlage 3 - 4 Wochen.
aktiv:
sog. Missionarsstellung ab 6. Woche, wobei ggf. sicherheitshalber noch eine Lendenstützbandage z. B. Lumbotrain getragen werden kann.
Sexuelle Befriedigung des Partners auf manuellem oder oralem Wege ist unmittelbar nach Krankenhaus-Entlassung möglich.

Leider zeigt die Erfahrung, daß nur ein Teil der operativen Eingriffe erfolgreich ist und daß auch postoperativ die Beschwerden weiter bestehen. Hier ergibt sich die Frage, ob die Operationsindikation richtig gestellt war und ob alle psychosomatischen Aspekte in Betracht gezogen wurden. In diesem Fall ergibt sich die Frage nach dem weiteren procedere.

8 Therapie von sexuellen Störungen bei Rückenschmerzen

8.1 Psychotherapeutische Verfahren

Wenn die alltäglichen Möglichkeiten eines Patienten seine «Fehlhaltung» zu korrigieren, d.h. seine erstarrten bzw. fixierten Gewohnheiten zu ändern nicht ausreichen, dann ist professionelle Hilfe angezeigt. Eine notwendige Voraussetzung für die Psychotherapie ist, daß der Patient seine eigene Beteiligung an der Entstehung seiner Rückenbeschwerden und den Zusammenhang mit einem psychischen Konflikt akzeptiert. Des weiteren muß er die Hoffnung haben, daß er durch eine Persönlichkeitsentwicklung bzw. Verhaltensänderung seine Beschwerden verringern oder verlieren kann. Wir können drei verschiedene psychotherapeutische Ansätze unterscheiden, die zur Anwendung kommen können:

- «Körpertherapeutische» Verfahren
- Verhaltenstherapeutische Verfahren
- Tiefenpsychologisch fundierte Verfahren

Welches Verfahren und ob überhaupt ein Psychotherapieverfahren angezeigt ist, hängt von folgenden Faktoren ab: Lebensalter, persönliche Gewichtung der körperlichen bzw. seelischen Ursachen, Ausprägung des Rentenwunsches, Auswirkungen, die eine Psychotherapie für die persönliche Lebenssituation haben könnte, Persönlichkeitsstruktur und persönlicher Bewältigungsstil von Lebenskrisen.

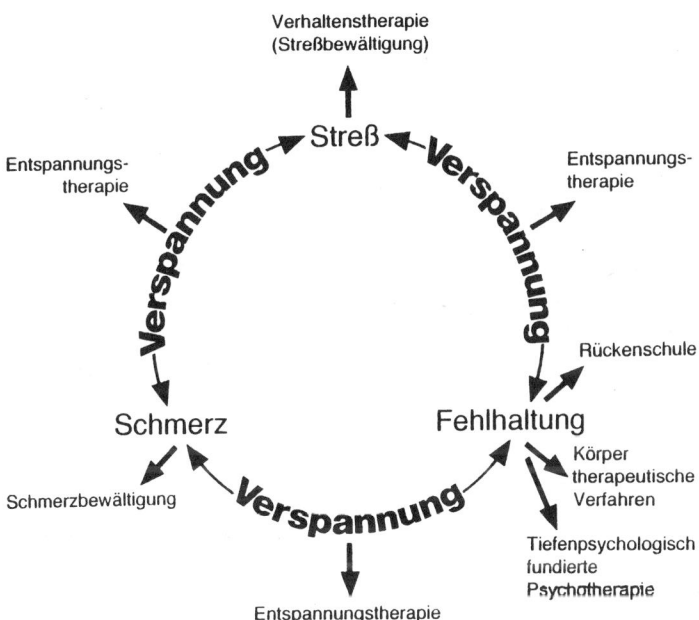

Abb.2. Ausstiegsmöglichkeiten aus dem Spannungs-Schmerz-Kreis (Peterstaler Rückenschule)

Die drei Therapieansätze sollen im Folgenden näher beschrieben werden.

8.1.1 «Körpertherapeutische» Verfahren
Da sich der psychische Konflikt körperlich äußert, ist es naheliegend, die Therapie auch auf der körperlichen Ebene zu beginnen. Der erste Schritt in der Therapie wäre, die Wahrnehmung des eigenen Körpers, die bisher auf die Krankheit beschränkt ist, auf die gesunden Anteile zu erweitern. Durch diesen Prozeß der

konzentrierten Selbstwahrnehmung kann die psychologische Bedeutung der körperlichen Beschwerden erspürt und begriffen werden. Diese Erlebnisse werden anschließend in der Gruppe oder in der Einzelbehandlung durchgesprochen und dadurch ins Bewußtsein gehoben. Nun ist eine Einstellungs- bzw. Verhaltensänderung möglich. Aber nicht nur das Aufdecken von Konflikten ist Inhalt der Körpertherapie, sondern auch die «Neuerziehung» des zentralen Nervensystems.

Wir sind in so vielen Gewohnheiten, nicht nur Bewegungsgewohnheiten, gefangen, daß wir für viele Handlungen nur eine Möglichkeit zur Verfügung haben. Wir können lernen, unsere Handlungsmöglichkeiten zu erweitern und dadurch aus der Sackgasse zu kommen.

Als bekannteste körperorientierte Verfahren möchten wir die *Konzentrative Bewegungstherapie*, die *Bioenergetik* und die *Feldenkrais-Methode* nennen.

Da psychosomatische Krankheiten durch eine Fehl- oder Übererregung bestimmter Körpersysteme entstehen, sind Entspannungsverfahren immer geeignet, die Übererregung und Verspannung abzubauen. Die klassischen Entspannungsverfahren, wie *Autogenes Training, progressive Muskelrelaxation* und *Biofeedback-Verfahren* wollen nicht nur zu einer effektiven Entspannung verhelfen, sondern auch ein gesundes Körperbewußtsein entwickeln helfen.

Auch die östlichen Methoden zur Entwicklung von Körper- und Selbstbewußtsein wie z. B. *Yoga, T'ai Chi, Aikido* und zahlreiche Meditationsverfahren sind für viele Patienten geeignet, das gleiche Ziel zu erreichen.

8.1.2 Verhaltenstherapeutische Verfahren

Die Alternative zum körperorientierten Ansatz ist der verhaltensorientierte Ansatz. Häufig sind Patienten unzufrieden mit ihren Gewohnheiten und gefühlsbestimmten Reaktionen. Sie wissen, daß es besser wäre, anders zu reagieren aber es gelingt ihnen nicht, die Hemmschwelle zu überwinden. So haben gerade Wirbelsäulenpatienten vermehrt Probleme, ihre eigene Aggression wahrzunehmen und damit konstruktiv umzugehen bzw. die Aggression, die ihnen entgegengebracht wird, wahrzunehmen und adäquat darauf zu reagieren. Ein Selbstbehauptungstraining kann diesen Patienten helfen, ihre Wünsche und Bedürfnisse wahrzunehmen und zu vertreten, statt ständig zurückzustecken, Enttäuschung und Ärger aufzustauen. Im Selbstbehauptungstraining steht nicht die Ursache für ein Verhaltensproblem im Vordergrund, es geht vielmehr um das Erlernen neuer Verhaltensweisen durch Training im Rollenspiel und danach in der realen Situation. Die Aussprache und der Rückhalt in der Therapiegruppe gibt dem Patienten den Mut, neues Verhalten im Alltag auszuprobieren. Ob solche Verhaltensdefizite nun die Ursache für die Wirbelsäulenerkrankung ist, ist eine rein theoretische Frage. Für die Gesundheit und Zufriedenheit eines Menschen ist es wichtig, daß er sich in seiner Umwelt behaupten und entfalten kann.

Mit irreversiblen körperlichen Behinderungen und Schmerzen auf Dauer zu leben, stellt eine enorme psychische Belastung für den Betroffenen dar. Auch hier bietet die *Verhaltenstherapie* Hilfen an. Das *Schmerzbewältigungstraining* ist ein Programm aus psychologischen Techniken, die jeder erlernen kann, mit denen das

Schmerzerleben gedanklich auf der Vorstellungsebene verändert werden kann. Diese Techniken können genauso erlernt werden, wie eine Entspannungstechnik. Unsere Alltagserfahrung sagt uns, daß durch gezielte Aufmerksamkeitslenkung das Schmerzempfinden erheblich verändert wird. Das Schmerzbewältigungstraining basiert auf der Gate-Control-Theorie (Melzack u. Wall 1982).

Eine chronische Behinderung, die die Lebensmöglichkeiten erheblich einschränkt, führt häufig zu depressiven Reaktionen. Auch hier kann die Verhaltenstherapie helfen, die Verluste realistisch wahrzunehmen, zu betrauern, sich dann auf die verbliebenen, meist unterschätzten Möglichkeiten zu besinnen und schließlich, sich diesen Möglichkeiten entsprechend neu zu orientieren. Diese Art der Krankheitsbewältigung wird in der Fachsprache häufig als «Coping» bezeichnet.

Wenn eine Sexualproblematik im Vordergrund steht, was bei LWS-Beschwerden häufig der Fall ist, dann ist zu entscheiden, ob die sexuelle Funktionsstörung primär Symptom einer gestörten Partnerbeziehung ist oder ein Symptom einer gestörten Persönlichkeitsentwicklung des Patienten. Im ersten Fall ist die Partnerbeziehung Thema der Therapie und je nach Problematik eine Paartherapie indiziert. Im zweiten Fall wäre eine tiefenpsychisch fundierte Neurosebehandlung angezeigt bzw. wenn der Patient ausschließlich unter seiner sexuellen Funktionsstörung leidet, eine Sexualtherapie.

Die verschiedenen Modelle der *Sexualtherapie* basieren auf den Erkenntnissen von Masters und Johnson, z.B. das PLISSIT-Modell (Permission, Limited Information, Specific Suggestions, Intensive Therapy) oder das SAR-Modell (Sexual Attitude Restructuring). Entsprechende Angebote, die eigene Sexualität besser kennen zu lernen, werden nicht nur in psychotherapeutischen Praxen, sondern sogar in Volkshochschulkursen angeboten.

Viele Sexualstörungen lassen sich auf internalisierte Ängste, Schuldgefühle und Hemmungen zurückführen, die von Autoritätspersonen übernommen wurden. Es folgt daraus, daß eine von fachlicher Autorität gegebene Erlaubnis oder Beruhigung viele Schwierigkeiten löst und oft eine weitere Behandlung überflüssig macht. Auch begrenzte Information über die Anatomie und Physiologie der Sexualorgane und sexuellen Reaktionen befreien oft von falschen sexuellen Vorstellungen und Erwartungen. Wenn dem Patienten sexuelle Basiserfahrungen oder ein unbefangenes Verhältnis zu seinem sexuellen Körper fehlen, können entsprechende Übungen, die dazu dienen, den eigenen Körper besser kennen und erfahren zu lernen die erogenen Zonen bei sich und evtl. auch beim Partner zu erforschen und dieses Defizit beheben. Erst wenn diese Maßnahmen dem Patienten nicht genügend Hilfe bieten, ist eine intensive Psychotherapie angezeigt.

8.1.3 Tiefenpsychologisch fundierte Verfahren
Wenn die bisher geschilderten Therapiemaßnahmen nicht ausreichen, um eine freie Entscheidung zu neuem Verhalten und Erleben zu ermöglichen, dann liegt das Hemmnis auf einer tieferen Ebene des Bewußtseins und es ist eine tiefenpsychologische Therapie notwendig, die die frühe Kindheitsgeschichte mit den «Entscheidungen», die damals getroffen wurden, bearbeitet. Kinder suchen und finden oft

kreativ einen Lebensplan, um in der vorgefundenen komplizierten Welt zu überleben. Sie bekommen dazu reichlich verbale und nonverbale Botschaften von den Erwachsenen (negative Beispiele: «sei nicht wichtig», «fühle nicht» oder Antreiber-Botschaften wie: «beeil Dich», «streng Dich an», «sei perfekt», usw.). Eltern und Erzieher tragen also ihre Zuwendung, Unterstützung, Ablehnung und Mißachtung mit einem bestimmten Lebensauftrag an das Kind heran, Der Lebensplan ist oft ein früh erworbener, nicht mehr bewußt empfundener verdeckter Plan, sein Leben, sein Verhältnis zu den Menschen zu gestalten. In unseren Märchen finden wir viele dieser Lebenspläne z. B. Aschenputtel, Hänsel und Gretel, Froschkönig. Es ist wichtig, seinen eigenen Lebensplan bewußt zu erfassen, um sich von seinem belastenden Zwang befreien zu können. Die Lösung vom belastenden Teil des eigenen Lebensplans ist durch gezielte psychotherapeutische Hilfe möglich. Die bekanntesten Therapieverfahren heißen: *Psychoanalyse, Transanktionsanalyse, Gestalttherapie* und *Gesprächspsychotherapie*.

Viele Patienten sind enttäuscht, wenn der Orthopäde keinen schweren körperlichen Befund feststellt, der die erlebten Schmerzen erklären würde, statt froh zu sein, daß der psychische Konflikt, der häufig unbewußt ist, noch keine körperlichen Schäden erzeugt hat. Sie können Ihre Krankheit als Chance für das Überdenken Ihres Lebensstils und eine Neuorientierung nutzen.

8.2 Paramedizinische Verfahren

Neben den «klassischen» Therapieformen wie Krankengymnastik und Bewegungstherapie nehmen immer mehr paramedizinische Verfahren einen festen Stellenwert bei der Therapie von Rückenbeschwerden ein.

Dabei geht man von der Erkenntnis aus, daß sowohl bei der Neuraltherapie als auch bei der Akupunktur und der Manuellen Therapie bei allen noch unbekannten ätiologischen Komponenten die muskelrelaxierende Wirkung im Vordergrund steht. Im Zusammenhang mit der Mystik des Behandlungsverfahren kann es in vielen Fällen zu einer Reduktion des Schmerzpotentials kommen.

8.3 Medikamentöse Therapie

Im Abschnitt 6 haben wir bereits auf die depletiente Wirkung einer Vielzahl von Medikamenten auf die sexuelle Leistungsfähigkeit hingewiesen. Es sei an dieser Stelle deshalb nur noch einmal auf die «sexuell indiffenten» medikamentösen Therapiemöglichkeiten hingewiesen:

- Nichtsteroidale Antirheumatika
- Diazepam in niedrigster Dosis
- evtl. Kombination mit Piracetam

Literatur

Ahrens S, Hasenring M (1991) Warum Psychosomatik in der Orthopädie. In: Willert H-G (Hrsg) Psychosomatik in der Orthopädie. Hans Huber, Bern Stuttgart Toronto

Büttner K, et al (1990) Die Peterstaler Rückenschule. Schlüsselbad Klinik Bad, Peterstal

Comfort A (1972) Joy of Sex. Modsets Securities Limited (deutsche Übersetzung Verlag Ullstein, 1976)

Condrau G (1965) Psychosomatik der Frauenheilkunde. Huber, Bern

Dethlefsen T, Dahlke R (1988) Krankheit als Weg. Bertelsmann

Gelb M (1988) Körperdynamik. Eine Einführung in die Alexandertechnik. Ullstein

Haeberle EJ (1985) Die Sexualität des Menschen. Handbuch u. Atlas, 2. Aufl. de Gruyter, Berlin New York

Hallenber MJ (1991) Sexualberatung älterer Patienten. Fortschritt der Medizin, 109, 18: 24

Jochum J-J (1991) Befristete Psychopharmatherapie bei psychosomatischer Erkrankung. In Willert H-G (Hrsg) Psychosomatik in der Orthopädie. Hans Huber, Bern Stuttgart Toronto

Kaplan L (1988) Ein Mann bleibt ein Mann. Ariston, Genf

Kinsey Report (zitiert bei Wenderlein)

Lowen A (1979) Bioenergetik. Rowohlt, Reinbeck

Masters WH, Johnson VE (1973) Impotenz und Anorgasmie. Zur Therapie funktioneller Störungen. Goverts, Frankfurt

Melzack R, Wall P (1982) In Kuser W et al. (Hrsg) Fortschritte der Klinischen Psychologie. Urban & Schwarzenberg, München Wien Baltimore

Platt D (1990) Scheu vor Sexualität im Alter. Fortschritt der Medizin, 108, 19: 5

Platt D (1990) Sexualität der Frau im Alter. Fortschritt der Medizin, 109, 18: 5

Prill HJ (1965) Der Kreuzschmerz in psychosomatischer Sicht. Zbl. Gynäk. 87: 1337

Schnabel S (1973) Intimverhalten - Sexualstörungen - Persönlichkeit. VEB Deutscher Verlag der Wissenschaften, Berlin

Starr-Weiner (1990) zitiert bei Platt

Weintraub A (1983) Psychorheumatologie. Karger

Weizäcker V. v (1981) In Bräutigam W, Christian, P (Hrsg) Psychosomatische Medizin. Thieme,

Wenderlein JM (1991) Psychosoziale Aspekte der Alterssexualität der Frau. Fortschritt der Medizin 109, 18: 21

Willert H-G, Wetzel-Willert G (1991) Psychosomatik in der Orthopädie. Hans Huber, Bern Stuttgart Toronto

Überlegungen zum Einsatz der Feldenkrais Methode zur Schulung des Rückens

Günther Bisges, Paul Newton

1 Bewegung als systemisches Geschehen

Die Feldenkrais Methode arbeitet mit der menschlichen Bewegung als Grundlage menschlichen Handelns und Tuns. Sie geht davon aus, daß das Nervensystem und der Bewegungsapparat als untrennbare Einheit verbunden sind. Das Prinzip der Rückkoppelung zwischen beiden Systemen wird in dieser Lernmethode verwendet, um Bewegung bewußt zu machen und um dann diese bewußtgewordene Bewegung auf kortikaler Ebene wieder beeinflußbar und veränderbar zu machen. Der Mensch muß wahrnehmen können, was er tut, um sein Tun ändern zu können. An diesem neuromuskulären Regelkreis von sensorischen, afferenten Bahnen, dem Zentralnervensystem (ZNS) und motorischen, efferenten Bahnen, setzt die Feldenkrais Methode an.

Kortikale Steuerung wird dabei nicht im Sinne der Aktivierung einzelner Muskeln aufgefaßt, sondern um Zusammenhänge zwischen einzelnen Muskeln und Bewegungssegmenten bewußt und sowohl in integrierter wie differenzierter Form nutzbar zu machen. Bewegung als systemisches Geschehen entsteht aus ihren Bewegungssegmenten, die in ihrer Beziehung zueinander und untereinander eine Einheit bilden. Sie ist also kein isoliertes Geschehen einzelner Muskeln, sondern koordinierte, orientierte, absichtsvolle Aktion von Muskelgruppen und Bewegungssegmenten in Raum und Zeit. Der Körper ist ein sich selbst regulierendes, synergetisches System, und die funktionale Zusammenarbeit seiner Teile ist für die physische und psychische Gesundheit von entscheidender Bedeutung.

Struktur und Funktion sind untrennbar und bedingen sich gegenseitig. Die Struktur verfügt über die Gestalt der Knochen, der Gelenke, der interartikulären Verbindungen und deren kinematische Verkettungen, eine Reihe von optimalen Wegen der Kraftübertragung, die von unterschiedlichsten Funktionen ausgefüllt werden können. Die Funktion bestimmt nun im Rahmen dieser Kraftübertragung die Formation, bzw. Deformation der Struktur. Funktionalität von Bewegung bezieht sich daher auf die effiziente Zusammenarbeit der ausführenden Teile des Bewegungsapparates, auf die Fähigkeit und das Anpassungsvermögen des ZNS und damit auf das Erreichen eines Zieles unter Berücksichtigung der Umweltfaktoren.

2 Funktionalität und Effizienz von Bewegungen

Was bedeutet eine funktionale, effiziente Bewegung? Wir können eine Bewegung als effizient betrachten, in der die Leistung mit geringster Anstrengung (Energieaufwand) vollbracht wird und ohne Störungsfaktoren zu einer zielgerichteten, absichtsvollen Handlung führt. In effizienter Bewegung wird muskuläre Arbeit ohne große Reibungs-, Wärme- und Wegeverluste in kinetische Energie überführt und die Bewegungskraft proportional auf die beteiligten Muskeln verteilt. Das bedeutet, daß die größeren Muskeln (proximal, Zentrum, Rumpf) mehr und die kleineren (distal, peripher, Extremitäten) weniger Arbeit leisten. Vergleicht man die muskuläre Anlage mit dem Aufbau des Skeletts, erfaßt man den Zusammenhang zwischen der Größe der Muskulatur und der von ihr bewegten Masse. Die größte Muskulatur liegt dementsprechend in und um die Beckenregion (Schwerkraftzentrum) und erzeugt damit die größte Bewegungskraft, während die kleineren Muskeln der Extremitäten oder Peripherie entsprechend weniger Anstrengung brauchen und die Bewegung als ganzes führen und verfeinern. Auch wenn die Bewegung klein ist, wird sie von der großen Muskulatur der Mitte gestützt. In einer koordinierten Aktion ist also die Kontraktionskraft eines Muskels proportional zu seiner Größe und der von ihm bewegten Masse.

Eine koordinierte Aktion, die auf der «mechanischen» bzw. neuromuskulären Ebene gut organisiert ist, steht in direktem Bezug zu der Fähigkeit Bewegungen in ihrer zeitlichen und räumlichen Orientierung richtungsgenau und schnell auszuführen. Je weniger Hilfs- und Überleitungsbewegungen benötigt werden um von einem Zustand (z.B. Sitzen) zu einem anderen Zustand (z.B. Stehen) zu gelangen, desto schneller und richtungsgenauer kann die Bewegung erfolgen. Unbewußte Bewegungs- und Haltungsmuster können der direkten zeitlichen und räumlichen Bewegungsabfolge im Wege stehen. Die ursprüngliche Intention kann nicht mehr in direkte, ungestörte Aktion umgesetzt werden. *Effizienz bedeutet also hier die direkte Umsetzung absichtsvoller Aktion.*

Das Lernen koordinierter Aktion benötigt eine Entwicklung von Wahrnehmungsfähigkeit, die zu einem plastischen, differenzierten Körperbild führt, das dem Menschen erlaubt, sowohl in Haltung, als auch in Bewegung, mit geringstem Energieaufwand auszukommen und sein Bewegungsrepertoire und seine Bewegungsdynamik im Sinne von vielfältiger Organisation und zeitlicher und räumlicher Orientierung zu erweitern.

Wahrnehmung von Realität ist ein aktiver Prozeß, keine passive Abbildung oder mechanistischer Input-Output-Vorgang, wo durch die sensorischen Rezeptoren Information einfach nur linear weitergegeben wird, um dann eine passende Beantwortung in dem motorischen System zu finden. Sie ist vielmehr ein aktiver, systemisch vernetzter Prozeß des menschlichen Nervensystems, der lernfähig, steuerbar und veränderbar ist.

Durch den Wahrnehmungsprozeß hat unsere Nervensystem nur Zugang zu Aktivitätsänderungen, die in ihm selbst stattfinden. Wir finden also auch hier die ständige Rückkoppelung zwischen Nervensystem und Bewegungsapparat, zwischen afferentem und efferentem System, zwischen erweiterter Wahrnehmung und motorischer Leistungsfähigkeit. Die Feldenkrais Methode hilft uns, das Wahrnehmungspotential für effiziente Bewegung zu erhöhen, denn je besser man etwas wahrnehmen kann, desto mehr kann es für Bewegung zur Verfügung stehen. Der Feedbackmechanismus, Wahrnehmung < - > Bewegung, kann nun auf unterschiedliche Weise erweitert bzw. ergänzt werden.

3   Skelettbewußtheit, muskuläre Bewußtheit, entwicklungsneurologische Bewegungsmuster und Umweltinteraktion

Unter «Skelettbewußtheit» verstehen wir die Wahrnehmung für die Stützfunktion der knöchernen Struktur und für die Bewegungsmechanik des Skeletts. Die Form unserer Gelenke und die Länge unserer Knochen gestalten unsere Bewegung. Die «Haltearbeit» sollte mehr und mehr vom Skelett und weniger von den Muskeln geleistet werden, deren dysfunktionale Kontraktionen die Übertragung von Kraft durch das Skelett dämpfen. In einem bewußtgewordenen Bewegungsablauf lernt man, wie die Muskelaktion den Trajektionslinien der knöchernen Struktur folgen kann und so den besten Weg der Kraftübertragung findet. Das Skelett kann also als integriertes System von Hebeln wahrgenommen werden, das Wege für die Übertragung und Modifizierung mechanischer Energie schafft.

Wesentlich für eine erhöhte «muskuläre Bewußtheit» ist die differenzierte Wahrnehmung unseres Tonusverhaltens und muskulären Bewegungsspiels: Wo wird die Bewegung initiiert und mit wieviel Kraft? Welche Bewegungssegmente sind an der Bewegung beteiligt und wie ist deren Tonusverhalten während der Bewegung? Welche Bewegungssegmente unterstützen die Bewegung und welche sind parasitär und hinderlich? Wie ist die Muskelspannung bevor ich zu einer bestimmten Bewegung ansetze? Bewegung, im Sinne koordinierter Aktion, ist synergetisches Geschehen. Es handelt sich nicht um isolierte Aktionen einzelner Muskeln, sondern um eine integrierte Aktion der Zusammenarbeit von Muskelgruppen und Bewegungssegmenten im Sinne einer Synkinese. Ein weiteres wichtiges Prinzip der synkinetischen Aktion ist das Prinzip der reziproken Hemmung oder des antagonistischen Funktionsprinzips. Innerhalb einer kinetischen Kette können wir beobachten wie die Tätigkeit des Agonisten (= Kontraktion) in Abhängigkeit von der Entspannungsfähigkeit des Antagonisten (= Dekontraktion) steht. Nur ein entspannter Antagonist kann das volle Bewegungsausmaß des Agonisten zulassen, und nur ein vorher entspannter Antagonist kann wieder zum optimal agierenden Agonisten werden. Dieses Prinzip der reziproken Hemmung zwischen Agonisten und Antagonisten läßt sich am Beispiel der Strecker und Beuger des Rumpfes, Arms

und Beins gut erkennen. Unser Gehirn erkennt keine einzelnen Muskeln, sondern Bewegungsmuster und Aktionen an denen diese Muskeln beteiligt sind. Wir machen diese Muster bewußt und in Richtung Effizienz veränderbar und variabel. (s.a. 5 Bewegungsentwicklung und Stereotypie).
Durch «entwicklungsneurologisch-frühe» und «-latent» vorhandene Bewegungsmuster, Reflexe und Reaktionen, wie z.b. Greifen, Saugen, Aufrichten, Schützen und muskuläre Synkinese werden grundlegende Bewegungsfunktionen von ihrer Basis her wieder zugänglich gemacht und effizienter gestaltet. Bestimmte Teile dieser frühen Bewegungsmuster helfen uns, eine Funktion wieder wahrnehmbar zu machen und sie so wieder in Erinnerung gerufen, für unsere Aktivitäten im Alltag zur Verfügung zu haben. Zum Beispiel, ist die Beweglichkeit des Beckens in vielen kleinkindlichen Bewegungen wie Rollen, auf allen Vieren kommen und Krabbeln auch für die Effizienz vieler Bewegungsfunktionen des Erwachsenen wichtig. Das Wiedererlernen von Bewegungsabläufen des Kleinkindes ist damit ein wichtiger Leitfaden vieler Bewegungssequenzen nach Feldenkrais. Die Abfolge der Bewegungen und die Reaktivierung der Neugierde im kindlichen Lernverhalten, hilft uns wieder ein Gefühl für unser früheres Lernpotential in der aktuellen Lernsituation zu bekommen.
Als weiterer Punkt interessiert uns Bewegung als Interaktion des Menschen mit der Umwelt, sowohl seiner inneren, als auch äußeren. Das bedeutet, ihm bewußt zu machen, wie er etwas tut und wie er dieses Tun effizienter und vielfältiger gestalten kann. Das Nervensystem als Verbindungsglied zwischen Mensch und Umwelt nimmt über die unterschiedlichsten Rezeptoren Informationen/Reize wahr, die dann verarbeitet, zusammen mit dem motorischen System in Handlung und Interaktion umgesetzt werden. Diese Umsetzung ist äußerst vielfältig und drückt die unterschiedliche Organisation von Informationen durch den Menschen aus. Der Mensch muß viele unterschiedliche Reize durch einen kreativen Prozeß in sinnvolle Zusammenhänge bringen, z.B. die Auseinandersetzung mit Einwirkungen aus der Umwelt (Schwerkraft), Reaktionen auf körperliche Reize, den Umgang mit Objekten und Gegenständen der Arbeitswelt und die Interaktion mit anderen Menschen und der Gesellschaft. Bewegung ist also immer Handlung der ausführenden Person und damit Ausdruck seiner inneren kinästhetischen Repräsentation und seiner von ihm wahrgenommen und gestalteten Realität.

4 Dysfunktionalität von Bewegung

Das Mißverhältnis zwischen Struktur und Funktion wird in der Feldenkrais Methode von der funktionalen Seite des Problems angegangen. Man betrachtet also das ganze System und wie sich das «Problem» zum System verhält. Schmerz und Behinderung sind oft Folgen eines dysfunktionalen neuromotorischen Systems. Das Augenmerk ist weniger auf das pathologische Substrat (z.B. beschädigte Bandscheibe) gerichtet, als auf die gestörte oder eingeschränkte Funktion, die zu dieser geschädigten Struktur führt. Eine gestörte Wirbelsäulenfunktion ist in den meisten Fällen das Resultat einer habituellen zentralen Dysregulation des sensomotorischen Apparates, bei der nicht vollständig umgesetzte Energie (im thermodynamischen Sinne, vgl. unten) zu Schädigungen der Gelenke, Muskeln und Ligamente führt. Und zwar durch:

- falsche Gewichtsverteilung und Scherkräfte in den osteoartikulären Verbindungen, die durch überflüssige Reibungen und Kontusionen zu Abnutzungserscheinungen, Knorpelschäden und anderen pathologischen Veränderungen führen.
- muskuläre Dysbalance, die zur Einschränkung muskulärer Effizienz auf Grund eines dysfunktionalen Hypertonus führt. In einem optimal organisierten System kontrahieren und entspannen sich Muskeln in bestimmten Mustern und Reihenfolgen. In einem dysfunktional organisierten System erfüllt ein Muskel, der nicht entspannungsfähig ist, seine funktionale Rolle nicht (s.o. synergistisches und antagonistisches Funktionsprinzip). Andere Muskeln werden versuchen durch Kompensation die Funktion zu erhalten. Sie beeinflussen dadurch wiederum das optimale Bewegungsmuster. Muskeln, die ständig daran beteiligt sind, eine bestimmte muskuläre Konfiguration aufrechtzuerhalten, sind nicht in der Lage, sich an der Erzeugung muskulärer Kraft zu beteiligen. Durch die Organisation von Bewegung in kinetischen Ketten, beeinflußt einerseits eine unbewußte, unwillkürliche Muskelkontraktion der Peripherie die Körpermitte und andrerseits eine nicht wahrgenommmene Kontraktion der Muskulatur der Körpermitte die Peripherie.
- gestörte Trophik, die wegen der eingeschränkten Mobilität im Bewegungssegment entscheidend herabgesetzt ist (z.B. verminderte Blutzirkulation und Irrigation von Nervenzellen durch muskulären Hypertonus).
- eingeschränkte innere Dynamik (wie z.B. Motilität der Viszera oder die Aktivität des Diaphragmas) durch gestörte äußere Dynamik (wie z.B. eine Kontraktion der Skelettmuskulatur). Ein habitueller, unbewußter Hypertonus der Bauchmuskulatur kann sich über die gestörte Atmung negativ auf das Herz-Kreislaufsystem (z.B. fehlende respiratorische Sinusarrhythmie) auswirken und durch die eingeschränkte Motilität der Beckenorgane Ausscheidung und Sexualität entscheidend beeinflußen.

5 Bewegungsentwicklung und Stereotypie

Betrachtet man die Bewegungsentwicklung des Kleinkindes, erweist sich, daß auf Grund des noch unreifen ZNS Willkürmotorik noch nicht möglich ist. Im Vordergrund stehen primitive Reflexe und subkortikale Aktionen sowie Reaktionen (z.B. Atmen, Saugen, Schreien und Schlucken), die erst im Laufe der Entwicklung mehr und mehr unter kortikale Kontrolle geraten. Mit der kortikalen Ausreifung lernt das Kind immer mehr, diese unbedingten Reflexe und Bewegungen mit bedingten Reflexen und Reaktionen zu verbinden und so ganz individuelle motorische Stereotypen zu entwickeln. Funktionen sind also die Bewegungsantworten auf Reize, die während der Ontogenese individuell ausgearbeitet werden. Das Kind lernt, bestimmte stereotype äußere Bedingungen mit bestimmten motorischen Stereotypen zu beantworten. Bewegung wird zur zielgerichteten Aktivität, die Bedürfnisse und Wünsche befriedigt. Es lernt fast spielerisch, seinen Umgang mit der Umgebung zu verfeinern und den Weg von undifferenzierten grobkoordinierten Bewegungen zu mehr differenzierter Feinkoordination zu finden durch Orientierung, Organisation und zeitliche Steuerung. Ähnlich wie in der Sprachentwicklung des Kindes, in der das Kind nicht nur die Sprache der Anderen hören muß, sondern seine eigene Lautproduktion hören und fühlen muß, ist auch die kindliche Bewegungsentwicklung ein ständiges Ausprobieren und Anpassen, um eine bestimmte Bewegungsabsicht (z.b. etwas greifen) zu entwickeln. Sein Handeln immer mehr im Sinne verhältnismäßigen Verhaltens anzupassen, erfolgt nach dem Schema Tun-Wahrnehmen-Denken-Experimentieren-Vergleichen und Modifizieren. Verhältnismäßigkeit heißt die angemessene Kraft/Anstrengung für eine ganz bestimmte Aktion zu finden. Das Ergebnis ist dann das, was wir mit unserem ästhetischen Empfinden als elegant (s. lat. von eligere, entstanden aus exlegere = auslesen, auswählen) bezeichnen. Lernen ist also ein Akt des Differenzierens, und inwieweit dieses Differenzieren verfeinert wird und eine verhältnismäßige Anpassung stattfindet, ist ein durchaus individueller Prozeß.

Die große Offenheit des menschlichen Gehirns, im Vergleich zum eher instinktiv festgelegten Handlungsschema des Tieres, ist Voraussetzung für diese Lernfähigkeit. Es birgt das Risiko, dysfunktionale Handlungsmuster zu lernen, ermöglicht aber auch gleichzeitig Anpassungsfähigkeit, Variabilität und Reaktionsfähigkeit. Diese Fähigkeit des Gehirns zu Dynamik und Flexibilität, d.h. neue Bewegungs- und Handlungsmuster zu lernen, bezeichnet man als Plastizität. Informationen werden, aus der Bedeutung des Wortes «in-formare» herleitend, innerlich geformt und gebildet. Die Entwicklung von dynamischen Stereotypen basiert auf einem Repertoire erlernter Informationskonstruktionen, die bei Änderung innerer oder äußerer Bedingungen veränderbar und anpassungsfähig sein sollten. Die menschliche Identität gründet sich in der Art und Weise, wie diese Information konstruiert wird. Ontogenese ist damit nicht nur Ausdruck von Individualität, sondern auch auf welche Art und Weise diese Individualität realisiert wird. Genau so wie die Vielseitigkeit einer Spezies die Voraussetzung für ihre evolutionäre Weiterentwicklung ist, ist die Mannigfaltigkeit menschlichen Tuns und dessen Ausführung Voraussetzung für eine erfolgreiche menschliche Ontogenese in einer sich ständig verändernden Umwelt. Die sich ständig verändernde Realität des Menschen verlangt ein dynamisches, offenes System. Wenn ein Mensch weiterhin stereotype Verhaltensmuster benutzt statt solcher, die der gegenwärtigen Situation angemessen wären, ist der Lernprozeß zu einem Stillstand gekommen. Diese Eingleisigkeit der Informationsfindung, die Unfähigkeit, sich neuen Bedingungen anzupassen, oder besser gesagt, die Unfähigkeit, neue Wahrnehmungsbedingungen zu schaffen, äußert sich im Extremfall in Schmerz, sowohl auf geistiger, als auch auf körperlicher Ebene. In abgeschwächter Form drückt sie sich in Irritation, Unwohlsein und/oder Unbeholfenheit aus.

Dem oben beschriebenen Entwicklungsgeschehen sind entsprechend die Bedingungen, die zu dysfunktionalen Stereotypen führen, äußerst vielfältig und gehen oft ineinander über. Versucht man diese Stereotypen als Bedingungskomplex zu begreifen, und betrachtet man deren einzelne Teile, lassen sich folgende Elemente unterscheiden:

- Entwicklungsbedingte Elemente
  Störungen der Entwicklungsprozesse, wie forciertes frühes Gehen, Sitzen oder Stehen, nehmen dem Säugling bzw. Kleinkind die Möglichkeit, für ihn wichtige Entwicklungsstadien (z.B. das Aufrichten des Beckens oder Krabbeln) in Ruhe zu durchlaufen. Als Folge davon können sie sich bei weiterentwickelten Funktionen als Koordinations- bzw. Bewegungsstörungen im Sinne der Dysfunktionalität äußern. Übernehmen, bzw. Nachahmen schon gestörter Stereotypen der Eltern oder anderer relevanter Personen durch das Kind gehören als weitere Beispiele in diese Gruppe.
- Psycho-emotionale Elemente
  Haltung, sowohl innere als auch äußere, und Bewegung bzw. fehlende Bewegung sind Ausdruck für die psychische wie körperliche Organisation des Selbst. Dysfunktionale Haltungs- und Bewegungsmuster entwickeln sich durch psycho-emotionale Traumata und prägende Situationen im psychischen Entwicklungsgeschehen. (vgl. 6. Psychologische Implikationen).
- Stressbedingte Elemente (nach Hanna, 1988)
  Neuromuskuläre Anpassung als anhaltend empfundene Streßsituation äußert sich durch ein Sich-Zurückziehen, Sich-Schützen-Wollen in teilweiser oder vollständiger Flexion der Körpervorderseite. Eine ständige Bereitschafts- und Selbstbehauptungshaltung äußert sich in teilweiser oder vollständiger Extension der Körperrückseite.
- Soziokulturelle Elemente
  Bestimmte rollen-, klassen-, oder kulturspezifische Bewegungs- und Verhaltensmuster, die unsere Haltung und Bewegung festlegen und/oder einschränken. Die Fähigkeit des Hockens, die in vielen asiatischen und afrikanischen Kulturen erhalten ist, bereitet vielen Leuten aus der westlichen Kultur Schwierigkeiten. Die meisten Menschen westlicher Kultur haben schon Probleme, überhaupt bequem auf dem Boden sitzen zu können.
- Berufsbedingte Elemente
  Bestimmte Haltungen und Bewegungen, die für spezielle Berufsausübungen notwendig sind, können durch ihre hochspezialisierte Tätigkeit über längere Zeit zu dysfunktionalen Mustern führen. Diese Aktivitäten finden sich in Berufen, die hochdifferenzierte fein-motorische Fähigkeiten benötigen, wie z.B. Tippen und Schreiben, ein Musikinstrument spielen, oder die Fingerfertigkeit

eines Chirurgen oder Uhrmachers, bis zu Berufen, die sich durch oft wiederholtes Heben, Bücken und Tragen auszeichnen, wie z.b. Gärtner, Masseur oder Bauarbeiter.

- Traumatische Elemente
  Kommt es auf Grund von vertebragenen, artikulären, viszeralen Störungen oder auch Frakturen zu bestimmten Schonhaltungen, Zwangsbewegungen, Abwehrspannungen, also zur Veränderung des dynamischen Stereotypen, kann dieses posttraumatisch veränderte Muster auch nach dem Abklingen der Störung bestehen bleiben und dann selbst Anlaß klinischer Beschwerden werden.

- Neurologische Elemente
  Störungen, die die optimale, individuelle Funktionsfähigkeit des neurologischen Systems beeinträchtigen, können sich entweder im Zentralnervensystem (ZNS) oder peripheren Nervensystem (PNS) befinden. Das afferente System kann funktionale Störungen haben in der Wahrnehmung, Umwandlung, Kodifizierung und/oder in der Übertragung von sensorischen Informationen. Im Gehirn können Störungen in der Erzeugung, Verarbeitung und Regulierung von Informationen bzw. in der Formulierung von Gedanken- und Aktivitätsmustern, entstehen. Ein weiterer Bereich, in dem Störungen auftreten können, findet sich in der Weiterleitung von Informationen vom ZNS in die Peripherie über das Substrat des efferenten Systems.

Um den Kreislauf von Schmerz, Unwohlsein und Anspannung zu lösen, müssen wir den Prozeß der Gewöhnung (Habituation) unterbrechen. Wir müssen in der Lage sein, die übermäßigen Anstrengungen wahrzunehmen, die Einschränkungen unserer anatomischen Struktur verursachen und dadurch unsere Fähigkeit zu handeln begrenzen. Die Feldenkrais Methode schafft also Bedingungen, um diese Stereotypen wahrnehmbar zu machen, ihren beschränkenden Charakter zu erfahren und sie in Richtung Variabilität, Effizienz und allgemeines Wohlbefinden zu verändern.

6 Lernen

Aus dem bisher Gesagten wird deutlich, wie wichtig und wie spezifisch menschlich unsere Lernfähigkeit ist, sowohl in unserer kulturellen, unserer individuellen als auch in unserer Bewegungsentwicklung. Die Entwicklung des Gehirns dauert zeitlich lange über die Geburt hinaus an. Damit ist u.a. die Großhirnrinde zur Plastizität fähig. Dieses neurologische Substrat ermöglicht die Veränderbarkeit, Anpassungsfähigkeit und damit die Dynamik des menschlichen Tuns. Auf der neuralen Ebene bedeutet Lernen der Akt, neue synaptische Verbindungen einzubahnen und ältere Verbindungen entsprechend ihrem Gebrauch entweder zu unterstützen oder abzuschwächen.

Definieren wir Lernen als die Möglichkeit, neue Handlungs- und damit Bewegungsmöglichkeiten zu finden, tritt damit die Fähigkeit des Unterscheidens, des
Differenzierens in den Vordergrund. Um eine differenzierte Lernerfahrung zu
machen, braucht das System eine Auseinandersetzung mit einer Herausforderung,
die es noch nicht gehabt hat. Um unterscheiden zu können, muß die Aufmerksamkeit des Lernenden von der Zielgerichtetheit des Handelns (Was mache ich?) auf
die Ausführung diese Handelns (Wie mache ich etwas?) gelenkt werden. Wichtig
wird also weniger, wohin ich mich bewege, sondern wie ich mich dorthin bewege.
Erst wenn ich weiß, wie ich etwas tue, habe ich die Möglichkeit, andere, neue
Bewegungen finden und unterscheiden zu können und somit Auswahlmöglichkeiten
zu haben. Wahlmöglichkeit im Handeln setzt Unterscheidungsvermögen voraus.
Ohne die Fähigkeit zu differenzieren gibt es keine Wahlmöglichkeit.

Die Feldenkrais Methode bietet zwei unterschiedliche Lernsituationen an:
«Bewußtheit durch Bewegung» wird in der Gruppe unterrichtet. Die zweite Form
des Lernens ist die Arbeit mit dem Einzelnen, genannt «Funktionale Integration».
    In der Gruppenarbeit (Bewußtheit durch Bewegung) werden nach verbaler
Anleitung des Lehrers in langsamen, sanften Bewegungsabläufen vielfältige Varia-
tionen eines Bewegungsthemas (z.B. Drehung, Beugung) erkundet. In dieser
minimalen Bewegungsaktivität, in dieser Initialstufe des Agierens ist das
Bewegungsengramm am zugänglichsten für Veränderung. Nach diesem langsamen
Entdecken und Einüben neuer Bewegungen, können sie größer, schneller, in
anderen Konfigurationen, und zu unterschiedlichen Handlungszusammenhängen
erweitert werden. Eine wichtige Lernrichtlinie in der Gruppenarbeit ist, daß die
Bewegungen bezüglich ihres Ausmaßes und ihrer Anstrengung als bequem empfunden werden. Also soll nur soviel gemacht werden, als in dieser Hinsicht und im
Rahmen der ihnen geschenkten Aufmerksamkeit möglich ist. Das Nervensystem
sucht aus den neuen Wegen diejenigen aus, die ein Gefühl für Sicherheit, Effizienz
und angenehme, befriedigende Ausführung anbieten. (s. H. A. Klopf, The hedonistic
neuron: A theory of memory, learning and intelligence).
    In der Einzelarbeit (Funktionale Integration, FI) findet diese Art der Kommuni-
kation über die Hände des Lehrers statt, der sich dabei in dieser nichtverbalen
Interaktion gezielt auf die individuelle Organisation des Schülers einstellen kann. Im
Vordergrund steht also die Kontaktaufnahme zwischen dem Schüler mit seinen
Wahrnehmungsfähigkeiten, Bedürfnissen, seiner individuellen Organisation und
dem Lehrer mit seinen Fähigkeiten des Beobachtens, der taktilen Wahrnehmung
und einer klaren Absicht bezüglich des funktionalen Bewegungsgeschehens, die
aber gleichzeitig flexibel ist und jederzeit auf die Lernmöglichkeiten des Schülers
eingehen kann. Weitere wichtige visuelle und auditive Hinweise für den Lehrer über
die individuelle Organisation des Schülers sind Haltung, Art der Bewegung (z.B.
Gangart, Art des Sitzens, Art der Problemausführung usw.), Atembewegung,
Stimme, Art der Kontaktaufnahme und Art der Problembeschreibung. Besteht die
Schwierigkeit des Schülers darin, eine bestimmte Absicht bewegungsmäßig auszuführen, so hilft der Lehrer ihm zu lernen, was wahrzunehmen ist und was er

empfinden kann, um eine Bewegungs- und Handlungsalternative zu finden. Eine Sitzung in Funktionaler Integration schafft also eine kontrollierte taktile Information, die der Schüler auf Grund seiner speziellen Situation (Stereotype, Habituation, Verletzung) nicht selber herstellen und damit nicht in sein Verhalten und Fühlen integrieren kann. Sobald die Empfindung für eine neue, effizientere Bewegung bewußte Wirklichkeit geworden ist, ist er schnell in der Lage, die Muskelanspannung zu erzeugen, die zu der entsprechenden Empfindung führt. Wir bewegen uns anders, weil wir etwas anderes gefühlt haben. Die Elemente dieses Dialogs zwischen Schüler und Lehrer sind die gleichen wie in der Gruppenarbeit (vgl. weiter unten: unterschiedliche Lernschritte). Während die Art der Konversation in der Gruppe hauptsächlich verbal und auf die Gruppe gerichtet ist, wird sie in der Einzelarbeit über die Berührung individuell den Bedürfnissen des Schülers angepaßt.

Die Feldenkrais Methode respektiert das Bedürfnis für Sicherheit und das Festhalten an Gewohnheiten, die ein Gefühl von Sicherheit geben, auch wenn sie gleichzeitig begrenzend wirken, schafft aber gleichzeitig Bedingungen, die es möglich machen, andere Alternativen zu entdecken und einzuüben, um so das Bewegungs- und Handlungsrepertoire zu erweitern. Effizienz wird also nicht in dem einen, richtigen Weg gefunden, sondern in der Bereitschaft, das Gewohnte zu ändern und dadurch neue Möglichkeiten zu entdecken. Wirkliche Verbesserung entsteht nicht nach dem Modell von Instruktion und Korrektur von Fehlern, sondern nach einem Kommunikationsmodell, das autonomes Lernen fördert, welches Grundlage unseres experimentellen, improvisierenden Lernens als Kind war. So kann der Lehrer als Zeuge oder Beobachter verstanden werden, der den Rahmen für bestimmte Experimente absteckt und den Schüler in diesem Prozeß begleitet. Der Schüler lernt wieder zu lernen. Sprache und Berührung lassen als die Kommunikationsmittel des Lehrers in der Gruppe als auch in der Einzelarbeit Raum für unterschiedliche Interpretationen. Dem Schüler gelingt es dadurch, Informationen in einer Weise herzustellen, die für ihn persönlich relevant ist. Denn wirkliche Bedeutung entsteht nur in der eigenen Erfahrung.

Wie sehen nun die Elemente dieser Konversation aus und wie können Bedingungen geschaffen werden, die Lernen ermöglichen?
Man kann den Ablauf des Lernprozesses in der Feldenkrais-Methode durch folgende Prinzipien charakterisieren (modifiziert nach Lawrence Wm. Goldfarb, Articulating changes 1990):

- DIALOG FÜHREN: Der Lehrer und der Lernende verständigen sich darüber, wie der Schüler sich selbst in seinen Bewegungsabläufen und deren eventuellen Beeinträchtigungen erlebt. In der Interaktion ergründet der Lehrer, wie die individuelle Organisation des Schülers beschaffen ist.
- UMFORMEN: Das Ausgangsmotiv des Behandelten (z.B. Beschwerden, Symptome, «das Problem», Wünsche nach persönlicher Weiterentwicklung u.a.) wird in eine kinästhetische Erfahrung (Empfinden der Bewegung und des Bewegungsablaufes) umgeformt.

- BEGLEITEN: Ein Bewegungsausschnitt wird so angenommen, wie er ist, d.h. es wird ein bestimmter Aspekt der vorhandenen körperlichen Organisation aufgegriffen und unterstützt, also eine Bewegung, die dem Lernenden möglich ist (keine Korrekturen). Es geht darum, Aspekte einer körperlichen Organisation wahrnehmbar zu machen, in den Vordergrund zu rücken und damit auch potentielle Hintergründe verfügbar zu machen.

- KONTRASTIEREN: Bewegungen werden gegensätzlich ausgeführt oder isoliert, um im Kontrast Differenzierungen deutlich zu machen: Der Unterschied muß groß genug sein, um einen nachhaltigen Eindruck auf das Nervensystem zu machen und auf die Möglichkeit eines effizienteren Tuns hinzuweisen. «Build a difference that makes a difference!» (Gregory Bateson).

- VERWIRREN: Habituelle Bewegungsmuster werden durch entgegengesetzte Bewegungsinformationen destabilisiert. Damit öffnet sich Raum, neue Bewegungskombinationen zu erfahren und einzubahnen. Diese nicht habituelle Aktivität erzeugt ein Umfeld der Desorientierung mit einer entsprechenden Offenheit für Veränderung.

- EINSCHRÄNKEN: Bestimmte Bewegungen oder Teile davon werden bewußt gehemmt, damit andere Teile aktiviert werden und sich an der Bewegung beteiligen müssen.

- FEINABSTIMMEN: Die Steuerung der Bewegung wird fein abgestimmt, d.h. Krafteinsatz, Tempo, Bewegungsrichtung, Einbeziehen anderer Bewegungssegmente, Bezug zur Atmung u.a. werden deutlich gemacht und variiert, sodaß der Lernende die Variationsbreite seiner Bewegungsmöglichkeiten erkennen kann. Der Schüler hat hier gleichzeitig die Möglichkeit zu erfahren, wie weniger Kraft und Anspannung zu mehr Wahrnehmung und Sensibilität führt (s. Weber-Fechner Gesetz).

- VERBINDEN: Die Bewegungen werden in Beziehung zueinander gebracht, sodaß die Verbindung im Sinne der Synkinese klar wird und der Schüler sie integrieren kann. Der Schüler integriert, nicht der Lehrer.

Nach Francisco Varela (Paris 1991) ist unsere Wahrnehmung im Grunde fragmentarisch. Es läßt sich experimentell nachweisen, daß jede Handlung aus von einander unabhängigen Handlungsschritten besteht. Sie sind in der Art ihrer nervalen Erzeugung autonom. Diese diskontinuierliche Reihe von kognitiven Modulen (Module fragmentarischer Erfahrung = MfE) wird nur in unserer Vorstellung als Einheit wahrgenommen. Jeder dieser Module trägt damit auf der kognitiven Ebene das Programm eines bestimmten Handlungs- und Bewegungsablaufes in sich («narrative center of gravity» oder inhärente Kontextualität). Wir haben mit den o. g. Lernschritten die Möglichkeit, die inhärente Kontextualität dieser Module zu lockern und neue Kombinationsmöglichkeiten für sie zu finden. Intelligenz ist damit die maximale Autonomie in der potentiellen Kombinationsmöglichkeit dieser Module, im Gegensatz zu einem immer als kontinuierlich und festgelegt empfundenen Bewegungs- und Handlungsverlauf. Plastizität und Variabilität sind also auch hier wieder der Gegenpol zu Kontinuität und Fixierung, wobei der Lernende als «autopoietisches» System (sich selbst schaffendes/regulierendes System) eine Orientierung zwischen diesen beiden Polen finden kann. Der Mensch hat die Fähigkeit sein Bewußtsein darüber zu vergrößern und damit seinen Zuwachs an neurologischer Flexibilität auszunutzen.

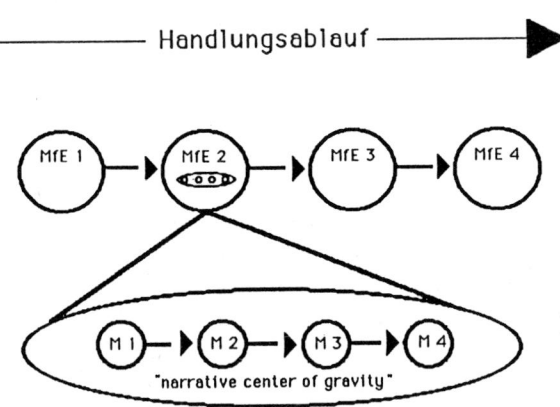

Abb.1. Module fragmentarischer Erfahrung (MfE)

7 Psychologische Implikationen

Jede Änderung im geistigen oder körperlichen Verhalten des Menschen korreliert mit einer Änderung des Nervensystems und zeigt sich in der Aktivität unserer Muskeln und Psyche. Es ist interessant, daß die deutsche Sprache, verglichen mit der englischen, die eigentlich künstliche Zweiteilung zwischen Körper und Geist mit dem Wort «Haltung» überwindet. Kretschmer (1949) sagte: *«Die innere Haltung ist von der Außenhaltung induzierbar und umgekehrt».* Wenn man Haltung in das Englische übersetzt, muß die Unterscheidung zwischen 'posture' oder 'attitude' getroffen werden.

Pasquarelli (1951) führte Untersuchungen durch, in denen die Versuchspersonen unter Hypnose in Zustände der Angst und des Triumphes versetzt wurden. Ein unverwechselbares Körpergefühl, ausgedrückt in verschiedenen Haltungen, erscheint bei jeder Emotion. Durch die Fixierung dieser Körperhaltung unter Hypnose war die Versuchsperson nicht imstande, eine gegensätzliche Emotion zu erfahren. Es war unmöglich, eine Emotionsänderung hervorzurufen, solange die ursprüngliche Haltung beibehalten wurde und es war unmöglich, ein bestimmtes Gefühl hervorzurufen, das dieser fixierten Körperhaltung fremd war.

Gellhorns Untersuchungen über die Propriozeption in Bezug zum Hypothalamus, der bei emotionaler Aktivität eine wichtige Rolle spielt, zeigen, daß passive Bewegungen interne Sinnesempfindungen steigern, die wiederum die Wachsamkeit erhöhen. Es besteht ein direkter Zusammenhang zwischen der Intensität oder der Quantität der propriozeptiven Impulse, die auf die Hirnstrukturen einwirken und deren Einfluß auf das sympathische und parasympathische Gleichgewicht. Propriozeptive Impulse mit niedriger Intensität verschieben das Gleichgewicht zur parasympathischen, die mit hoher Intensität verschieben es zur sympathischen Seite. Gellhorn merkt hier an: «... erhöhte propriozeptive Reaktionen, die durch passive Bewegungen herbeigeführt werden, steigern sympathische Reaktionen und über den Hypothalamus auch den Zustand der Wachsamkeit. ... Außerdem bewirkt eine Reduzierung oder Hemmung der propriozeptiven Impulse durch eine Sperrung der neuromuskulären Verbindung eine Reduzierung der sympathischen und eine Steigerung der parasympathischen Reaktionen, und vermindert somit auch den Zustand der kortikalen Erregung. Diese Experimente zeigen ein physiologisches Model, bei dem Zustände von emotionaler Spannung durch unterschiedliche Formen der 'Entspannungstherapie' gelindert werden können.»

Diese Zitate zeigen uns, wie deutlich Emotionen mit einem bestimmten Tonus, einem bestimmten gestisch-mimischen Habitus und einer spezifischen Motorik korrelieren, ja daß es im Grunde unmöglich ist, eine Emotion «abstrakt», also ohne ihr entsprechendes muskuläres, vegetatives, viszerales Korrelat zu erleben.

Erlebt der Schüler nun in der Feldenkrais Methode ein neues Haltungs- und Bewegungsverhalten, können entsprechendes Fragen und zielgerichtetes Wahrnehmen helfen, die entsprechenden Korrelate zu erfahren und ihm helfen, so zu einer vervollständigten Erlebnisgestalt zu finden. Die neue Bewegung wird nicht als vereinzelt erfahren, sondern wird in die körperliche Gesamtheit integriert. Die emotionale Komponente der neuen Bewegung kann vom Schüler eingeübt werden, indem er sich in seiner Vorstellung in Situationen begibt, die als schwierig und unangenehm empfunden werden. Er hat hier die Möglichkeit, mit der neuen emotiven Ausstattung sein altes Reaktionsmuster deutlich und differenziert zu erfahren und so ein neues, modifiziertes Verhalten in seiner «Problemsituation» einzuüben.

Emotionen lassen sich also in Bezug auf ihr Lernverhalten aus dem gleichen funktionalen Blickwinkel betrachten wie Bewegung. Sie sind damit den gleichen grundlegenden Lernschritten zugänglich: *Habituelles Tun -Anhalten -Wahrnehmen -Denken -Vergleichen - Experimentieren -modifiziertes Tun* .

Habituelles Tun:	Habituelle Bewegungs-, Haltungs-, und Verhaltensmuster.
Anhalten:	Hemmung bzw. Unterbrechung des habituellen Musters.
Wahrnehmen:	Welche operative Anteile hat das habituelle Tun? Wie mache ich es?
Denken:	Denken heißt, neue Wege des Tuns zu finden.

Experimentieren: Veränderung eines oder mehrerer Elemente des
                   habituellen Tuns.
Vergleichen: Was hat sich am Tun verändert und wie hat sich der
                   Kontext des Tuns verändert?
Modifiziertes Tun: abgewandeltes Tun auf der Basis des vorhergegan-
                   genen Differenzierungsprozesses.

Dieses Lernen zu lernen beschränkt sich demnach nicht auf Bewegung, sondern ist
auf die Gesamtheit menschlicher Aktivität anwendbar und hilft Selbstverantwortung
und Autonomie zu verwirklichen. Überträgt man den Gedanken Varelas bezüglich
der Wahrnehmungsfragmentierung in Module, die während ihrer Aktivierung in
bestimmten Aktionen jeweils die inhärente Kontextualität dieser Aktion in sich
tragen, so hilft uns auch hier wieder die Lockerung bzw. Änderung dieser
Kontextualität, mehr Freiheit, Wahlmöglichkeit und damit Verantwortlichkeit zu
finden. Genau dieses Ziel, Änderung der Kontextualität, ist das Ziel aller systemisch
arbeitenden Therapien.

8   Der Rumpf und die Wirbelsäule

Der Rumpf, mit der ihn zentral durchziehenden Wirbelsäule, dem Brustkorb und
dem Becken, ist mehr als in einer Hinsicht das Zentrum jeglichen Geschehens:

- er ist in ständigem Bezug zum Schwerkraftzentrum und bewegt sich um das
  Schwerkraftzentrum herum;
- er fordert durch die Entfernung vom Boden als Träger potentieller Energie
  sensibles und feinkoordiniertes Agieren bei jeder Bewegung;
- er ist Kreuzungs- und Verbindungspunkt aller kinetischen Ketten, die sich in
  Bewegung durch den Körper fortsetzen;
- er erzeugt durch die Anlage seiner Muskulatur das größte Kraftpotential für
  Bewegung;
- er ist Träger der wichtigsten Vitalfunktionen, deren eigene innere Dynamik
  ständig mit der äußeren Dynamik der Skelettmuskulatur interagiert;
- er ist Ausdruck wichtiger psychomotorischer Verhaltensmuster.

Es gibt letztlich keinen Teil oder keine Funktion des Selbst, die unabhängig vom
Rumpf ist, nur ist uns Bewegung als Lernerfahrung deutlicher zugänglich, als z.B.
die Peristaltik der Viszera oder die Aktivität der verschiedenen Sphinkter des
Verdauungstraktes.
    Eine gesunde Wirbelsäule hat die Fähigkeit, vier Funktionen ausführen zu
können: Beugen (Flexion), Strecken (Extension), Drehen (Rotation) und Seitneigen
(laterale Flexion). Diese vier Kardinalrichtungen gelten damit für die gesamte

Bewegung des Rumpfes. Wenn Schmerzen oder Bewegungseinschränkungen vorliegen, ist es wichtig zu erkennen, wo und in welcher Weise die oben genannten Funktionen/Richtungen eingeschränkt sind.

Bezugnehmend auf die vier o.g. Funktionen wird Bewegung durch die drei Wirbelsäulenteile, der Lendenwirbelsäule (LWS), der Brustwirbelsäule (BWS) und der Halswirbelsäule (HWS) verhältnismäßig durchgeführt. Dies bedeutet, daß jedes Wirbelsäulensegment entsprechend der Größe seiner Muskulatur, der von ihr bewegten Masse und seines ihm spezifischen Bewegungsspiels (joint play) an der Bewegung teilnimmt.

Ein oft beobachtetes Beispiel ist eine hypermobile Lendenwirbelsäule mit entsprechenden degenerativen Erscheinungen, verbunden mit einer rigiden, unartikulierten BWS, bzw. Brustkorb. Das hypermobile Segment (LWS) kompensiert hier das hypomobile (BWS), das in einer oder mehreren Funktionen in seiner verhältnismäßigen Beteiligung an Bewegung eingeschränkt ist. Daher sollte eine Arbeit mit dem Rücken keine festgelegten Verhaltensregeln vorschreiben, die nur darauf angelegt sind, Schmerz zu vermeiden und Vorsicht zu trainieren, sondern dem ratsuchenden Menschen anbieten, die Bewegung des Rückens und seiner erweiterten Möglichkeiten innerhalb des gesamten Bewegungsspektrums an sich selbst und mit sich selbst zu erfahren und zu erforschen.

Die klassische Darstellung des Homunculus von Penfield und Rasmussen zeigt den somatischen Kortex des Menschen in seiner proportionalen Verteilung des Kortexareals für eine bestimmte Körperregion in Abhängigkeit von ihrem Gebrauch und ihrer Sensibilität. Es zeigt nicht nur unterschiedliche neurale Dichte, sondern unterschiedliche Sensibilität und Gebrauch.

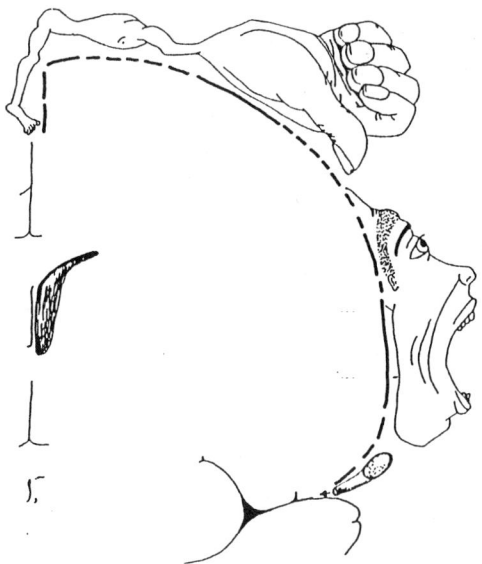

Abb.2. Der Homunculus

Der Homunculus ist damit auch Darstellung der menschlichen Evolution und seiner typischen Kulturgeschichte, mit der Betonung des Manipulativen (s. lat. manipulus: eine Handvoll, bzw. lat. manus: Hand), des mimischen Ausdrucks und der Sprache. Die fehlende «Intelligenz» (lat. inter - legere: dazwischen wählen = differenzieren!) in Wahrnehmung und Bewegung von Rumpf und unteren Extremitäten steht somit in deutlichem Gegensatz zu seiner vorher erwähnten Bedeutung im Bewegungsgeschehen. Indem wir mit der Feldenkrais Methode das Differenzierunsvermögen für Wahrnehmung und Bewegung in diesem Bereich erweitern, gewinnen wir ein «Stück» Kortex für mehr Sensibilität und besseren Gebrauch des Rückens und Rumpfes für uns zurück.

Die Art des autonomen Lernens in der Feldenkrais-Methode rückt das eigene Ich wieder in den Mittelpunkt und verlagert die Aufmerksamkeit von der ständigen, kritischen Beschäftigung mit dem «Falschen», Begrenzenden hin zu dem, was möglich und von dort erweiterbar ist. Leistung wird hier weniger im quantitativen Sinne, wie Ausmaß und Geschwindigkeit, identifiziert, sondern kann einen Inhalt von Sensibilität und Balance erhalten. Die Feldenkrais Methode zeigt uns, daß wir nicht in unserer Entwicklung stehenbleiben müssen, sogar in den neu gefundenen Wegen, sondern daß es immer möglich ist, von da aus Fortschritte zu machen und sich weiterzuentwickeln. Diese Art des autonomen Lernens führt zu einer Bestärkung der eigenen Identität im Gegensatz zur Übernahme von Ideen und äußerer Autorität. Dementsprechend wird Bewegung und Handlung nicht von außen, sondern von innen definiert und das Verhältnis zwischen Autonomie und Heteronomie verlagert sich in Richtung Selbstverantwortung und Selbstbehauptung.

9 Schlußfolgerungen

Für die Schulung des Rückens lassen sich aus den vorhergegangenen Ausführungen folgende Schlüsse ziehen:

1. Bewegung wird immer als Handeln und Tun vermittelt. Bewegungsänderungen sind daher auch immer Verhaltensänderungen, deren neues psychisches und motorisches Erleben auf den Alltag bezogen wird. Das Lernen ist also immer Teil der Alltagssituation und hat die Möglichkeit des Wiedererinnerns in der Alltagssituation.
2. Es wird keine «gute Haltung» oder «gerader Rücken» angelernt, sondern es werden Bedingungen geschaffen, die dem Schüler helfen, seine Selbstorganisation (Wie mache ich etwas?) wahrzunehmen und ihm so erlauben, aus einer habituellen, fixierten Haltung heraus den Rücken und Rumpf als eine dynamische, vielseitig agierende Mitte zu erfahren.

3. Dementsprechend wird auch keine «schlechte Haltung» vom Lehrer oder Therapeut «korrigiert». Der Schüler lernt selbst seine Bewegungseinschränkungen kennen, zu respektieren und sie allmählich in Richtung erweiterter, effizienterer Bewegungsalternativen veränderbar zu machen. Im Vordergrund steht ein vielseitig beweglicher Rücken, nicht das Austauschen eines Modells («krummer Rücken») gegen ein anderes («gerader Rücken»).

4. Das Lernen beginnt immer mit der Schärfung und Erweiterung kinästhetischer Introzeption (Innenwahrnehmung) und damit einer feineren, differenzierteren Wahrnehmung und Lenkung des eigenen Tuns. Der Schüler orientiert sich an dem eigenen, selbständigen Ausprobieren in bestimmten Bewegungsexperimenten (Lernen zu Lernen!). Die Theorie wird mehr als Reflektion über das vorher angewendete Tun verstanden und ist Formulierung des erfahrenen Lernens, im Gegensatz zu äußeren, abstrakten Gedankenmodellen oder Richtlinien. Die Lernrichtung ist immer vom praxisorientiertem Tun hin zur Theorie als Gedankenmodell.

5. Das Lernen neuer Bewegungs- und Handlungsalternativen erfolgt daher nicht über ein intellektuelles oder visuelles sich Aneignen, sondern über die eigene Erfahrung des leichteren, angenehmeren und lustvolleren Umgangs mit sich selbst, der freiwillig und gerne in den Bewegungsalltag integriert wird.

6. Es wird immer zuerst mit den Bewegungen gearbeitet, die möglich, mühelos und wahrnehmbar sind, nicht mit einer blockierten oder schmerzhaften Bewegungsregion. Man bestätigt also nicht die ohnehin vom Schüler empfundene Unzulänglichkeit indem man sich direkt dem Problem zuwendet, sondern der Schüler lernt, daß indem immer mehr und mehr in der Umgebung des «Problems» bewußt möglich wird, das «Problem» selbst seine Dynamik verändert, und auch hier mehr Veränderungen zugelassen werden können. Es kommt daher zu einer mentalen Verlagerung von der Fixierung auf das «Problem» hin zur Wahrnehmung seiner Möglichkeiten in Bezug zum ganzen Bewegungsgeschehen. Feldenkrais: «Nichts ist unmöglich, außer meinem Denken, daß dem so ist!»

7. Die Aufgabe der Lehrer oder Therapeuten besteht darin den Schüler in der Wahrnehmung seines Tuns zu unterstützen und Lernexperimente zu schaffen, in denen er relevante Bewegungs- und Handlungsalternativen entdecken kann. Die jeweils individuelle Bewegungsorganisation des Schülers schließt ein schematisiertes Behandlungsraster aus, und verlangt vom Lehrer ein hochdifferenziertes Wahrnehmungs- und Beobachtungsvermögens, um die passenden Experimente aufzubauen.

Zusatzbemerkung

Wir haben in dieser Abhandlung bewußt darauf verzichtet, den für den Leser recht mühsamen Weg der Beschreibung von einzelnen Bewegungssequenzen hinzuzufügen. Es gibt mittlerweile im ganzen deutschsprachigen Raum zahlreiche Möglichkeiten an Feldenkrais-Seminaren und -gruppen teilzunehmen und damit aktive Erfahrung mit der Feldenkrais-Arbeit zu machen. Für die beschreibende Darstellung einzelner Bewegungssequenzen sei daher auf die folgende Literatur verwiesen.

Literatur

Feldenkrais M (1978) Bewußtheit durch Bewegung. Der aufrechte Gang. Suhrkamp, Frankfurt a.M.

Feldenkrais M (1981) Abenteuer im Dschungel des Gehirns. Der Fall Doris. Suhrkamp, Frankfurt a.M.

Feldenkrais M (1987) Die Entdeckung des Selbstverständlichen. Suhrkamp, Frankfurt a. M.

Gellhorn E (1964) Motion and emotion. Psychological Review 71, 6

Goldfarb LW (1990) Articulating changes. Feldenkrais Resources, Berkeley CA

Hanna T (1988) Beweglich sein - ein Leben lang, Kösel, München

Klopf HA (1982) The hedonistic neuron: a theory. Hemisphere Publishing, New York

Rywerant Y (1989) Die Feldenkrais Methode, Kübler-Axelrad

Triebel-Thome A (1989) Feldenkrais Bewegung - Ein Weg zum Selbst, Gräfe-Unzer, München

Varela F (1991) The embodied mind. M.I.T. Press, New York

Walterspiel B (1989) Das Abenteuer der Bewegung: Die Feldenkrais Methode, Lektion und Tonkassetten. Kosel, München.

Diätberatung in der Rückenschule

Fee Schellinger

Die Wirbelsäule als Achsenorgan stabilisiert einerseits die aufrechte Haltung des Menschen, andererseits hat sie die nötigen Bewegungen zuzulassen. Die größte Beweglichkeit geht von der Hals- und Lendenwirbelsäule aus. Altersbedingte Verschleißerscheinungen führen in diesen Segmenten schon frühzeitig zu einer allgemeinen Qualitätsminderung. Daß auch jüngere Menschen zunehmend über Rückenschmerzen klagen, liegt vor allem an einem zu schwachen Muskelkostüm. Eine kräftige Rückenmuskulatur und rückengerechtes Verhalten sind dagegen in der Lage, eine Stützfunktion zu übernehmen, indem sie die betroffenen Bewegungssegmente stabilisieren, die Belastung der Bandscheiben und Wirbelgelenke herabsetzen und somit Rückenschmerzen verhindern. Achten Sie deshalb auf ein ideales Körpergewicht! Jedes überflüssige Pfund belastet zusätzlich Bandscheiben, Wirbelsäule und Gelenke. Noch nie gab es soviele Informationen rund um das Thema «Ernährung» wie heute. Trotzdem sind den wenigsten die Grundbegriffe der Ernährung bekannt. So ist Fehlernährung noch immer weitverbreitet und Übergewicht nicht nur ein kosmetisches Problem, sondern ein gesundheitliches Risiko. In Verbindung mit Übergewicht entwickeln sich häufig Erkrankungen wie: Diabetes, Bluthochdruck, Fettleber, Gicht und Gallensteine. Außerdem können Gelenks- und Wirbelsäulenbeschwerden, die durch Verschleiß entstanden sind, sowie Kurzatmigkeit auf ein zu hohes Körpergewicht zurückgeführt werden. Auch ist das Operationsrisiko bei Übergewichtigen zwei- bis drei mal größer als bei Normalgewichtigen. Übergewicht ist auch kaum Motivation genug, um liebgewordene Eßgewohnheiten zu ändern. Gerade im Bereich Ernährung erwartet man das viel zu oft. Letztgenannte Eßgewohnheiten sind schwer zu verändern. Sie können nur unzureichend vom Verstand gesteuert werden, denn sie beruhen auf Eßprogrammen, die in frühester Kindheit angelernt wurden, im Unterbewußtsein fest verankert sind und Nahrungsaufnahme so zu einer Reflexhandlung werden lassen.

Wie läßt sich nun überhaupt eine Änderung falscher Eßgewohnheiten erreichen? Die weitverbreitete Ansicht: Nahrungsmittel mit vielen Kalorien führen zu Übergewicht ist falsch! Denn was zu Übergewicht führt, ist das Zuviel auf Dauer, die mangelnde Bewegung und vor allem die falsche Zusammensetzung der Nahrungsmittel. Der erste Schritt zum Erfolg heißt: grundsätzliche Änderung der Eßgewohnheiten und Anpassung der Ernährung an den Organismus.

Was bedeutet das? Unserem Organismus bieten wir gedankenlos Nahrung an und erwarten, daß alle Organe störungsfrei arbeiten. Zeigt sich jedoch in unserem Körper eine Störung an und ist sie noch so harmlos, sind wir überrascht und selten bereit, nach einem eigenen Verschulden zu suchen. Der Körperbau oder die Veranlagung werden häufig für das Übergewicht verantwortlich gemacht. Aber das sind nicht die eigentlichen Ursachen. Vielmehr liegt in den meisten Fällen ein Mißverständnis zwischen Kalorienverbrauch und Kalorienaufnahme vor. Einfach ausgedrückt: Es wird zu viel und falsch gegessen! Kalorienzählen allein genügt nicht. Sensationsdiäten, die eine schnelle Gewichtsreduktion versprechen und Kalorientabellen, zusammengestellt nach immer neuen Aspekten, gibt es genug. Aber offensichtlich will so unser Körper nicht behandelt werden. Es ist zwar nicht ganz einfach zu lernen, was unser Organismus braucht, aber es ist auch wiederum nicht so kompliziert, wie es auf den ersten Blick erscheint.

Unser Körper besteht zu 60% aus Wasser, 19% aus Eiweiß, 15% aus Fett, 1% aus Kohlehydraten und zu 5% aus Mineralien und ähnlichen Stoffen, so daß er eine Ernährung benötigt, die genau aus diesen anfangs genannten Stoffen zusammengesetzt ist. Die eine Säule sind die Energieträger, sprich Kalorienlieferanten und Nährstoffe wie Eiweiß, Fett und Kohlehydrate. Die andere Säule sind die Vitalstoffe oder Ergänzungsstoffe wie Vitamine, Mineralstoffe und Spurenelemente. Energieträger und Vitalstoffe möchte unser Körper aber nicht gedankenlos zugeführt bekommen, sondern in einem ausgewogenen Angebot und in der benötigten Menge. Ausgewogenes Angebot bedeutet für den Organismus, er kann die Stoffe auch richtig verarbeiten oder «verbrennen». Die «innere Verbrennung» läßt sich am besten an einem Beispiel veranschaulichen. Trockenes Holz verbrennt besonders gut und schnell und es entsteht ein wunderbar loderndes Feuer. Bei einem ausgewogenen Nährstoffangebot, der richtigen Zusammensetzung von Eiweiß, Fett, Kohlehydraten und der notwendigen Menge an Vitalstoffen, ist die Verbrennung in unserem Körper wie dieses lodernde Feuer. Werden allerdings mit der Nahrung zu viel Fette und Kohlenhydrate oder zu wenig Eiweiß angeboten, stimmt das Verhältnis der Nährstoffe zueinander also nicht, dann entsteht in unserem Körper ein energetisches Feuer, eine innere Verbrennung, die sich mit der Verbrennung von nassem Holz vergleichen läßt, also einem Feuer, das träge brennt und vielleicht zwischendurch auch einmal ausgeht. Diese schlechte Verbrennung belastet unseren Organismus noch zusätzlich. Wie beim Feuer sehr viel grobe Asche zurückbleibt, bleiben im Körper sehr viele Stoffwechselschlacken zurück. Es ist also sehr wichtig, auf die richtige Nahrungszusammensetzung, die Harmonie der Nährstoffe zu achten. Gibt man nun dem Körper nur Fett, aber keine Kohlehydrate, kommt es im Organismus zu einer Fehlverbrennung. Diese Fehlverbrennung bedeutet aber keinesfalls ein Einsparen an Kalorien. Im Gegenteil, ständige Fettverbrennung wird auf Dauer zum gesundheitlichen Risiko. Das überflüssige Fett belastet die Blutbestandteile. Auch wer meint, nur hochwertige Eiweißernährung täte dem Körper gut, unterliegt einem Irrtum. Denn, wie die Fette das Blut belasten, belastet Eiweiß z.B. die Nieren. Mit Eiweiß führt man dem Körper auch Stickstoff zu, welcher von der Niere verarbeitet und ausgeschieden werden muß.

Ein zu hohes Angebot an Stickstoff heißt gesundheitliches Risiko für die Nieren. Also: Jede einseitige Ernährung bedeutet gesundheitliches Risiko. Ein ständiges Überangebot an Kohlehydraten belastet die Bauchspeicheldrüse. Das Risiko ist Diabetes. Ein ständiges Überangebot an Fetten belastet Leber und Galle. Das Risiko ist eine Leberentzündung (Hepatitis). Nur ein harmonisches Angebot an Nährstoffen erhält den Körper gesund. Die harmonische Nährstoffrelation, ausgehend von der gesamten Kalorienmenge, besteht (nach der Deutschen Gesellschaft für Ernährung) aus 8,5-13% Eiweiß (Protein), 25-35% Fett und aus 45-65% Kohlehydraten. Die Harmonie der Nährstoffe ist bei der Nahrungszusammenstellung immer als erstes zu beachten, erst dann kommt die Berücksichtigung der Kalorien. Warum die Harmonie der Nahrungszusammenstellung wichtiger ist als die Kalorienmenge soll ein Beispiel zeigen: Aus einem großen Patientenkollektiv wurden 2 Gruppen gebildet. In beiden Gruppen hatten die Patienten nahezu identische Stoffwechselsituationen und auch die Randbedingungen wie: Bewegung, Arbeit usw. waren weitgehend gleich. Die Beobachtungszeit dauerte 14 Tage. Die eine Gruppe bekam in dieser Zeit eine Nahrung mit exakt 1000 cal, aber ohne Beachtung der eben empfohlenen Nährstoffrelation. Die andere Gruppe bekam 1300 cal, aber in absoluter Harmonie der Nährstoffe. Das Ergebnis war verblüffend. Die Patienten der 2. Gruppe nahmen mehr an Körpergewicht ab, als die Patienten der ersten Gruppe, obwohl sie jeden Tag 300 cal mehr zu sich genommen hatten als die andere Gruppe. Diese ideale Harmonie der Nährstoffe fordert der Körper immer, auch unabhängig von der Kalorienmenge, die man zu sich nimmt. Nur wenn man sein Gewicht reduzieren will, kann man den Eiweißanteil bis zu 15% steigern und dieses Mehr dann in gleichen Teilen bei den Fetten und Kohlehydraten einsparen. Wie kann man nun diese Grundinformationen in die Praxis umsetzen und die Eßgewohnheiten darauf einstellen? Dazu gehört ein Grundwissen über das Gebiet Energiebedarf, Energielieferanten und Vitalstoffe. Der Mensch braucht Energie, um leben und arbeiten zu können. Energie gewinnt der Organismus aus den Nahrungskalorien. Man sollte allerdings nur die Kalorienmenge zu sich nehmen, die benötigt wird, um das Normalgewicht zu erhalten oder das Idealgewicht anzustreben! Nahrungsenergie wird für den «Grundumsatz», den Arbeitsumsatz und die Wärmeproduktion benötigt. Der Grundumsatz ist die Kalorienmenge, die der Organismus bei absoluter Ruhe und minimaler Wärmeproduktion verbraucht, also dann, wenn die Raumtemperatur genau mit der Körpertemperatur übereinstimmt. Im Durchschnitt benötigt ein Erwachsener: 0,7-1 kcal pro kg Körpergewicht pro Stunde. Der Grundumsatz liegt also bei rund 1000 cal pro Tag.

Wieviel darf und soll man wiegen? Es gibt die sogenannte Broca-Formel. Sie lautet: Körpergewicht in Zentimetern abzüglich 100 ergibt Normalgewicht! Minus 10 % für Männer und Minus 15 % bei Frauen ergibt das Idealgewicht! Beispiel: Ein 40jähriger Mann, Körpergröße 171 cm, der mittelschwer arbeitet, sollte wenn er kein Übergewicht aufbauen will, nicht mehr als 2300 cal pro Tag zu sich nehmen; eine Frau maximal 2100 cal pro Tag. Und nun noch einige Tips vor Beginn eines Diätprogramms.

1. Bestimmen Sie Ihr Zielgewicht, d.h. machen Sie sich lieber eine Therapie mit kleinen Schritten. Setzen Sie sich kleine Ziele, z.b. 3 oder 5 kg, das ist in verhältnismäßig kurzer Zeit zu erreichen. Das Erfolgserlebnis wird Sie motivieren, weiter zu machen.
2. Wiegen Sie sich täglich. Ganz besonders, wenn Sie am Vortag ein wenig oder ein bißchen mehr gesündigt haben. Der Schritt auf die Waage zeigt genau, womit Sie sich auseinandersetzen müssen.
3. Essen Sie bewußt und kontrolliert!
4. Steigern Sie Ihren Energieverbrauch durch Bewegung.
5. Gehen Sie niemals hungrig einkaufen.

Diätprogramm in Stichworten:
- Die Speiseplangestaltung nicht nur von den Kalorien her betrachten, sondern die wünschenswerte Relation der Nährstoffe berücksichtigen!
- Eiweiß: in erster Linie Baustoff, erst in zweiter Linie Energiespender. Pflanzliche und tierische Quellen nutzen!
- Fett: größter Energiespender, deshalb besonders bewußt dosieren. Pfanzliche und tierische Quellen berücksichtigen!
- Kohlehydrate: Getreide, Gemüse und Obst wegen des hohen Anteils an Balaststoffen bevorzugen. Schnell resorbierbare Kohlenhydrate wie Zucker vermeiden!
- Gewürze: Kochsalz nur als letzte Abrundung verwenden, denn 1 kg Salz bindet 100 g Körperflüssigkeit. Bevorzugen sie Küchenkräuter!
- Wasser: An eine ausreichende Flüssigkeitszufuhr denken, d.h. 2 l pro Tag, die üblichen Getränke eingeschlossen!
- Alkohol: Der Genuß von Alkohol kann in der Ernährungsberatung nicht empfohlen werden. Bestehende Gewohnheiten sollten stark eingeschränkt werden.
- Bewegung: Neben der Kalorienreduktion unbedingt auf eine Steigerung des Kalorienverbrauchs achten!

136

Rückenschule: Was folgt danach?

Antje Reinhardt, Hans Rieder

1 Einleitung

Viele Patienten, die in der Orthopädischen Rückenschule ihre falschen Verhaltensmuster erkannt haben und langfristig ändern wollen, bringen nachweislich schlechte
Voraussetzungen zur Umsetzung dieses neuen Wissens mit. Das betrifft nicht nur
Defizite in der Körperwahrnehmung und damit verbundene Schwierigkeiten bei der
Automatisierung ökonomischer und rückenschonender Haltungen und Verhaltensweisen. Bei vielen Patienten sind zudem die körperlichen Voraussetzungen
durch verschiedene Probleme des Stütz- und Bewegungsapparates so ungünstig,
daß sie gar nicht in der Lage sind, z.B. die erlernten Hebe-, Bück-, und Tragetechniken auszuführen. In solchen Fällen ist oft ein monatelanges konsequentes
körperliches Training zur Kräftigung der schwachen Muskelgruppen und Dehnung
der verspannten und/oder verkürzten Muskulatur erforderlich. Dieses langdauern-
de Training kann jedoch in der sechsstündigen Orthopädischen Rückenschule nur
andeutungsweise erfolgen.

Aber auch wenn Teilnehmer günstige Voraussetzungen mitbringen und sie
befähigt sind, die erlernten Übungen und die empfohlenen Verhaltensweisen nach
Abschluß der Orthopädischen Rückenschule weiterzuführen, so ist für die konsequente selbständige Fortsetzung eine erhebliche psychische Energieleistung nötig,
die nur von den wenigsten erbracht wird. Das stellt u.a. auch das bekannte
Bewegungszentrum Isny-Neutrauchburg fest, nach deren Erfahrungen nur 4% der
entlassenen Kurteilnehmer und Patienten das motorische Programm nach der Kur
weiterführen. Deshalb muß statt auf die selbstverantwortliche Eigenbehandlung
konsequent auf weiterführende Maßnahmen unter fachlicher Leitung gesetzt
werden, wie sie in der bewegungsorientierten Therapiestraße skizziert ist (Abb. 1).

Damit wird ein mittel- und langfristiger Prozeß eingeleitet, der über regelmäßige,
fachlich sorgfältig geplante Bewegungsbehandlung aus ganzheitlicher Sicht zur
Beschwerdelinderung oder sogar zur Schmerzfreiheit führen kann. Aus der
Sportpsychologie über Verletzungen ist bekannt, daß Beschwerden erst dann als
überwunden gelten, wenn nicht nur der Schmerz wegfällt, sondern auch die
betreffende Stelle des Körpers völlig frei von bewußtseinsbesetzten Ängsten und

Erwartungen bleibt. Rückenbeschwerden sind demnach erst dann überwunden, wenn Bedenken wie «es könnte....», «vielleicht...», «hoffentlich..» bei sportlichen oder Alltagsbetätigungen nicht mehr auftauchen. Haltungs- und Verhaltensänderung im Sinne einer ganzheitlichen Rückenschule ist also ein langdauernder Prozeß, der nicht nur intensiver medizinischer, krankengymnastischer, psychologischer und pädagogischer Betreuung bedarf. Hier bieten sich in idealer Weise die Möglichkeiten weiterführender Betreuung der ehemaligen Teilnehmer der Orthopädischen Rückenschule in speziellen Rückenkursen und Rückengruppen an. Solche meist ganzheitlich ausgerichteten Kurse werden seit einigen Jahren von speziell dafür ausgebildeten Sportpädagogen geleitet, in einigen Fällen auch von Krankengymnasten oder Ärzten. In diesen stark verhaltensmedizinisch ausgerichteten und sportlich-spielerisch durchgeführten Kursen sind vor allem pädagogische Fähigkeiten des Kursleiters gefragt, der bei gleichzeitigem intensiven individuellen Training der Teilnehmer gruppendynamische und erlebnisorientierte Prozesse in Gang setzt. Damit soll die Motivation zur und die Freude an der Bewegung gefördert und stabilisiert werden. Normalerweise neigt ja der mit wiederkehrenden Rückenproblemen Belastete dazu, sich von körperlichen oder außerhäuslichen Aktivitäten zurück zuziehen, wodurch der Teufelskreis aus «Rückenbeschwerden - Schonhaltung/Fehlhaltung - Bewegungsmangel - zunehmende Beschwerden» verstärkt wird. Als Gegenmaßnahme bieten sich breitgestreute bewegungstherapeutische und ganzheitliche Maßnahmen an, wie das seit über 5 Jahren praktizierte und bewährte «Ganzheitliche Rückenkurs-Konzept zur Vorbeugung von Rückenbeschwerden» von A. Reinhardt (Abbildung 2).

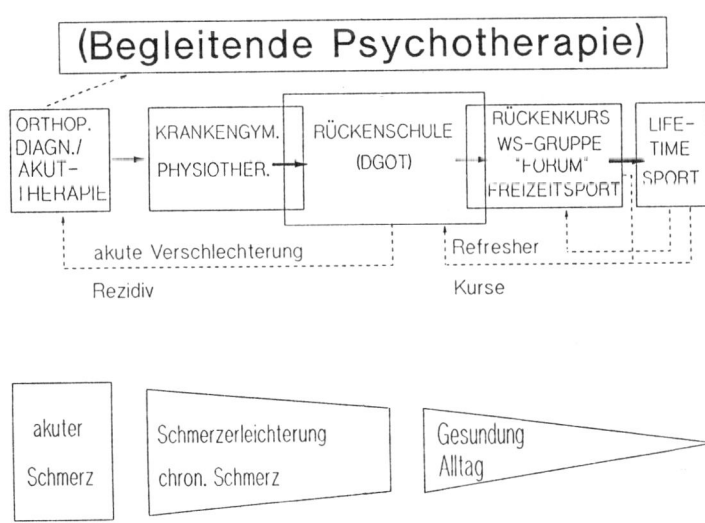

Abb.1. Therapiestraße

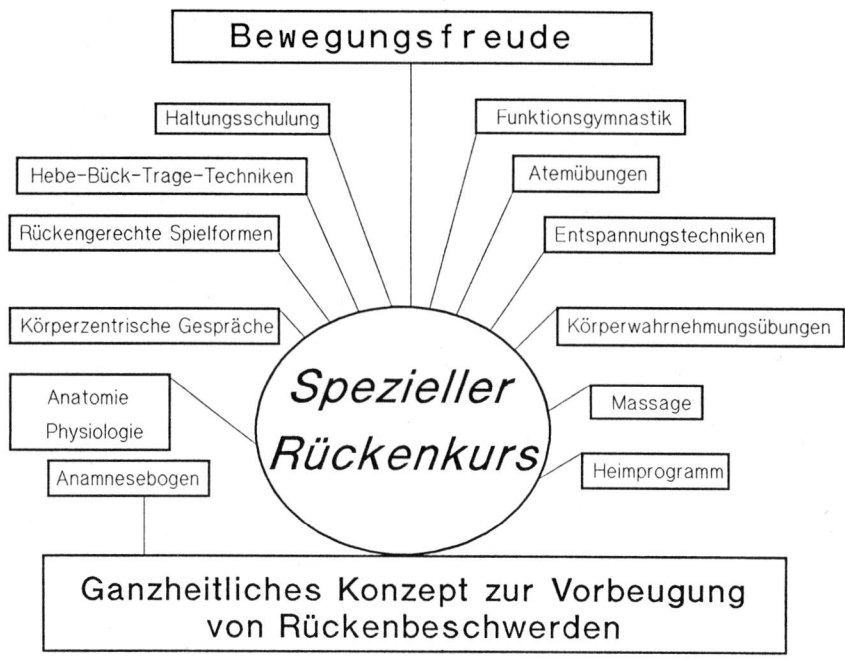

Abb.2. Ganzheitliches Präventionskonzept

2 Praxis und Organisation attraktiver Bewegungsformen: spezielle Rückenkurse

Der Sportpädagoge hat das Ziel, seinen Teilnehmern vor allem angenehme Körpererfahrungen zu vermitteln. Dazu gehören Freude an körperlicher Bewegung, Vermittlung von Erfolgserlebnissen, Neugier auf Möglichkeiten neuer Körperwahrnehmungen, Erfahrungen mit der Wechselwirkung von innerer und äußerer Haltung, sowie abwechslungsreiche Partner- und Gruppenerlebnisse. Die positive Körpererfahrung und der Spaß in der Gruppe sind hier der Schlüssel zum Erfolg!

Dieser Erfolg ist jedoch nur dann gewährleistet, wenn der jeweilige Kursleiter umfassende Kenntnisse aus den angrenzenden Fachbereichen wie Orthopädie, Krankengymnastik, Psychologie, Psychosomatik, Psychomotorik und spezielle Trainingslehre hat, denn nur so kann er jedem Teilnehmer individuell gerecht werden. Ausbildungen dieser Art werden von verschiedenen Institutionen für Sport und Sportwissenschaft sowie Sporthochschulen angeboten; das Lehrteam besteht aus Ärzten, Psychologen, Krankengymnasten, Sportpädagogen und Sporttherapeuten.

Schon seit einigen Jahren gibt es in speziellen Kliniken und Kurzentren Sportpädagogen und Sporttherapeuten, die in Zusammenarbeit mit Ärzten, Psychologen und Krankengymnasten sehr erfolgreiche Rückenkurse durchführen. An dieser positiven Entwicklung war der DVGS (Deutscher Verband für Gesundheitssport und Sporttherapie) und dessen Sektion für Orthopädie und Rheumatologie maßgeblich beteiligt. So wurde in Bad Oeynhausen ein klinikorientiertes Rückenschulkursprogramm in Lerntexten über zwölf Einheiten entwickelt, mit dem sehr erfolgreich gearbeitet wird.

Beachtung verdient auch das weitverbreitete Angebot von Wagus-Karlsruhe mit über 100 Kursen im Jahr, die wie die Kurse des Rückenforums betont präventiv ausgerichtet sind und hauptsächlich in Verbindung mit Betrieben, Krankenkassen, etc. durchgeführt werden.

Wie sollten Programme mit attraktiven Bewegungsangeboten aussehen, die funktionelles muskuläres Training und das Automatisieren rücken- und gelenkschonender Verhaltensmuster mit überdauernder sportlicher Motivation verbinden können, damit statt der eingangs erwähnten 4% wenigstens 50% der Betroffenen zu handlungsfähigen Freizeitsportlern werden?

Eine bewährte Stundengestaltung zur Verwirklichung der ganzheitlichen Ziele der Rückenkurse ist in Tabelle 1 am Ende des Kapitels dargestellt (A. Reinhardt, 1987).

Zu Beginn der Kursstunde werden Fragen der Teilnehmer geklärt, aktuelle Befindlichkeiten erfragt und das jeweilige theoretische Stundenthema anhand speziell erstellter Stelltafeln und Gelenk- und Wirbelsäulenmodellen praxisnah vermittelt. So z.B. das Thema «Aufbau und Funktion der Bandscheibe», wobei Theorie und Praxis immer in einem engen Zusammenhang stehen. Daran schließt sich die spielerische Aufwärmphase mit verschiedenen individuell dosierbaren gymnastischen Formen mit und ohne Handgeräte und mit und ohne Partner an, die zur lockeren Einstimmung von entsprechender Musik begleitet wird.

Es folgen Grundelemente der Rückenschule, die größte Aufmerksamkeit und Konzentration der Teilnehmer fordern, damit die speziellen Techniken korrekt ausgeführt werden. Zum Automatisieren und Festigen der richtigen Hebe-, Bück,- und Tragetechniken werden dann phantasievolle Bewegungsaufgaben gestellt, die allein, mit Partner oder mit der ganzen Gruppe durchgeführt werden, z.B. die pantomimische Darstellung eines Umzuges mit Zusammenrollen von Teppichen, das Bücken nach verschiedenen Gegenständen sowie das Heben und Tragen von schweren Möbeln.

Die anschließende funktionelle Gymnastik dient dem gezielten Kräftigen der schwachen Muskelgruppen und den speziellen Dehnungstechniken verspannter und verkürzter Muskeln.

Dem funktionellem Training wird zeitlich der größte Stellenwert beigemessen. Hier kommt dem Kursleiter die schwerste Aufgabe zu, denn er muß das Training differenziert den individuellen Erfordernissen seiner Teilnehmer anpassen. Daß bedeutet, daß er erkennen muß, bei welchem Teilnehmer die Muskelgruppen verkürzt oder geschwächt sind, um dann jedem Teilnehmer entsprechende Dehnungs- und Kräftigungsübungen anzubieten und das möglichst noch in verschiedenen Ausgangsstellungen. Ohne diese individuelle Vorgehensweise kann der Teilnehmer Muskeldysbalancen nicht ausgleichen. Es bestünde sogar die Gefahr, daß z.B. hypermobile Teilnehmer noch mehr in die Hypermobilität trainiert werden.

Zum Ausklang der Kurseinheit wird die psychophysische Regulation angestrebt, die u.a. durch Entspannungstechniken, Partnermassage oder Körperwahrnehmungs- übungen erlangt werden kann. Das Abschlußgespräch ermöglicht den Teilneh- mern, über ihre Erfahrungen mit Übungsaufgaben zu sprechen. Anschließend werden die individuellen «Hausaufgaben» verteilt.

Für die Lerninhalte und einzelnen Lernschritte erwies sich das von A. Reinhardt erarbeitete und inzwischen über fünf Jahre erprobte «ganzheitliche Rücken- kurskonzept» (s.Tabelle 2.) als überaus erfolgreich. Dieses spezielle Rücken- kursprogramm besteht aus 16 Doppelstunden über einen Zeitraum von 4 Monaten und wurde inzwischen in über 100 Kursen in verschiedenen Betrieben, Krankenkas- sen, Volkshochschulkursen und Studios durchgeführt. Die Kurse finden wöchent- lich statt; die Gruppenstärke beträgt maximal 15 Teilnehmer, damit noch eine individuelle Betreuung, Beratung und Korrektur bei den Übungen gewährleistet ist. Die Kurse beginnen mit dem Grundkurs auf dem weitere Fortgeschrittenenkurse aufbauen bis hin zum funktionellen Fitneßtraining. Es ist den Teilnehmern also möglich, die Rückenkurse verschiedenen Niveaus über viele Monate bis Jahre zu besuchen. Es wird jedoch im Sinne des «Lifetime-Sports» bei entsprechend erworbenem Trainingszustand und Beschwerdefreiheit die Anbindung an Vereine und Institutionen mit speziell ausgebildeten Fachkräften sowie die Aktivierung zum geeigneten Freizeitsport angestrebt.

Schon im Verlauf des Grundkurses erreichen die meisten Teilnehmer eine deutliche Minderung bzw. das Ausbleiben ihrer sonst häufig wiederkehrenden Beschwerden Auch wächst ihr Interesse an Möglichkeiten weiterführender sportlicher Betätigung und aktiver, gesunder Lebensführung; Arztbesuche, Krankengymnastik und Mas- sage müssen weniger in Anspruch genommen werden; Krankschreibungen auf- grund von Rückenbeschwerden nehmen deutlich ab. Aufgrund dieser erfreulichen Entwicklung, die anhand eines Abschlußfragebogens evaluiert wird, haben die meisten gesetzlichen Krankenkassen ihren Bonus an den Teilnehmerkosten von 50% auf 80-100% erhöht; diese Regelung gilt auch für weitere Aufbaukurse.

3 Zusammenarbeit mit Ärzten, Psychologen und Krankengymnasten

Um in den speziellen Rückenkursen die möglichen fließenden Übergänge von «Noch-Prävention» und «Schon-Therapie» so gut wie möglich voneinander abgrenzen zu können, ist die interdisziplinäre Zusammenarbeit des Rückenschulleiters mit den Orthopäden und Krankengymnasten und gegebenenfalls mit dem Psychologen unumgänglich (Abb. 3).

Um unverbindliche und subjektive Eindrucksanalysen zu vermeiden, kann ein umfangreicher Anamnesefragebogen zu Beginn des Kurses Aufschluß über die Rückenprobleme des einzelnen Teilnehmers geben und, falls dieser ohne Empfehlung seines behandelnden Arztes an dem Kurs teilnehmen möchte, über eventuelle Kontraindikationen. Dazu gehören akute Beschwerden, unzureichende Abklärung latenter oder chronischer Beschwerden, noch nicht abgeschlossene krankengymnastische Behandlungen, Vorliegen entzündlicher Erkrankungen der Wirbelsäule und schwerwiegender Begleiterkrankungen. Ein von A. Reinhardt erstellter und speziell für die Rückenkurse entworfener Eingangsfragebogen gibt Aufschluß über Art, Lokalisation, Abhängigkeit und Intensität eventuell vorhandener oder früher vorliegender Beschwerden, über vorausgegangene ärztliche Diagnostik und Therapie, krankengymnastische Behandlungen, Kuraufenthalte und spezielle angewandte Heilverfahren. Fragen nach orthopädischen, internistischen oder gynäkologischen Begleiterkrankungen, nach dem allgemeinen körperlichen Befinden aber auch nach den besonderen Erwartungen an den Kurs ermöglichen eine individuellere Beratung der einzelnen Teilnehmer und eine optimale Gestaltung der Kursstunden. Der Fragebogen erwies sich als ausreichende Basisinformation für beratende Gespräche, Auswahl des individuellen Übungsprogrammes und Evaluation des Istzustandes.

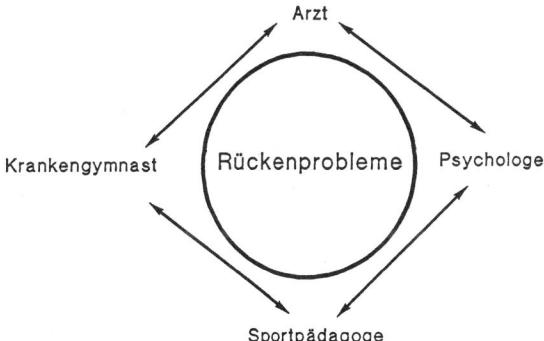

Abb.3. Interdisziplinäre Zusammenarbeit

4 Auswirkungen der Rückenschulbewegung auf die Sportanbieter

Es ist erfreulich festzustellen, daß das zunehmende Gesundheitsbewußtsein der Bevölkerung seinen deutlichen Niederschlag in den Programmen der verschiedenen Sportanbieter finden. Um der wachsenden Nachfrage nach speziellen Gesundheitssportangeboten nachkommen zu können, bieten in zunehmenden Maße die Sport- und Hochschulverbände ihren Übungsleitern und Sportdozenten bessere Fortbildungen im Bereich präventiver Wirbelsäulengymnastik an, so daß auch hier die funktionellen Aspekte gymnastischer Übungen immer mehr Berücksichtigung finden. Die Sportvereine, insbesondere die traditionellen Mehrspartenvereine mit turnerischer Vergangenheit, bieten wichtige weiterführende Gymnastikprogramme an. Zudem bieten sie den Vorteil dauerhafter sozialer Anbindung und ein immer breiter gefächertes Sport- und Spielangebot. Aber auch die Volkshochschulen, Fitness-Studios und private Anbieter erweitern ihre Gesundheitssportangebote. Letztendlich entscheidet jedoch die Qualität der jeweils tätigen Sportpädagogen und Übungsleiter; ihre bestmögliche Ausbildung ist somit vordringliche Voraussetzung für den überdauernden Erfolg nach der Orthopädischen Rückenschule und den speziellen Rückenkursen.

Die Beantwortung der Frage «Rückenschule: Was folgt danach?» führt zu der Erkenntnis, daß sich Orthopädische Rückenschule und spezieller Rückenkurs in idealer Weise ergänzen können und müssen. Die Entlassung aus der ärztlich geleiteten Rückenschule muß eine Folge weiterführender Aktionen eröffnen, um eine Stabilisierung des Erfolges zu erreichen, Bewegung als sekundärpräventives Mittel gegen Rückfälle und als Kontrolle veränderten Bewegungsverhaltens zu nutzen und mit den Möglichkeiten attraktiver Sportvermittlung praktisch umzusetzen. Sportpädagogen und Sporttherapeuten entwickeln diese sekundärpräventiven Formen aktuell weiter. Die Zielsetzung heißt also: «Gesundheit festigen», damit es gar nicht erst zu Rückenbeschwerden kommt. Die interdisziplinäre Zusammenarbeit zum Wohle des Patienten (Abb. 3) muß von den beteiligten Berufsgruppen gelernt und optimiert werden. So könnte es den Betroffenen gelingen, aus dem Teufelskreis «Rückenbeschwerden - Fehlhaltung/Schonhaltung - Bewegungsmangel - verstärkte Beschwerden» zu entkommen.

Tabelle 1. Stundenaufbau der Rückenkurse

Die Kursstunden (90 min) haben folgenden Aufbau:

1. Eingangsgespräch (ca. 5 min)
- Austausch mit den Teilnehmern (Erwartungen, Erfahrungen, Klärung von Fragen...);
- Besprechen des jeweiligen Stundenthemas (z.B. Aufbau und Funktion der Bandscheibe).

2. Aufwärmphase (ca. 10 min)
- individuell dosierbare Formen des Gehens, Federns, Laufens;
- Spielerische Aufwärmgymnastik mit Musik (u.a. mit Handgeräten wie Seil, Stab, Ball, Reifen);
- Gruppendynamische Spiele zum gegenseitigen Kennenlernen.

3. Rückenschule (ca. 15 min)
- Gezielte Haltungs- und Koordinationsschulung;
- Richtiges Sitzen (Hinsetzen-Aufstehen), Stehen und Gehen;
- Einüben und verbessern der Bück-Hebe-Trage-Techniken;
- Spielformen zum festigen und automatisieren der erlernten Techniken.

4. Spezielle Funktionsgymnastik (ca. 40 min)
- Einüben neuer sowie wiederholen und intensivieren bekannter Übungen;
- Kräftigungsübungen für schwache Muskelgruppen;
- Dehnungsübungen für verspannte verkürzte Muskeln;

  Übungstypen:
  a) Einzelübungen mit und ohne Gerät;
  b) Übungen mit Partnerhilfe;
  c) Partnerübungen mit und ohne Gerät.

  Ausführung:
  a) im Sitzen und Stehen;
  b) im Vierfüßlerstand und Päckchen (Matten);
  c) in Rücken-, Bauch und Seitlage (Matten).

5. Ausklang, psychophysische Regulation (ca. 15 min)
- Konzentrative Körperwahrnehmungsübungen (allein, Partner, Gruppe);
- Massagetechniken;
- Entspannungstechniken (z.B. Reise durch den Körper, Relaxation nach Jacobson).

6. Abschlußgespräche (ca. 5 min)

- Besprechen der Kursstunde und individueller Probleme;
- Verteilen ausführlicher Übungsanleitungen und Skripten zum behandelten
  Thema:
  a) individuelle Übungsauswahl für das Heimprogramm;
  b) Ankündigung des nächsten Stundenthemas.

Tabelle 2. Konzeption eines 16-stündigen Rückenkurses
- Das Heidelberger Modell -

1. Generelle Einführung

Erste Stunde: Aufbau und Funktion der Wirbelsäule (WS)

Haltungsfehler und Fehlverhalten in Alltag und Beruf und ihre Folgen (Fehlstatik, Dysbalancen, Fehlbelastungen der Bandscheibe, Haltungsschwächen etc.)

- Rückenbetonte Spielformen und Übungen zum Sitzen
  (Aufrechtsitzen, Hinsetzen, Aufstehen);
- Übungen zur Beckenbeweglichkeit (Kippen, Aufrichten);
- Einführung in Bück-, Hebe- und Tragetechniken;
- Gangschulung.

2. Beweglichkeit des Körpers und der einzelnen WS-Abschnitte

Zweite und dritte Stunde: Aufbau und Funktion von Muskeln und Gelenken, Stütz- und Bewegungsapparat

a) aktive und passive Strukturen;
b) Steuerung.

- Vor- und Rückneigen, Seitneigen, Rotationsübungen;
- Übungen zur Beckenbeweglichkeit im Sitzen und Stehen;
- Intensives Haltungstraining;
- Vertiefung der Bück-, Hebe- und Tragetechniken;
- Übungen zur Kräftigung der Bauch- und Rumpfmuskulatur;
- Übungen zur Dehnung verkürzter Muskelgruppen (Wade, Hüftbeuger, Oberschenkelstrecker, etc.).

Vierte Stunde: B eweglichkeit der Lendenwirbelsäule (LWS)

Übungen zur Mobilisation und Stabilisation der LWS:

- WS-aufrichtende Übungen und WS-stabilisierende Übungen;
- Aktive und passive Dehnung der ischio-cruralen Muskelgruppe;
- Ganzkörperspannungsübungen im Sitzen, Liegen und Stehen;
- Übungsprogramm zum LWS-Syndrom.

Fünfte Stunde: Beweglichkeit der Halswirbelsäule (HWS)

Übungen zur Mobilisation und Stabilisation der HWS:

- «Vor- und Rückgeiern», HWS-Streckung («Marionette»);
- Dehnung der Muskulatur im Schulter-Nackenbereich;
- Übungsprogramm zum HWS-Syndrom.

Sechste Stunde: Beweglichkeit der Brustwirbelsäule (BWS)

Übungen zur Mobilisation und Stabilisation der BWS:

- Aufrichtung der BWS;
- Rotation der BWS;
- Übungen zu den zwei Diagonalen der Schulter:

a) aktive und passive Dehnung der Brustmuskulatur;
b) Übungsprogramm zum BWS-Syndrom.

3. Funktionelle Anatomie des Rückens

Siebte Stunde: Der Rücken

a) Oberflächenrelief und Muskel
b) tastbare Knochenpunkte

- WS-aufrichtende Übungen und WS-stabilisierende Übungen;
- Ganzkörperspannungsübungen im Sitzen, Stehen und Liegen;
- Intensivierung bekannter Übungen;
- Erweiterung der Übungen zur HWS, BWS, LWS.

Achte Stunde: Der Rücken

a) tiefere Rückenmuskulatur;
b) autochtone Rückenmuskulatur.

- Übungen zur Auffältelung der BWS und LWS;
- Gegenrotationspartnerübungen;
- Wiederholung und Intensivierung bewährter Übungen.

Neunte/zehnte Stunde: Der Rücken

a) Rückentypen (Rund-, Flach-, Hohlrundrücken, Hohlkreuz);
b) Haltungstypen (skoliotische Fehlhaltung, seitliche Beckenverschiebung, Beckenschiefstand, etc.);
c) Facettensyndrom, Muskelhartspann, etc.

- Herausfinden des eigenen Rückentyps;
- Aktive Nachahmung verschiedener Rückentypen;
- Wiederholung und Intensivierung bewährter Übungen.

4. Mögliche Folgen von Fehlbelastung, Fehlstatik und Dysbalancen für Bewegungssegmente und Bandscheiben

Elfte Stunde: Bewegungssegment und Bandscheibe

a) Aufbau;
b) Funktion.

- Intensivierung bekannter Übungen;
- Erweiterung der Übungen zur HWS, BWS, LWS.

Zwölfte Stunde: Bandscheibendegeneration

a) physiologischer Prozeß;
b) vorzeitige Degeneration.

- Wiederholung und Intensivierung bewährter Übungen.

Dreizehnte Stunde: Verlagerung der Bandscheibengewebe im LWS-Bereich

a) Hexenschuß (lokaler Kreuzschmerz);
b) Ischias;
c) Mischformen.

- Wiederholung und Intensivierung bewährter Übungen.

Vierzehnte Stunde: Verlagerung von Bandscheibengewebe im HWS-Bereich

a) Nackenschuß

- Wiederholung und Intensivierung bewährter Übungen.

b) Schulterarmsyndrom

Fünfzehnte Stunde: Vorstellung alternativer Liege-, Sitz- und Arbeitsmöbel sowie gymnastischer Trainingsgeräte

- Erprobung verschiedener Sitzmöbel und Trainingsgeräte;
- Wiederholung und Intensivierung bewährter Übungen.

5. Letzte Kursstunde

Sechzehnte Stunde: Abschlußstunde

- Wiederholung und Intensivierung bewährter Übungen;
- Individuelles Heimprogramm für die Kursteilnehmer;
- Abschlußgespräch über geeignete sportliche Aktivitäten für den einzelnen Teilnehmer.

Rückenschule am Arbeitsplatz

Bernd Reinhardt

«LBP» (low-back-pain), stellvertretend für alle Rückenprobleme, hat sich im 20. Jahrhundert in den Industrienationen zur Epidemie entwickelt. Alarmierend ist dabei das exponentielle Anwachsen der Erkrankungsfälle in den letzten Jahrzehnten dieses Jahrhunderts. Als «Wundermittel» gegen diese aggressive und schnell um sich greifende Zeitkrankheit wurde die Ergonomie geschaffen, die Wissenschaft, die sich mit der Anpassung der Arbeit an den Menschen (nicht umgekehrt) befaßt. Die Dosis, in der dieses «Wundermittel» verabreicht wird, ist homöopathisch und damit bisher wenig wirksam. Ergonomie gehört zum Arbeitsbereich der Arbeitsphysiologie und setzt einen interdisziplinären Erfahrungs- und Wissensaustausch zwischen Medizinern, Psychologen, Physiologen und Technikern voraus. Der Kreis der verschiedenen Disziplinen, die sich mit der Ergonomie befassen, muß um einige weitere Berufsgruppen erweitert werden: Sportpädagogen (Fitness am Arbeitsplatz, das Bewegungsintermezzo zwischendurch z.B.), Krankengymnasten (um den potentiell Rückenkranken rechtzeitig den Rücken zu stärken), Gesundheitsanimateure (um die Arbeit nicht zur Maloche werden zu lassen), Designer für die menschenfreundliche Arbeitsplatzgestaltung und Umgebung.

«LBP» ist multifaktoriell verursacht, wobei allerdings die Arbeit einen entscheidenden Krankheitsfaktor darstellen kann. Den Beruf Hausfrau gibt es bedauerlicherweise noch nicht, obwohl gerade bei der Gestaltung des Hausarbeitsplatzes die Ergonomie gefragt ist. Aufgabe einer analytisch ausgerichteten Epidemiologie ist es, aus dem Bündel der Belastungsfaktoren diejenigen zu identifizieren, die an der Gesundheitsstörung ursächlich beteiligt sind. Der Beweis, daß eine Erkrankung arbeitsbedingt entsteht, ist häufig schwer zu erbringen. Kausalbeziehungen zwischen Gesundheitsstörung und beruflicher Belastung (Einwirkung) lassen sich aber ausreichend begründen. Schon die Definition und Abgrenzung «arbeitsbedingte Erkrankung - Berufskrankheit» stellt einen Drahtseilakt dar. Nach Watermann (1981) versteht man unter einer arbeitsbedingten Erkrankung eine solche Gesundheitsstörung, bei der die Arbeitsumstände eine Teilursache darstellen. Als Berufskrankheit im Sinne des 515 der RVO dagegen soll die Gesundheitsstörung im wesentlichen durch die Arbeitsumstände verursacht werden. Die Rückenschule am Arbeitsplatz beschränkt sich auf orthopädische Probleme, die sich am Arbeitsplatz ergeben, also auf die Position und die Funktion des Bewegungsapparates, insbesondere auf die Funktion der Wirbelsäule. Die Arbeitsmedizin beschäftigt sich ansonsten mit allen Umweltproblemen, die den arbeitenden Menschen umgeben (Luft, Licht, Staub, Lärm, usw.).

Rückenschule am Arbeitsplatz verlangt aber auch vom Orthopäden ganzheitsmedizinische Kenntnisse, schließlich bestimmen die Sinnesorgane und deren Beeinflussung die Position des Kopfes, Halses und Rumpfes. Auch am Arbeitsplatz bleibt der Mensch Mensch, mit all den seelisch belastenden, oft im Sinne des Wortes nicht mehr ertragbaren Umweltbedingungen. Das Tätigkeitsfeld des mit der Rückenschule beauftragten Orthopäden erweitert sich zwangsläufig vom bloßen Schmerzbehandeln zur Tätigkeit eines Detektivs, der sich mit wissenschaftlicher Akribie «an die Ferse» arbeitsmedizinischen Fehlverhaltens heftet. Banal ausgedrückt: Es muß nicht immer der Computer sein, der den Blick konstant nach links lenkt und hierdurch die Schulter-Nacken-Muskulatur linksseitig verspannt, es kann auch die in der Freizeit so liebend gerne linksseitig getragene Schultertasche sein, die immer wieder hartnäckige Schulterverspannungen links behandlungsbedürftig machen.

Daß jedes Berufsbild berufsspezifische Muskeltätigkeit, Belastung, Beschwerden, Erkrankung verursacht, dies beweisen die nachfolgend ausgeführten Beispiele aus dem täglichen Arbeitsleben. So zeigt eine Studie der orthopädischen Klinik der Universität Düsseldorf, daß hinter dem harmonisch klingenden und wirkenden Orchester ein Sammelsurium menschlich leidender und orthopädisch behandlungsbedürftiger Musiker steckt. Nach den aufgeführten Ergebnissen ist der häufigste vom Orchestermusiker aufgesuchte Arzt der Orthopäde. Die Schmerzlokalisation der orthopädischen Beschwerden im gesamten Musikerkollektiv zeigte ihren Schwerpunkt am Nacken und an der Wirbelsäule. Kopfschmerzen waren häufig. So gab es im Vergleich orthopädischer Lokalisationen bei hohen und tiefen Streichern unterschiedliche Schmerz- und Beschwerdebilder. Ausschließlich die Spieler der hohen Streichergruppe (Geigen und Bratschen) zeigten Beschwerden an Schulter- und Armbereich. Eine Erklärung könnte darin liegen, daß die hohen Streicher im Gegensatz zu den tiefen Streichern den Bogen-Arm gegen die Schwerkraft führen müssen. Der Vergleich orthopädischer Beschwerdelokalisationen zwischen Streichern und Bläsern ergab, daß tendenziell bei Streichern die bereits erwähnten Beschwerden der gesamten oberen Extremitäten (Schulter, Ellenbogen, Arm), bei Bläsern eher die Beschwerden der Schulter und der Hand auftraten. Die unterschiedlichen Spieltechniken in beiden Gruppen können dieses Verteilungsmuster bedingen: Während bei Bläsern die Schulter durch das Halten des Instrumentes und die Hand durch die Betätigung der Klappen belastet wird, benützen die Streicher den gesamten Arm zur Bogenführung. Die genaue Beobachtung der Cellisten und Kontrabassisten deckt zumeist die vermehrte Lordosestellung der HWS der Musiker auf. Die Haltungskonstanz der HWS in nicht ganz physiologischer Position könnte die auffällige Häufung der Nackenbeschwerden und der Kopfschmerzen durchaus erklären.

Fagottisten hingegen berichteten, daß ihre Nackenbeschwerden von dem Gewicht des Instruments, welches an einem Halteriemen um den Hals getragen wird, herrühren.

Oboisten klagen typischerweise über Schmerzen am Daumengrundgelenk, das Instrument wird beim Spielen auf den Daumen abgestützt. Nachdem es den Arzt für Kunstmedizin bislang noch nicht gibt, muß wohl jeder Orthopäde mit dem ihm gestellten Problem fertig werden. Wenn man als Orthopäde nur die gängigen Schmerztherapieverfahren kennt und anwendet, so ist das Rezidiv, das heißt das Wiederauftauchen eines unzufriedenen Musikergesichtes in der Praxis die Regel. Der rückenschulerfahrene Orthopäde gibt dem Musiker richtige Ratschläge zur Verbesserung einer für ihn lebenswichtigen Spielfähigkeit (Arbeitsfähigkeit).

Sicher ist es nicht die Lösung, dem Geiger zu empfehlen, das Instrument zu wechseln und Trommel zu spielen. Die Lösung des Mittelalters, daß Saiteninstrumente in Höhe des Bauches abgestützt wurden, wird heute im Orchester nicht mehr akzeptiert. Man ist dann gefordert, als Orthopäde etwas über die geschlossene kinetische Bewegungskette des Schulter-Arm-Hand-Systems zu wissen, um zumindest die korrekten Ratschläge und Verordnungen geben zu können.

Die Muskelkette, um den linken Arm des Geigers in die richtige Position zu bringen: Der Muskel, der das Anheben des rechten Armes gewährleistet, ist der m.deltoideus, der die Schulter wie eine Kappe überdeckt. Morphologisch wie auch funktionell gibt es drei Portionen: den klavikularen Anteil, den akromialen und den scapularen Anteil. Die Aktivität der Einzelteile hängt von der räumlichen Bewegungsrichtung ab, in welcher der Arm gehoben und gehalten werden soll. Beim Geigenspiel ist der klavikulare Anteil der am meisten aktivierte dieser drei Anteile; er wird vom akromialen Anteil unterstützt, während der scapulare Anteil wenig aktiv ist. Hilfsmuskeln, um den Arm in der Vorhalte zu fixieren, sind der m.serratus lateralis und der m. supraspinatus. Ihre Aufgabe während des Anhebens ist es, das Schulterblatt zu bewegen und, während der Arm in Position ist, den Schultergürtel in dieser Position zu halten, zusammen mit anderen stabilisierenden Muskeln, wie dem m. trapezius, m.pectoralis und m. subclavius. Die Außendreher der Schulter, der m. infraspinatus und m. teres minor, neutralisieren die Innenrotatoren. Einer der wichtigsten Muskeln beim Violinspielen ist der m. biceps brachii. Die Bizepsmuskulatur überbrückt Schultern und Arme. Die zwei Köpfe dieses Muskels haben unterschiedliche Funktionen im Bereich des Schultergelenkes. Kontraktion des kurzen Bizepskopfes zieht den Arm zum Körper, während der lange Kopf den Arm abduziert. Während des Violinspiels ist eine beachtliche Aktivität in beiden Bizepsanteilen zu beobachten. Im Ellenbogen supiniert der Bizeps den Vorderarm und ergänzend dazu zieht er ihn gegen den Oberarm. Die Supination wird assistiert durch den m. supinator und den m. brachio radialis. Der stärkste Muskel ist allerdings der Bizeps. Der m. brachialis spielt bei technischen Manövern der linken Hand eine gewisse Rolle.

Der m. triceps brachii als Antagonist der Flexoren stabilisiert und streckt den Ellenbogen. Die aktive Rolle des Trizeps ist auf gewisse definierte linke Handtechniken, wie z.B. auf das Vibrato, abgestimmt. Die Rolle, die m. latissimus dorsi und der m. pectoralis major beim Armvorheben und beim Halten sowie beim Violinspielen spielt, ist gering. Der Arm muß auf jeden Fall gegen die Schwerkraft angehoben und gehalten werden. Schon hier gilt es, daß der Geigenlehrer in

Betracht ziehen sollte, daß diese Bewegung automatisiert wird und daß die Agonisten in die entsprechenden Spielpositionen heben. Der Spieler muß sich bemühen, solche Muskeln zu entspannen, die in die Richtung der Schwerkraft wirken. An erster Stelle gehören der m. pectoralis major und der m. latissimus zu diesen Muskeln, die entspannt werden müssen. Eine optimale Spannung muß für den vorderen Anteil des m. deltoideus, den m. serratus lateralis und den m. biceps gelten. Ein praktischer Weg ist es, den Schüler mit dem Gefühl «der freien Achselhöhle» vertraut zu machen. Dies bedeutet, er muß einerseits vermeiden, den Arm gegen den Körper zu pressen, andererseits ihn in einer steifen Art zu halten. Trendelenburg (1925) hat die Haltung des Armes des Violinisten etwa so beschrieben: «Free fall play». Soviel zur Muskelkette!

Auch die korrekte Haltung einer Geige mag den interessierten Orthopäden beschäftigen: den Kopf zu stabilisieren und zu bewegen ist die Aufgabe der Nackenmuskeln, des oberen Teils des m. trapezius und m. erector spinae. In aufrechter Position liegt das Gravitationszentrum des Kopfes vor der Wirbelsäule. Dies bewirkt konsequenterweise, daß der Kopf nach vorne fallen würde, wenn die Nackenmuskeln nicht dagegen halten würden. Der Schädel sichert die Violine gegen das Schlüsselbein, indem der Kopf von oben nach unten der Schwerkraft folgend mit der linken Kieferseite preßt. Die elektromyographisch untersuchten Muskelfunktionen zeigten, daß die Spannung im m. sternocleidomastoideus der linken Seite beachtlich geringer war als im Muskel der rechten Seite. Diese Beobachtung zeigt an, daß, um die Violine zu sichern, der Kopf nach links gedreht sein muß, und daß, um das Gerät zu stabilisieren, das Abstützen von Wichtigkeit ist. Der linksseitige m. sternocleidomastoideus arbeitet gewissermaßen Hand in Hand mit dem Gewicht des Kopfes, während der rechte Muskel den Druck auf die Violine regelt. Diese Kopfposition wird nicht durch passives «Auftropfen» beibehalten, sondern ist das Ergebnis einer sehr genau arbeitenden Muskelkoordination. Unter vielen Faktoren der Koordination spielt das Gewicht des Kopfes einen ausschlaggebenden Faktor, ist jedoch der Kontrolle einer regulierten Muskelspannung untergeordnet. Die Muskeln, die den Kopf halten, nehmen am Geigenspiel in einer dynamischen, nicht in einer statischen Form, teil. Es wurde festgestellt, daß der Muskeltonus im linken m. sternocleidomastoideus und m. trapezius anstieg, wenn das Vibrato gefordert war; noch mehr Spannung wurde im Verlauf energischer Bewegungen des Martelé entwickelt. Der Aktivitätszuwachs an der linken Seite am m. sternocleidomastoideus bedeutet stärkere Fixation des Instrumentes. In Ergänzung zum Kopfhalten muß das obere Drittel des rechten m. trapezius beim Bogenführen mithelfen. Entsprechende Daten zeigten an, daß die beabsichtigte Muskelkooperation absichtlich vom Kopf her unterstützt werden kann und auch von der linken Seite des Kiefers, wenn dieser nach links gedreht wird und auf der Violine plaziert wird. Dies sollte kein Gefühl der Spannung im Nacken hervorrufen. Das Rückwärtsneigen bzw. Rückwärtsspannen des Nackens sollte beim Halten des Instruments vermieden werden. Das Beispiel des Geigenspielers ist deshalb so ausführlich beschrieben, weil wir daran am ehesten die Schwierigkeit erkennen können, richtige Ratschläge zu geben.

Solange von den Einzelberufen keine derartig detaillierten Angaben und Erkenntnisse vorliegen, müssen wir zumindest Grobkonzepte zur Prävention und Rehabilitation anbieten. Grundsätzlich ist jede, wenn auch noch so unspezifische Gymnastik für den Nacken zwischendurch auch für den Musiker im Orchester geeignet. Der Musiker selbst erkennt am besten, welche Muskeln er beim Spiel anspannen muß bzw. welche sich beim anhaltenden und ausdauernden Üben verspannen. Diese Muskeln muß er dehnen. Wenn er diese Muskeln postisometrisch dehnt, ist dies besser als wenn er nur dehnt. Wenn man die Antagonisten aktiviert, müssen die Agonisten entspannen, auch dieser Regel kann man sich bedienen. Nachdem der gesamte Schultergürtel «nach vorne» orientiert ist, ist es sinnvoll, jede Muskelbalance wiederherzustellen durch Übungen, die die Schulterblätter fixieren und somit die Schultern nach «hinten» nehmen. Dehnungsübungen des Nackens wie Lockerungsübungen für den Schultergürtel sind Pflichtübungen. Man muß bedenken, daß die Muskulatur unausgewogen beansprucht wird, so arbeitet die Körperseite der Geige mehr isometrisch, die des Geigenbogens mehr dynamisch. Logischerweise würde man der mehr dynamischen Körperhälfte mehr isometrische Übungen anbieten, der vorwiegend isometrisch arbeitenden Körperhäfte die dynamischen Übungen. Nachdem wir Orthopäden mit den Muskelketten nicht so vertraut sind wie die Krankengymnasten, sollten wir den Musiker zu erfahrenen Krankengymnasten zur Einstudierung der entsprechenden Übungen schicken. In Holland kenne ich einen Krankengymnasten, der sich fast ausschießlich mit Musikern beschäftigt.

Jeder erfahrene Geigenlehrer und jeder erfahrene Orthopäde wird selbstverständlich auf die Körperhaltung beim Geigenspiel achten, die ausschlaggebend ist für die muskuläre Rumpfbalance. Ein guter Geiger sitzt an sich schon vorbildhaft im Beckenbereich durch Absenkung und Versetzen der Beine gegeneinander, wodurch erst die Beckenaufrichtung ermöglicht wird. Nachdem die meisten Musiker bereits im 5./6. Lebensjahr zu üben beginnen, sind die Erkenntnisse der Rückenschule vor allem am Anfang der Geigenschule bedeutsam.

Rückenschule in die Schule! Rückenschule in die Geigenschule!

Eine einmalige Studie gibt es über die Tätigkeit des Zahnarztes: der Zahnarzt im Blickfeld der Ergonomie, eine Analyse zahnärztlicher Arbeitshaltungen. Diese Studie wurde am Institut für Arbeitswissenschaft der TH Darmstadt durchgeführt. Ergebnisse und Erkenntnisse dieser Studie, die für uns arbeitsmedizinisch relevant sind: Die Beschwerden, die den Zahnarzt plagen, bevorzugen den Nacken, die Schulter und Rückenregion. Es besteht ein statistischer Zusammenhang zwischen der täglichen Arbeitsdauer der Zahnärzte und der Häufigkeit der oben genannten Beschwerden des Stütz- und Bewegungsapparates.
Es besteht ein statistischer Zusammenhang zwischen Körperstellung (stehend, sitzend), Einsichtnahme, Arbeitsposition und Körpergröße des Zahnarztes einerseits und der Beschwerdehäufigkeit andererseits. An Nacken-, Schulter- und Rückenmuskulatur von Zahnärzten konnte mittels Beanspruchungsmessungen Anzeichen der Überbeanspruchung festgestellt werden.

Schlußfolgerung:
1. Bei Zahnärzten besteht ein tätigkeitsspezifischer Risikofaktor, der Gesundheitsstörungen des Stütz- und Bewegungsapparates hervorruft.
2. Der Risikofaktor ist mit der Arbeitsstellung (stehend, sitzend mit einzelnen Haltungen) des Zahnarztes verknüpft.

Mit detektivischer Genauigkeit und mit wissenschaftlich relevantem Umfang wurden die Einzelfaktoren arbeitsbedingter Erkrankungen des Zahnarztes identifiziert. So analysierte ein Befragungsbogen die relative Häufigkeit von berufsbedingten körperlichen Beschwerden. 466 Fallauswertungen zeigten, daß der Zahnarzt offensichtlich im Nacken-, Schulter- und Rückenbereich Beschwerden hat mit bevorzugtem Befall der rechten Körperseite. Wegen Beschwerden im Nacken-, Schulter- und oberen Rückenbereich waren diese 466 Zahnärzte 534 Tage arbeitsunfähig, wobei der Schwerpunkt der Arbeitsunfähigkeit mit 350 Tagen eindeutig im Bereich des unteren Rückens lag. Die Belastung wird charakterisiert durch Belastungshöhe, Belastungsdauer und Belastungsart. Diese Belastungsgrößen ergeben sich aus der Anzahl der Scheine pro Quartal, täglicher Behandlungsdauer, Berufsjahren, Körperstellung des Zahnarztes, Behandlungsposition. Randbedingungen, wie Geschlecht, Alter, Körpergröße, Körpergewicht und andere Beschwerden wurden berücksichtigt. Weitere Untersuchungen ergaben, daß bei überwiegend sitzender Arbeitsweise weniger oft Beschwerden in den unteren Extremitäten und im unteren Rücken auftraten. Die überwiegend im Stehen behandelnden Zahnärzte haben deutlich weniger Beschwerden im Hals-, Nacken- und Schulterbereich. Es zeigte sich, daß die überwiegend stehende Position für den Hals, Nacken und für die Schulter günstiger war, während sich das Sitzen für den unteren Rücken, den Unterschenkel und die Füße günstiger zeigte.

Auch die Art der Einsichtnahme des Zahnarztes in den Mund des Patienten wurde statistisch aufgeschlüsselt, individuelle Charakteristika der Zahnärzte, wie Geschlecht, Lebensalter, Körpergröße und Körpergewicht ergaben nicht übersehbare Ergebnisse. Weibliche Zahnärzte zeigten deutlich häufiger Beschwerden im Hals,- Nacken- und Schulterbereich als ihre männlichen Kollegen. Hier dürfte als Ursache am ehesten wohl der Konstitutionsunterschied in Frage kommen.

Daß mit dem Alter die Beschwerdenhäufigkeit zunahm, war fast zu erwarten.

Grundsätzlich hatten über 1,80 m große Zahnärzte mehr Beschwerden als diejenigen, mit einer Körpergröße unter 1,80 m. Wenn es jemals die orthopädische Gesundheitsuntersuchung geben wird, so hat der rückenschulerfahrene Orthopäde selektiv dem einen diesen, dem anderen jenen Beruf zu empfehlen bzw. abzuraten.

Die Beschäftigung mit der Anthropometrie erleichtert uns Orthopäden die Selektion (vielleicht gibt es dafür mal ein besseres Wort). Wenn wir heute die vorgeschriebene Untersuchung im Sinne des Arbeitsschutzgesetzes durchführen, so müssen wir das Verhältnis zwischen der beruflich geforderten Leistung und der Belastbarkeit des Individuums einschätzen können. Ein «Riese» sollte den Beruf des Uhrmachers nicht erlernen. Eine kleinwüchsige Zahnarzthelferin sollte zu keinem Zahnarztriesen, da sie zumeist am gleichen Arbeitstisch mit ihrem Chef arbeiten muß.

Zahnärzte mit größerem Körpergewicht klagten eigentlich im wesentlichen über Beschwerden im Bereich der unteren Extremitäten.

Beanspruchung kann man messen: diese Beanspruchungsmessungen wurden bei Zahnärzten im Nackenbereich (m. erector spinae, zervikaler Anteil links, im oberen Rückenbereich der m. trapezius p. descendens rechts, im Schulterbereich der m. deltoideus p. acromialis rechts, im unteren Rückenbereich der m. erector spinae, lumbaler Anteil links). Gemessen wurde die myoelektrische Aktivität (MEA) als Beanspruchungsindikator. Die größte Destabilisierungshäufigkeit mit 55 % aller untersuchten Abschnitte trat bei der Nackenmuskulatur auf.

Ermüdung kann durch Erholung rückgängig gemacht werden, dies zeigten die Ergebnisse ebenso. Waren die Erholungszeiten zwischen den einzelnen ermüdenden Haltungsabschnitten nicht ausreichend lang bemessen, so trat über einen längeren Zeitraum gesehen eine Ermüdungskumulation ein. Die Ermüdungsprozesse sind eindeutig Ausdruck der Überbeanspruchung. Viele Muskeln wurden bis an die Grenze ihrer Ausdauerfähigkeit beansprucht. Deshalb sind auch Arbeitsunterbrechungen, Pausen und Bewegung gegeben.

Die zahnärztliche Tätigkeit läßt sich aufgrund des arbeitswissenschaftlichen Erhebungsverfahrens zur Tätigkeitsanalyse (AET) charakterisieren. Hierzu ist die Erfassung, die Typologisierung von Körperhaltungen bei zahnärztlicher Tätigkeit erforderlich. Dies geschieht mit einer Videokamera mit angeschlossener elektronischer Uhr, welche die Bewegungsabläufe mit den entsprechenden Körperhaltungen erfaßt. So konnte die Dauer, die Reihenfolge und die Häufigkeit einzelner Tätigkeiten beobachtet werden. Die Körperhaltungen konnten klassifiziert werden und Körperhaltungen ergonomisch bewertet werden. So läßt sich die Klassifikation von ergonomischen Bewertungsmethoden einteilen in objektive und subjektive Beurteilungen. Die Einstufung subjektiv erlebter Beanspruchung geschieht nach der sog. Borg-Skala. Der Belastungsindex diente innerhalb der Haltungstypologie als ein summarisches Maß an Bewertung der durch einen Körperhaltungstyp verursachten relativen Belastungshöhe. Demnach war bei sitzender Körperhaltung der Zahnärzte der Belastungsindex der Haltung Z1.4 am größten (siehe Abb.1). Auch der Anstrengungsgrad einer Körperhaltung wurde definiert. Der haltungsspezifische Beanspruchungsindex läßt sich am ermittelten IA-Wert der 4 untersuchten Muskeln für jede Körperhaltung ermitteln. Diese Untersuchungen ergaben, daß eine Reduzierung der Körperhaltung Z1.5 vorrangig angestrebt werden soll (Gestaltungs- und Verhaltensmaßnahmen sind erforderlich). Die Körperhaltungen Z1.1 und Z1.3 wiesen eine relativ niedrige Belastungshöhe auf, wurden jedoch aufgrund ihrer Vorkommenshäufigkeit und -dauer relativ hoch bewertet und führen auch zu Destabilisierungen der muskulären Beanspruchungen.

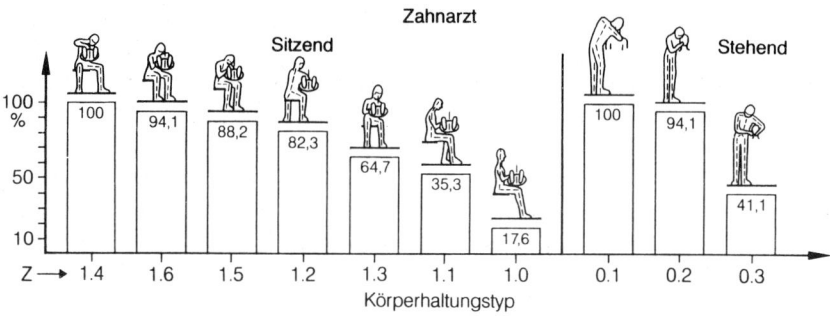

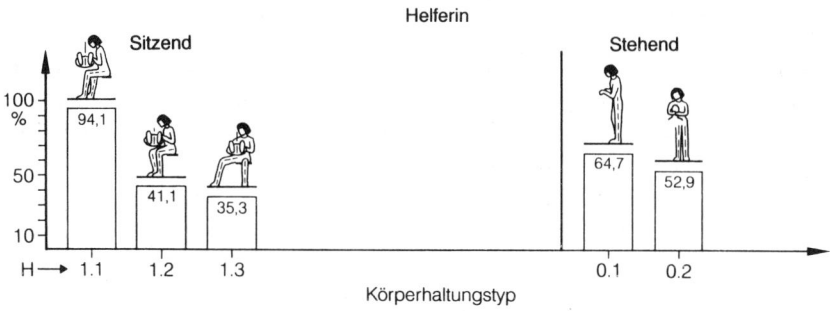

* Belastungsindex = Summe von Einstufungen ausgewählter Haltungsparameter auf einer dreistufigen Rangskala

Abb.1. Relativer Belastungsindex unterschiedlicher Körperhaltungstypen

Wenn wir entsprechend unserer Rückenschule bei solchen Ergebnissen organisatorische und gestalterische Maßnahmen planen, die einen Haltungswechsel und damit einen Abbau ununterbrochener statischer Expositionen fördern würden, so würden wir wirklich die «hohe Schule» der Rückenschule betreiben.

Auch bei diesen Untersuchungen konnten die optimalen Haltungswechsel nicht abgeleitet werden, hierzu wären weiterführende physiologische Untersuchungen im Vergleich unterschiedlicher Haltungswechselregime erforderlich.

Selbst wenn wir die Mittel nicht zur Verfügung haben, um jeden Arbeitsplatz derart zu analysieren, zählen zu den sinnvollen Maßnahmen angepaßte körperliche Übungen innerhalb von geplanten Pausen mit der Dehnung verspannter Muskeln, der Kräftigung untätiger Muskeln. Praktisch alle Berufe lassen sich nach dem Videoscreening analysieren. Der Arbeitsplatz der Kassiererin wurde im Auftrag des Bayrischen Staatsministeriums für Arbeit und Sozialordnung von Dr. Strasser und Prof. Dr. Wolf Müller-Limmroth unter die Lupe genommen. Ergonomie an der Kasse - aber wie? Der Einblick in die Arbeitsbedingungen an ca. 150.000 deutschen Kaufhauskassen im Selbstbedienungsbereich ist von repräsentativer Bedeutung. Gerade an der Kasse ist die Überprüfung der Anpassung der Arbeit an den Menschen von enormer Bedeutung. Die Arbeitsbedingungen müssen menschengerecht gestaltet werden unter Beachtung des Grundlagenwissens, der individuellen Bedürfnisse und vor allem der technisch organisatorischen Randbedingungen. Das aus arbeitswissenschaftlichen Analysen definierte Soll der Arbeitsbedingungen muß stets in der Praxis überprüft werden.

Die Entwicklung der Ergonomie hat in den skandinavischen Ländern viele überalterte Konventionen hinter sich gelassen, so ist es dort möglich, daß die Kassiererin den rechten Arm, mit dem sie ja eintippt, den sie zumeist frei schwebend in Vorhalte isometrisch halten muß, in die Schlinge hängt. Man bedenke, wie leicht sich z.b. auch eine Friseuse tun würde, wenn sie ihre beim Lockenwickeln in Vorhalte gehaltenen Arme durch Gegengewichte entlastet bekäme.

Die Körperkräfte des Menschen lassen sich berechnen: Stellungskräfte - Muskelkraftmessungen, usw. Heben und Tragen von Lasten kann durch Rechner bewertet werden. Das heißt, daß wir im wissenschaftlichen Bereich die Mittel zur Analyse haben. Wenn wir als Orthopäden auch nicht sofort wissenschaftlich ausgebildete Ergonomen sind, so bleibt uns doch der normale Menschenverstand und ein gewisses Maß an stillbarer Neugier. Wenn wir auch nur einige wenige gute Ratschläge bei der Bewältigung der Arbeitsprobleme geben können, so wirkt sich das nur günstig für den uns anvertrauten Patienten oder auch Noch-nicht-Patienten aus. Die Teflon-Pfanne wurde auch im Laufe der Entwicklung der Weltraumfahrt entdeckt.

Wir können aber Präventionskonzepte aufstellen, wenn auch in vorerst grobem Webmuster. Die stündliche Bewegungspause ist z.b. eines dieser Grobkonzepte, das sich im Prinzip für jeden Arbeitstätigen, insbesondere für die Sitzberufe, eignet. Die Wissenschaft hilft uns bei der Ermittlung der Erholungszeit. Die Krankengymnasten vermitteln die richtigen Muskelbalanceübungen, Sportpädagogen motivieren durch sportliche gymnastische Betätigung, Psychologen machen Entspannungstraining zwischendurch, richtiges Heben läßt sich lernen, die physikalischen Hebelgesetze zu beherrschen, ist dazu die Minimalforderung. Die Gesellschaft sollte nicht aufgeteilt werden in solche, die 10, 20, 30 oder 40 Kilogramm heben und solche, die heben lassen. Nach der Teilnahme an einer Hebeschulung müßte eigentlich jeder in der Lage sein, entsprechend seiner erworbenen und sorgsam erhaltenen muskulären Fähigkeiten Gewichte zu heben. Die Rückenschule am Arbeitsplatz kann nach der Analyse der falschen Stereotypien diese verbessern, dies ist eine Verhaltenstherapie. Allerdings können geänderte Verhalten nur durch haltefähige Muskel gehalten werden, deshalb ist ein Muskelkrafttraining unentbehrlich. Ein unspezifisch trainierter Rückenstrecker, der durch die Anspannung sein Volumen erweitert und die umgebende Faszie ballonartig strafft, stabilisiert die Wirbelsäule recht ordentlich. Auch unspezifisches Rückentraining hat deshalb Sinn.

«Die Computer kommen» lautete einst eine bedrohliche Überschrift im «Spiegel». Der Siegeszug des Computers ist unaufhaltsam und mit ihm auch die Beschwerden, die mit Einführung dieses Gerätes auf die Menschheit zukommen. Wir können und wollen auch den Fortschritt der Menschheit nicht aufhalten, aber wir müssen das

Fortschreiten der gesundheitlichen Probleme der mit dem Computer Tätigen dämpfen und eindämmen.

Auf dem Orthopädischen Kongreß in Köln 1986 «Orthopädie und Arbeit» habe ich bereits auf die erforderliche Bewegungspause am Computerarbeitsplatz hingewiesen. Aus Statistiken, die Anfang der 80er Jahre erstellt wurden, wissen wir, daß Sekretärinnen zu 14 % Kopfschmerzen, zu 24 % Schulter- und Nackenbeschwerden haben. Setzt man diese Sekretärin vor den Computer, so steigt die Prozentualität des Kopfschmerzes auf 48 %, die Nacken- und Schulterbeschwerden auf 51,2 %. Diese Statistiken stammen aus einer Zeit, wo man nur zeitweise, also 1 - 2 Stunden am Tag, am Bildschirm saß. Zwischenzeitlich gibt es Berufe, die pausenlos 8 Stunden lang vor der «Röhre» sitzen. (Bankangestellte, Reiseberater, Arbeitsvermittler usw.).

Die Pausenregelung ist bislang völlig unzureichend und wird von Betrieb zu Betrieb sehr unterschiedlich gehandhabt. Wie man die entsprechenden Pausen gestaltet, ist bislang noch überhaupt nicht festgelegt. Obwohl es in den Arbeitsstättenrichtlinien des Bundesministers für Arbeit und Sozialordnung festgelegt ist, daß Räume für körperliche Ausgleichsübungen zur Verfügung gestellt werden sollen, wenn die Arbeitnehmer durch ihre Arbeit einseitig beansprucht werden, gibt es diese Räumlichkeiten in seltensten Fällen, z.B. auch Liegeräume müssen vorhanden sein, die gewährleisten, daß es möglich ist, sich während der Pausen und wenn es aus gesundheitlichen Gründen erforderlich ist, auch während der Arbeitszeit auf einer Liege auszuruhen.

Die Rückenschulen müssen für die über 12 Millionen Sitzberufler, vor allem für solche, die zum ständigen Sitzen gezwungen sind, Ruheräume mit Liegemöglichkeiten fordern. Beim Sitzen in der Kantine kann man sich vom Sitzen am Arbeitsplatz nicht erholen! Die Rückenschulen fordern für die am Computer Tätigen Ruhe- und Entspannungsräume, in welchen entspannende Musik und/oder Progressive Muskelentspannung nach Jacobson angeboten werden. Im Bundestag gibt es im übrigen Gymnastikräume mit Boxgeräten (Punchingbälle o.ä.), wohl um einen Aggressionsstau zu vermeiden!

Auch ohne die komplette Ausbildung zum Betriebsmediziner ist es für den Orthopäden, insbesondere für den niedergelassenen Orthopäden, von Vorteil, zumindest «im Geiste» mit seinem Patienten eine Betriebsbegehung durchzuführen. Nach dem Arbeitssicherheitsgesetz und der UVV-Betriebsärzte ist der Betriebsarzt verpflichtet, in seinem Betrieb Betriebsbegehungen durchzuführen und Mängel am Arbeitsplatz, die zum Schaden des Menschen gereichen, aufzudecken. Ich selbst habe in meiner langjährigen Täigkeit als Betriebsarzt Sitzschulung mit Sekretärinnen, Hebe- und Trageschulung in den Lagern und Produktionsstätten durchgeführt. Die Zusatzbezeichnung Arbeitsmedizin sollte nicht erst zusätzlich zum Arzt für Orthopädie erworben werden, sondern der Arzt für Orthopädie sollte die Arbeitsmedizin beinhalten. Die meisten Beschwerden unserer anvertrauten Patienten entstehen am Arbeitsplatz, deshalb sollten wir zumindest eine gewisse Vorstellung von den verschiedensten Arbeitsplätzen haben.

Jedem an der Rückenschule interessierten Arzt möchte ich deshalb eine nebenberufliche betriebsärztliche Tätigkeit wärmstens empfehlen. Sie ermöglicht ungeahnte Therapieerfolge. Nicht zuletzt vermittelt eine solche Tätigkeit auch die sehr unterschiedliche Erfahrung der Akzeptanz und der Verwirklichungsmöglichkeiten dessen, was wir unter Rückenschule weitervermitteln wollen: «Denn grau, mein Freund, ist alle Theorie» (Faust, Goethe).

Zusammenfassung

Rückenschule ist eine Einrichtung der vorbeugenden Gesundheitspflege, zur Prävention und Rehabilitation von Wirbelsäulenschäden. Es gibt Fehlhaltung und fehlerhaftes Verhalten, z.B. beim Sitzen, Heben, Tragen und Bücken, die bei gegebener Veranlagung zu Rückenschäden führen können. In der Rückenschule werden wirbelsäulenschädliche Haltung und Verhaltensweisen abgebaut und durch wirbelsäulenfreundliche ersetzt. Rückenschulregeln sind besonders am Arbeitsplatz zu beachten. Der niedergelassene Orthopäde, der bislang im wesentlichen Schmerzbehandlung durchführte (Injektionen, therapeutische Lokalanästhesie, Chirotherapie etc.), sollte sich mit arbeitsmedizinischen Problemen befassen, um im Sinne der Primär-, Sekundär- und Tertiärprävention wirken zu können. Primärprävention am Arbeitsplatz heißt Vermeidung arbeitsbedingter Erkrankungen, Sekundärprävention die Verhinderung des Rezidivs nach der Erkrankung, die Tertiärprävention soll die Arbeitsfähigkeit trotz Behinderung erhalten. Auf berufsspezifische, arbeitsplatzbedingte orthopädische Probleme wird aufmerksam gemacht. Präventionskonzepte sollen tätigkeitsbezogen entwickelt werden.

Literatur

Szende O, Nemessuri M (1971) The physiology of violin playing. Akadémiai Kiadó and Collet's, Budapest

Schöllner D (1986) Orthopädie und Arbeit. 27. Fortbildungstagung des Berufsverbandes der Ärzte für Orthopädie e.V., Köln, vom 15.-19.November 1986. In: Praktische Orthopädie, Band 18, Bruchsal, S 97-101

Strasser H, Müller-Limroth W (1981) Ergonomie an der Kasse - aber wie? Bayrisches Staatsministerium für Arbeit und Sozialordnung

Pope H, Frymoyer W, Andersson G (1984) Occupational low back pain, Praeger, New York Philadelphia Eastbourne Toronto Hong Kong Tokyo Sydney

Rohmert W, Mainzer J, Zipp P (1988) Der Zahnarzt im Blickfeld der Ergonomie, eine Analyse zahnärztlicher Arbeitshaltungen, Materialienreihe Band 4, IDZ, Institut der deutschen Zahnärzte, Deutscher Ärzteverlag, Köln

Reinhardt B (1983) Die Stündliche Bewegungspause. Dauer- und falsches Sitzen macht krank. Hippokrates-Ratgeber, Stuttgart

Reinhardt B (1989) Gesunder Rücken - besser leben - Rückenschule. Perimed

Trendelenburg W (1925) Die natürlichen Grundlagen der Kunst des Streichinstrumentenspiels. Springer, Berlin

Organisation und Durchführung von Rückenschulen im Betrieb

Antje Reinhardt, Michael Spallek

1 Einleitung

Ein vorrangiges Ziel arbeitsmedizinischer Betreuung ist die Verhinderung arbeitsbedingter Erkrankungen und gesundheitlicher Beeinträchtigungen der Arbeitnehmer. Hierzu dienen insbesondere die Durchführung von Vorsorgeuntersuchungen, Maßnahmen zur Gestaltung der Arbeitsplätze aufgrund neuester ergonomischer Erkenntnisse sowie Beratungen der Arbeitnehmer hinsichtlich persönlicher Schutzmaßnahmen, wie beispielsweise Lärmschutz oder Hautpflege. Zu den arbeitsbedingten Erkrankungen gehören jedoch nicht nur die typischen Berufskrankheiten, sondern es können darüber hinaus beispielsweise Erkrankungen des Herz-Kreislauf-Systems, des Magen-Darm-Traktes und des Bewegungsapparates infrage kommen, sofern sie durch Arbeitsumstände mitverursacht werden. Diese Erkrankungen sind generell multifaktorieller Genese, wobei sowohl die Belastungen und Beanspruchungen am Arbeitsplatz als auch individuelle Faktoren wie angeborene oder erworbene Schädigungen oder Krankheiten als Teilrisiken angesehen werden.

Programme und Maßnahmen zur Vorbeugung arbeitsbedingter Erkrankungen sollten daher nicht ausschließlich arbeitsplatzbezogen, sondern auf eine ganzheitliche Betrachtungsweise der Patienten abgestellt sein, d.h. die beruflichen *und* privaten Risiken müssen bei der Planung und Durchführung berücksichtigt werden. Außerdem kommt hinzu, daß es aufgrund der in jedem Betrieb unterschiedlichen Strukturen und Voraussetzungen keine Patentrezepte für Vorsorgeprogramme geben kann.

Die Erkrankungen des Stütz- und Bewegungsapparates, und hier insbesondere Rückenleiden, stehen als Ursache für innerbetriebliche Umsetzungen an leidensgerechte Arbeitsplätze, für Berufs- und Erwerbsunfähigkeitsrentenanträge sowie in den Krankheitsartenstatistiken der Betriebskrankenkasse heutzutage an erster Stelle.

Mehr als zwei Drittel der Patienten, die mit behandlungsbedürftigen Wirbelsäulen-erkrankungen einen Arzt aufsuchen, sind zwischen 30 und 50 Jahre alt und befinden sich somit mitten im Erwerbsleben. Diese Tatsachen allein reichen als Begründung aus, warum Rückenschulen im Betrieb eine sinnvolle Maßnahme darstellen.

Die betrieblichen Gesundheitsförderungsprogramme sind grundsätzlich Maß-nahmen der primären Prävention, d.h. sie sollen den noch nicht therapiebedürftigen Mitarbeiter ansprechen. Daher sind gesundheitserzieherische Inhalte, Risikoauf-klärung und konkrete Hilfestellungen zur Selbsthilfe ein wichtiges Moment dieser Programme. Ziel der Aktivitäten muß es sein, einen «Rückenpatienten» gar nicht erst entstehen zu lassen. Und gerade aufgrund der weiten Verbreitung von Rückenleiden können die Rückenschulen dazu einen wichtigen Beitrag leisten.

Die ergonomische Arbeitsplatzgestaltung ist unerläßlich!

Im Rahmen betrieblich organisierter Rückenschulen oder entsprechender Bewe-gungsprogramme kommt der Vermeidung arbeitsplatzbezogener Fehlhaltungen und Überbeanspruchungen eine große Bedeutung zu. Eine Voraussetzung zur erfolgreichen Durchführung von Bewegungsprogrammen und Rückenschulen im Betrieb ist eine möglichst detaillierte Kenntnis über die tatsächlichen Belastungen und Beanspruchungen am Arbeitsplatz. So vielfältig wie die Arbeitsaufgaben und -inhalte sein können, so unterschiedlich sind die Arbeitsabläufe. Jeder Arbeitsplatz hat sein spezifisches Anforderungsprofil an den Mitarbeiter, welches von vielen Faktoren, wie beispielsweise der Betriebsgröße, dem Industriezweig, dem Produkt oder auch der Klima- oder Hygienesituation am Arbeitsplatz abhängig sein kann.

Eine weitere grundsätzliche Voraussetzung, die den langfristigen Erfolg einer Präventionsmaßnahme maßgeblich beeinflussen kann, ist die Gestaltung der Arbeitsplätze aufgrund ergonomischer Erkenntnisse. Die Forderung nach einer ergonomischen Gestaltung des Arbeitsplatzes muß jeder Überlegung der Einfüh-rung einer Rückenschule in den Betrieb vorausgehen, da sich dadurch grundlegende Mängel am Arbeitsplatz vermeiden bzw. beseitigen lassen. Stellt man ergonomische Unzulänglichkeiten, wie beispielsweise falsche Arbeitstischhöhe, mangelhafte Be-leuchtung oder Zugluft nicht von vorn herein ab, so wird dem Rückenschulprogramm kein Erfolg beschieden sein. Trotzdem wird es in der Industrie, in Handel und Dienstleistungsgewerbe, im Krankenhaus und in vielen anderen Bereichen immer wieder Arbeitplätze und Arbeitsabläufe geben, die unter ergonomischen Ge-sichtspunkten nur ausreichend, jedoch nicht optimal gestaltbar sind. Bestimmte Arbeitsabläufe bei der Hochofenarbeit in der Stahlindustrie, in Speditionen, Gärtnereien, Forstbetrieben, der Landwirtschaft oder auch beim Ladegeschäft an Flughäfen oder bei der Bahn gehören zu dieser Kategorie. Gerade für diese Arbeitsbereiche müssen die Bewegungsprogramme oder Rückenschulen den betrieblichen Gegebenheiten im einzelnen angepaßt werden können. Die Qualität einer betrieblichen Rückenschule und die Akzeptanz dieser Maßnahme bei den Mitarbeitern ist von der Beachtung dieser individuellen Voraussetzungen direkt abhängig.

Jede Gesundheitsförderungsmaßnahme und damit auch jede Rückenschule in einem Betrieb sollte bestimmte Ziele verfolgen. Es hat sich als nützlich erwiesen, diese Ziele am besten gemeinsam mit den betrieblichen Ansprechpartnern in einem Anforderungsprofil oder einem Zielkatalog bereits vor Beginn der Maßnahmen klar zu definieren. Detaillierte Arbeitsplatzanalysen können hierbei eine entscheidende Hilfestellung bieten. Für Hilfestellungen bei der Anfertigung derartiger Analysen sei an dieser Stelle auf die einschlägige Fachliteratur, auf die DIN- und ISO-Normen und sonstige Hilfsmittel verwiesen. In der Abb. 1 ist beispielhaft eine Arbeitsplatzanalyse für das Be- und Entladen von Behältern dargestellt. Hier wird der Ist-Situation eine entsprechende ergonomische Soll-Gestaltungsmaßnahme gegenübergestellt.

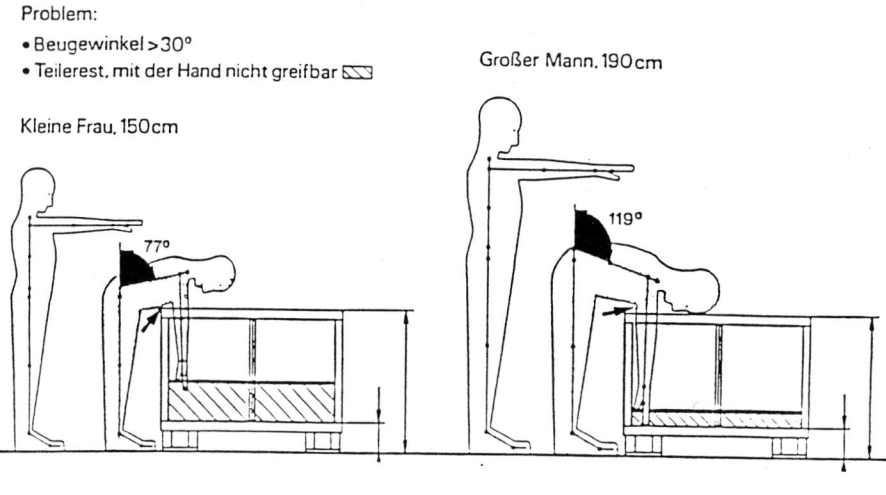

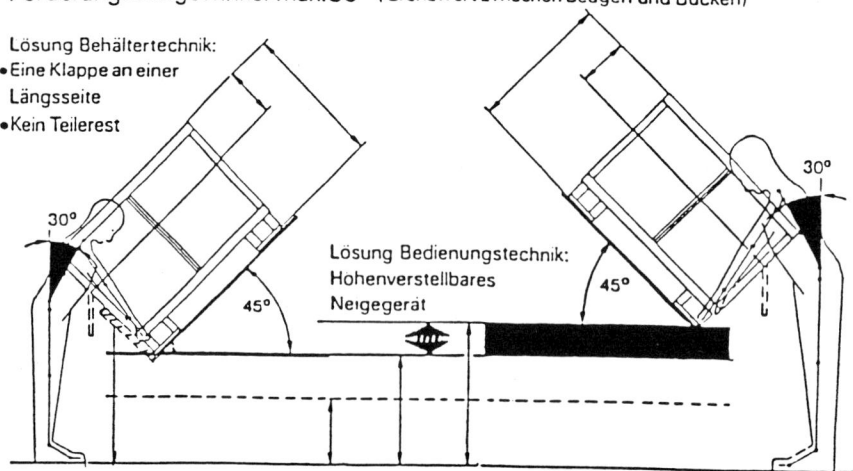

Abb.1. Ergonomische Ist-Situation vs. ergonomische Arbeitsplatzgestaltung

Erwähnenswert sind für solche Analysen die Vorteile, die Videoaufnahmen der Arbeitsgänge bieten. Sie ermöglichen im Gegensatz zur rein statischen Betrachtung der Arbeitsplätze mittels Fotoaufnahmen, REFA oder MTM-Bewertungen eine dynamische Betrachtung der gesamten Arbeitsabläufe. Vergleiche von Arbeitsplatz-Videoanalysen vor und nach ergonomischen Verbesserungen machen gelegentlich auch deutlich, daß bestimmte Arbeitsabläufe produktionstechnisch bedingt sind oder sich aufgrund der Arbeitsinhalte gar nicht beeinflussen lassen. Hier ist der technisch orientierten Ergonomie, d.h. der Anpassung der Maschine an den Menschen, noch immer eine Grenze gesetzt. Ist diese Grenze erkannt, ist es relativ einfach, den Anforderungskatalog auf die tatsächlichen und nicht nur die vermuteten Belastungen abzustimmen.

Zusammenfassend gesagt: Innerbetriebliche Bewegungsprogramme sollten immer tätigkeitsorientiert und unter den funktionellen Aspekten der Bewegungslehre an die tatsächlich vorhandenen Arbeitsaufgaben und -abläufe und die daraus resultierenden Belastungen bzw. Beanspruchungen der Mitarbeiter adaptiert werden. Unspezifische Maßnahmen, die die betrieblichen Belange völlig außer Acht lassen, werden unweigerlich zu an sich vermeidbaren Problemen führen und sollten daher vermieden werden. Dies bedeutet aber nicht, daß die allgemeinen Grundlagen einer Rückenschule nicht notwendig sind. Im Gegenteil: gerade um rückenfreundliches vom rückenunfreundlichen Verhalten auch im privaten Bereich unterscheiden zu können, müssen die allgemeingültigen Inhalte in einer Rückenschule vermittelt werden. Diese Rückenschule muß nicht unbedingt auf bestimmte Arbeitsplätze bezogen sein; aber wenn es um einen Arbeitsplatzbezug geht, müssen die Übungen sich auch an den tatsächlichen Arbeitsplatzbelastungen orientieren. Gerade hierzu ist eine enge Kooperation zwischen dem Rückenkursleiter, dem Werks- oder Betriebsarzt und allen weiteren Stellen, die sich im Betrieb mit Ergonomie und Arbeitsplatzanalysen befassen, notwendig.

2 Die betrieblichen Ansprechpartner

Die Anregung zur Installation einer Rückenschule in einem Betrieb kann an verschiedene inner- und außerbetriebliche Ansprechpartner herangetragen werden. In Abb.2 sind beispielhaft die innerbetrieblichen Kommunikationswege und Zuständigkeitsbereiche eines Betriebes dargestellt, die sich allein aufgrund gesetzlicher Vorgaben ergeben. Aufgrund der hier dargestellten vielfältigen Verknüpfungswege gibt es den «idealen» Ansprechpartner im Betrieb nicht. Man kommt nicht umhin, vor Beginn einer Rückenschule am besten mit allen dafür zuständigen innerbetrieblichen Gremien Gespräche zu führen. Am naheliegendsten und unseres Erachtens nach am empfehlenswertesten ist das Ansprechen des zuständigen Werk- oder Betriebsarztes bzw. des Leiters einer werkärztlichen Abteilung. Hier wird man den für Gesundheitsförderungsmaßnahmen im Betrieb kompetentesten Ansprechpartner finden, der überdies die weiteren Weichen entscheidend stellen kann. Gibt es für den Betrieb eine Betriebskrankenkasse oder ist bekannt, daß die Mitarbeiter des Betriebes bei einer bestimmten Krankenkasse überwiegend versichert sind, so empfiehlt sich auch eine Kontaktaufnahme mit dem Leiter der jeweiligen Krankenkassengeschäftsstelle. Gerade auch Krankenkassen, insbesondere die Betriebskrankenkassen, können hier entscheidende Hilfen vermitteln. Im Gesundheitsreformgesetz von 1988 ist es diesen Organisationen zur Aufgabe gemacht worden, vorbeugende Maßnahmen für ihre Versicherten mit zu entwickeln und zu fördern (20 GRG). Hinzu kommt, daß meist eine sehr enge und vertrauensvolle Zusammenarbeit zwischen den Krankenkassen und den Betriebs- bzw. Werkärzten besteht und man von dieser Seite sowohl hinsichtlich organisatorischer Probleme als auch finanzieller Kostenregelungen Hilfestellungen erwarten kann.

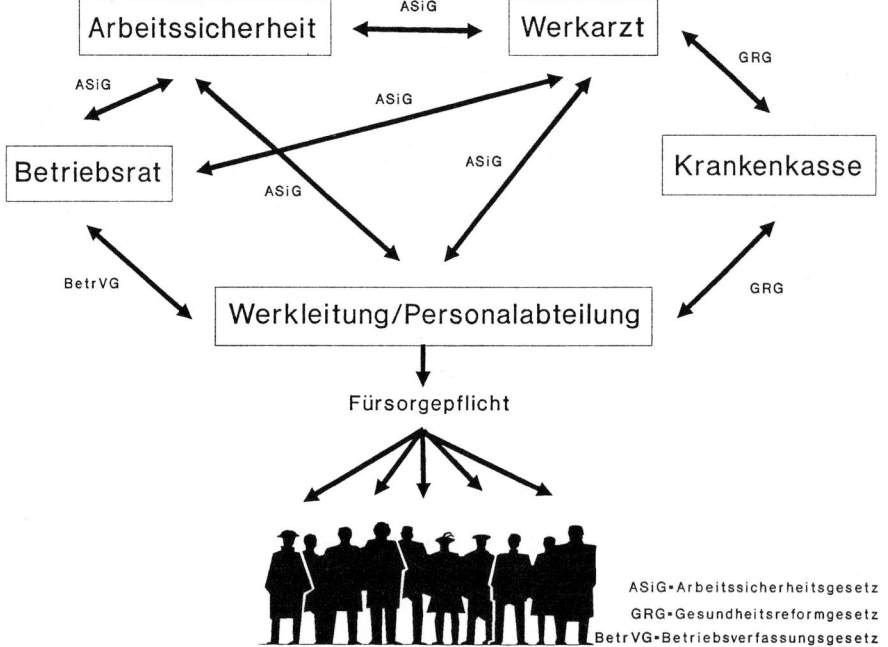

Abb.2. Zuständigkeitsbereiche im Betrieb bei Installation der Rückenschule

Als gleichwertige Ansprechpartner sind weiterhin zu nennen: die Geschäfts- oder Werkleitung und die Personalführung sowie die Mitarbeiter-Vertretung, d.h. der Betriebs- oder Personalrat. In vielen Bereichen gibt es im Rahmen der Personalleitung einen für die sozialen Belange der Belegschaft zuständigen Ansprechpartner. Über die Personalleitung und Geschäftsführung müssen unter Berücksichtigung der betrieblichen Belange und in Zusammenarbeit mit dem Betriebs- oder Personalrat die detaillierten organisatorischen Regelungen abgestimmt werden.

Immer mehr Betriebe und Firmen gehen in jüngster Zeit dazu über, abteilungsübergreifend Arbeitsgruppen ins Leben zu rufen, die für innerbetriebliche Probleme bei Gesundheits- bzw. Arbeitsschutz Lösungen erarbeiten sollen. In derartigen Arbeitskreisen, beispielsweise in einem Arbeitskreis Gesundheit, wirken zudem fast immer auch die entsprechenden Krankenkassen mit. Daher bieten sich diese Arbeitskreise bzw. deren Vorsitzende als Ansprechpartner für alle Gesundheitsförderungsmaßnahmen an.

Im Gegensatz zu diesen Arbeitskreisen, die meist auf der mittleren oder oberen Führungsebene eines Unternehmens angesiedelt sind und strukturelle Voraussetzungen erarbeiten, somit also eigentlich eine Stabsfunktion haben, gibt es zunehmend häufiger auch innerbetriebliche Gesundheitszirkel. Gesundheitszirkel bearbeiten Probleme vorort am Arbeitsplatz. Hier sollen in Teamarbeit und unter Einbeziehung der unmittelbar betroffenen Mitarbeiter sowie unter Hinzuziehen von Experten Lösungsmöglichkeiten bei gesundheitlichen Beeinträchtigungen oder Belastungen geschaffen werden. Die Ergebnisse eines Gesundheitszirkels können durchaus mit dazu beitragen, der Einführung einer Rückenschule im Betrieb den Weg zu bereiten.

Am erfolgversprechendsten scheint jedoch der Weg über die ärztliche Abteilung oder die Krankenkasse zu sein. Diese Institutionen können am ehesten auch die Verantwortung für die Etablierung der Rückenschule übernehmen und stehen insbesondere durch ihre Fachkenntnisse auch bei ergonomischen Fragestellungen zur Verfügung.

Wenn es gelingt, hier einen engagierten und von der Notwendigkeit einer betrieblichen Rückenschule überzeugten Ansprechpartner zu finden, dann ist man der Verwirklichung schon ein ganzes Stück näher gekommen. Damit ist es auch eher von zweitrangiger Bedeutung, ob man den Weg über ein Anschreiben wählt, ob man einen «Betroffenen», vielleicht sogar in einer verantwortlicher Position, persönlich kennt oder ob man über sonstige Referenzen den Kontakt zum Betrieb herstellen kann.

3 Wer soll die Kurse leiten ?

Obwohl Rückenkurse in Betrieben grundsätzlich Maßnahmen der primären Prävention darstellen, finden sich in diesen Kursen doch immer wieder Teilnehmer mit Beschwerden oder Vorschäden. Die Initiative, derartige Kurse zu besuchen, ist naturgemäß bei Patienten, die Rückenbeschwerden aus eigener Erfahrung kennen, höher als bei den eigentlich erwünschten «Noch-Nicht-Patienten». Da Rückenkurse im allgemeinen nicht von Ärzten abgehalten werden, bzw. nicht in jeder Stunde ein Arzt zur Verfügung steht, werden hier an das fachliche Wissen der Rückenkursleiter hohe Anforderungen gestellt.

Der Kursleiter muß in der Lage sein, aufgrund seiner Ausbildung und seiner Fachkenntnisse therapie- oder diagnostikbedürftige Interessenten zu erkennen. Dies sind meist hochmotivierte und sehr interessierte Teilnehmer, die sich zudem von der Teilnahme an einem Rückenkurs eine deutliche Linderung ihrer Beschwerden versprechen. Es ist Aufgabe des Rückenkursleiters, diese Interessenten noch vor Beginn des Rückenschulkurses einer ärztlichen Diagnostik oder Therapie zuzuleiten.

Dies setzt voraus, daß der Rückenkursleiter, egal ob er Krankengymnast, Sportpädagoge, Sportlehrer oder Physiotherapeut ist, sich intensiv mit dem Thema «Rücken» auseinandergesetzt hat. Wünschenswert ist in jedem Fall eine Zusatzausbildung für die Rückenkursleiter, wie sie beispielsweise von den Berufsverbänden der Krankengymnasten (ZVK/IFK), Sporttherapeuten (DVGS) oder vom Forum «Gesunder Rücken - besser leben» und vom «Bundesverband der deutschen Rückenschulen e.V.», angeboten werden. Der Erwerb dieser Zusatzqualifikation sollte unbedingt vom Kursleiter angestrebt werden, da die theoretischen und praktischen Grundlagenkenntnisse zur Durchführung von Rückenschulen und Rückenkursen in den bisherigen Ausbildungsgängen von Krankengymnasten bzw. in den Curricula der universitären Ausbildung von Sportlehrern noch nicht enthalten sind.

Diese Überprüfung der Eingangsvoraussetzung der Teilnehmer kann durch verschiedenartige organisatorische Maßnahmen durchgeführt werden. Bei der Organisation von Rückenkursen in Betrieben ist es empfehlenswert, daß der Einführungsvortrag vom einem Arzt, z.B. einem Orthopäden oder dem Werkarzt in Zusammenarbeit mit dem Rückenkursleiter gehalten wird. In dieser ersten Stunde steht damit ein Arzt zur Verfügung, falls sich Teilnehmer nicht im klaren darüber sind, ob sie mit ihren individuellen Voraussetzungen den Kurs belegen können. Eingangs- oder Anamnesefragebögen und das genaue Abklären der Kontraindikationen zum Besuch einer Rückenschule gehören ebenfalls zu diesen organisatorischen Maßnahmen.

4 Wer soll nicht an einer Rückenschule teilnehmen?

Personen mit:
- akuten Beschwerden oder Schmerzen;
- Beschwerden, die nicht ärztlich diagnostiziert sind oder deren Behandlung noch nicht abgeschlossen ist;
- Operation vor weniger als einem halben Jahr;
- entzündlichen Erkrankungen der Wirbelsäule;
- schweren Allgemeinerkrankungen, wie z.B. Herz-Kreislaufbeschwerden oder Arthrosen.

Die Eingangsvoraussetzungen der Teilnehmer für den Kursbesuch müssen klar und eindeutig vor Kursbeginn beregelt sein. Gerade bei der Durchführung von Rückenprogrammen in Betrieben können erhebliche Probleme, beispielsweise versicherungsrechtlicher Art auftreten, wenn ein Teilnehmer aufgrund der Kursteilnahme gesundheitliche Schäden oder Beeinträchtigungen erleidet oder sich bestehende Erkrankungen verschlimmern würden.

Dringend wünschenswert ist es darüber hinaus, daß der zuständige Betriebsarzt selbst mit dem Thema Rückenkurse und den Inhalten der Rückenschule vertraut ist, am besten sogar gelegentlich selber aktiv mitmacht. Rückenkursleiter und Betriebsarzt sollten eng miteinander kooperieren, um Probleme frühzeitig erkennen und lösen zu können.

5 Welche Räumlichkeiten sind geeignet?

Nur die allerwenigsten Betriebe verfügen über Gymnastikräume oder sogar über eine Sporthalle. Obwohl eine derartige Einrichtung die Durchführung von Rückenschulen erheblich erleichtert, ist sie nicht eine unbedingt notwendige Voraussetzung. Ausreichend große Räume, d.h. für eine Rückenschule von 10 Teilnehmern etwa 50 - 70m^2, stehen in den meisten Betrieben zur Verfügung: Dies kann ein Besprechungsraum sein, eine Kantine, ein Pausenraum, eine kleinere Lagerhalle oder auch das Wartezimmer des Betriebsarztes. Wenngleich auch schön ausgestattete Gymnastikräume mit Spiegelwänden und umfangreicher Geräteausstattung die Motivation der Teilnehmer deutlich beeinflussen können, werden doch häufig auch Unzulänglichkeiten in der räumlichen Situation toleriert. Die Toleranz der Teilnehmer gegenüber räumlichen Nachteilen ist um so größer, je enger die Anbindung im Betrieb ist. Viele Teilnehmer verzichten zugunsten eines kurzen Weges zum Rückenkurs auf die Annehmlichkeiten eines Umkleideraums oder gar einer Dusche.

Findet sich trotz aller Initiative und Kreativität jedoch in einem Betrieb überhaupt kein entsprechender Raum, so können außerbetriebliche Alternativen erwogen werden. Dazu gehören beispielsweise die Kooperation mit einem in der Nähe ansässigen Sportstudio, einem Sportverein oder der Gemeinde, die vielleicht einen Kultursaal zur Verfügung stellen kann. Dabei ist allerdings zu beachten, daß mit zunehmenden Aufwand, der den Teilnehmern entsteht, um zum Rückenkurs zu gelangen, die Regelmäßigkeit der Teilnahme erfahrungsgemäß nachläßt.

Werbung muß sein !

War bisher viel von der Motivation der Teilnehmer die Rede, so gehört zu diesem Punkt natürlich auch die Tatsache, daß für die Rückenkurse Werbung im Betrieb gemacht werden muß. Auch dafür gibt es viele Möglichkeiten: Angefangen von Aushängen am schwarzen Brett oder Artikeln in evtl. vorhandenen Betriebszeitungen über Plakate an den Firmeneingängen oder Treppenhäusern können viele Maßnahmen durchgeführt werden. Das Verteilen von Flugblättern beispielsweise kann ebenso dazugehören wie das persönliche Anschreiben an interessierte Mitarbeiter oder die Bekanntgabe bei einer Betriebsversammlung. Bei all diesen Publicrelations-maßnahmen sind, genauso wie bei der Suche nach einer geeigneten Räumlichkeit, der Kreativität der Organisatoren keine Grenzen gesetzt.

6 Und wie lange soll ein Kurs dauern?

Auch auf die Frage, wie lange ein Rückenkurs im Betrieb dauern sollte, gibt es keine allgemeingültige Antwort. In manchen Firmen bieten sich aufgrund der Arbeitsorganisationsformen oder wegen Schichtarbeit nur Kurse mit einer fest definierten Stundenzahl an. In anderen Firmen können diese Kurse zu einer dauerhaften Einrichtung werden oder die Teilnehmer können nach dem Besuch der Rückenschule an Betriebssportgruppen weitervermittelt werden.

Es ist sicher wünschenswert, Rückenkurse zu einer ständigen Einrichtung des Betriebes werden zu lassen. Dies kann mit einem 10-stündigen Rückenschulprogramm gelingen, welches regelmäßig angeboten wird. Weitere Angebote, wie z.B. Fortgeschrittenen-, Aufbau- oder Refresherkurse sind ebenso denkbar und werden von der Mehrzahl der Teilnehmer gewünscht und besucht. Eine sehr gute Möglichkeit ist auch das Einbinden von ständig angebotener Rückenschule mit funktioneller Gymnastik in das vielleicht vorhandene Betriebssportangebot.

Eine überlegenswerte Variante, die erheblich mit zur Verbreitung von wirbelsäulenfreundlichem Verhalten am Arbeitsplatz beitragen kann, sind die Mitarbeiter als «Multiplikatoren». Gelegentlich gibt es in einem Rückenkurs mehrere Teilnehmer aus dem gleichen Arbeitsbereich oder ein Kurs wird sogar speziell für eine Abteilung angeboten. Unter diesen Teilnehmern kann man nach Mitarbeiter(inn)en suchen, die in der Lage sind, nach Ende des Rückenschulprogrammes ausgewählte Übungen am Arbeitsplatz weiter anzuregen. Meist sind dies Teilnehmer, die in einem Sportverein als Übungsleiter tätig sind oder andere entsprechende Vorkenntnisse mitbringen. Solche Multiplikator(inn)en haben häufig eine hohe Akzeptanz, da sie aus dem Kollegenkreis kommen und die Probleme vorort am Arbeitsplatz sehr genau kennen. Diese «Vorturner(inn)en» können die Übungen gemeinsam mit dem Kursleiter aus dem Angebot der Rückenkurse auswählen und ständig am Arbeitsplatz anregen und durchführen.

Um es ganz klar zu machen: Diese Multiplikator(inn)en sollen nicht eine «Rückenschule vor Ort» durchführen! Sie sollen aber die im Kurs erlernten Inhalte konsequent anwenden und durch ihre Vorbildfunktion auch weitere Mitarbeiter motivieren und anleiten. Rückenschule ist Verhaltensmedizin und deshalb ist es ein erklärtes Ziel, den Teilnehmer zu mehr Verantwortung seiner Gesundheit gegenüber zu bewegen und ihn selber zum «Fachmann für seinen Rücken» werden zu lassen. Unter diesen Gesichtspunkten stellt der Einsatz von Multiplikator(inn)en eine sehr gute Hilfestellung dar.

7 Organisationsmodelle

Aus all diesen bisher geschilderten Überlegungen heraus kann man die in Abb. 3 dargestellten Varianten ableiten. Diese Organisationsmodelle haben allerdings bestimmte Vor- bzw. Nachteile, die im folgenden näher erläutert werden sollen.

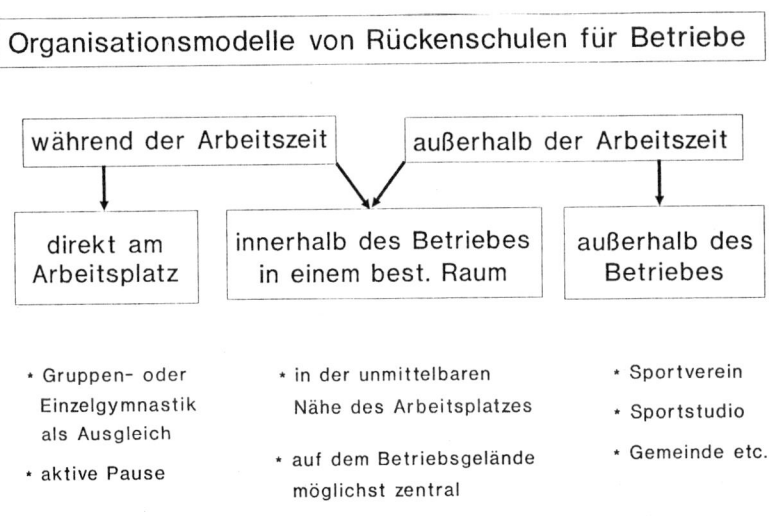

Abb.3. Organisationsmodelle

1. Modell: Gruppenprogramm am Arbeitsplatz

Bei dieser Möglichkeit werden zu bestimmten Zeiten, beispielsweise während oder in Zusammenhang mit einer Pause, dem Schichtbeginn oder -ende, Übungen mit Rückenschulinhalten durchgeführt. Ein Vorteil hierbei liegt im hohen Aufforderungscharakter dieser Programme, der auch meist die «Bewegungsmuffel» aktiviert. Außerdem entfällt das «schlechte Gewissen» gegenüber den Vorgesetzten, da es sich ja quasi um eine «verordnete Bewegungspause» handelt.

Allerdings sehen manche Mitarbeiter diese Übungen auch als Gruppenzwang an und weigern sich, dabei mitzumachen. Meist sind auch Betriebs- oder Personalräte nicht davon zu überzeugen, daß eine körperliche Aktivität in der Pause für die Mitarbeiter sinnvoll ist und stimmen derartigen Massnahmen grundsätzlich nicht zu. Außerdem können diese aktiven Pausen den Arbeitsablauf stören bzw. unterbrechen. Hinzu kommt, daß nur selten am oder in der Nähe des Arbeitsplatzes eine geeignete Räumlichkeit zur Verfügung steht.

Sofern die Übungen nicht nur in der Pause, sondern auch während der Arbeitszeit durchgeführt werden sollen (eine Möglichkeit, die gelegentlich seitens der Personalvertretung angeregt wird), wird diese Variante von den betrieblichen Vorgesetzten nur dann akzeptiert, wenn hierdurch keine Arbeitsausfälle entstehen und zusätzliche Kosten für den Arbeitgeber vermieden werden.

Zu diesem Organisationsmodell gehört im Grunde auch die Gymnastik, wie sie in vielen Betrieben in Fernost praktiziert wird. Es handelt sich dabei um Bewegungsübungen für Gelenke, Wirbelsäule, und Kreislauf, die, der fernöstlichen Mentalität entsprechend, insbesondere auch das Zusammengehörigkeitsgefühl des Arbeitsteams stärken sollen. Diese «japanischen Modelle» sind nicht problemlos übertragbar an europäische Arbeitsplätze. Die Werte, Inhalte und Motivationen, die europäische Arbeiter und Angestellte in ihrer Arbeit sehen, sind nicht deckungsgleich mit den Auffassungen der Asiaten. Man sollte aus diesen Gründen von einer unreflektierten Übernahme der japanischen Modelle und von Großgruppengymnastik in deutsche Betrieben absehen.

2. Modell: Gruppenprogramm nach der Arbeitzeit

* in einem Raum im Betrieb
* in Räumlichkeiten außerhalb des Betriebes

Diese Form der Rückenschule wird derzeit von fast allen Beteiligten bevorzugt, da sie einen guten Kompromiß zwischen den Anforderungen der Rückenschule an die Teilnehmer, den betrieblichen Voraussetzungen und Gegebenheiten und den Wünschen der Teilnehmer an eine Rückenschule darstellt.

Der größte Vorteil einer Rückenschule nach der Arbeit ist die Tatsache, daß die Teilnehmer hierbei oft viel entspannter sind, da ihr Arbeitstag bereits hinter ihnen liegt. Außerdem steht dann für die Dehn- und Kräftigungsübungen sowie für die Entspannungstechniken genügend Zeit zur Verfügung, sodaß der Kursleiter auch auf individuelle Probleme besser eingehen kann. Die meisten Teilnehmer erleben diese Rückenschule als wesentlich streßfreier als wenn sie während einer Arbeitspause und damit letztlich doch unter Zeitdruck Übungen erlernen sollen. Diese Rückenschule stellt den Übergang in die Freizeit dar und wird auch meist schon als sinnvoll investierte Freizeit erlebt. Dazu gehört auch die Empfehlung, daß beispielsweise den Ehepartnern der Betriebsangehörigen eine Teilnahme an der betrieblichen Rückenschule ebenfalls ermöglicht werden sollte. Dadurch wird die Motivation, das Erlernte auch zuhause konsequent anzuwenden, deutlich gesteigert. Sofern diese Rückenkurse nicht zielgruppenspezifisch, d.h. *nur* für Führungskräfte oder *nur* für Auszubildende angeboten werden, kann darüberhinaus auch die innerbetriebliche Kommunikation deutlich positiv beeinflußt werden. Hier ergeben sich zwanglos und durch das gemeinsame Üben gefördert Anknüpfungspunkte bei Mitarbeitern, die sonst aufgrund der Hierarchie oder anderer betrieblicher Belange miteinander keinen Kontakt haben.

Es hat sich überdies herausgestellt, daß die Durchführung der Rückenschule nach Möglichkeit in einem Raum *im* Betrieb stattfinden sollte. Je mehr Aufwand für die Teilnehmer notwendig ist, um am Programm mitzumachen, desto eher läßt die Motivation und die Bereitschaft nach. Unzulänglichkeiten in der räumlichen Situation werden im allgemeinen eher toleriert als lange Anfahrtswege. Auch sollte der Kursbeginn zeitlich eng mit dem Arbeitsende zusammenhängen und lediglich die evtl. notwendigen Wege- und Umkleidezeiten im Betrieb berücksichtigen. Rückenschulen, die abends oder in weit entfernten externen Räumlichkeiten stattfinden, sprechen fast nur die Mitarbeiter an, die ohnehin hochmotiviert an einem solchen Programm teilnehmen würden. Dabei ist es dann egal, ob es eine betriebliche Rückenschule ist oder ein Angebot einer anderen Institution. Da aber mit den betrieblichen Rückenschulen insbesondere diejenigen Mitarbeiter motiviert werden sollen, die vielleicht mangels Eigeninitiative nicht teilnehmen würden, lohnt es sich, diese organisatorischen Fragen genau zu durchdenken.

Auch bei der Rückenschule für Schichtarbeiter sollte man die Zeitplanung genau überdenken. Die Möglichkeit, im Anschluß an die Frühschicht teilnehmen zu können, dafür aber beispielsweise im 2-Schichtsystem nur jede zweite Woche, wird meist gut akzeptiert. Auch mit einer zeitlichen Variante bei schichtarbeitenden Pflegekräften haben wir gute Erfahrungen gemacht: Es wurde je ein Rückenkurs am Ende der Frühschicht und zu Beginn der Spätschicht angeboten, sodaß jeder wöchentlich teilnehmen konnte, auch wenn ein Schichtsprung oder ein Tausch erfolgte.

Vor Arbeitsbeginn früher zu kommen um eine Rückenschule zu besuchen und dann auch noch «eine ganze Schicht arbeiten zu müssen» hält aber viele Schichtarbeiter davon ab, überhaupt mitzumachen. Und gerade für die Schichtarbeiter aus der Produktion sollten vermehrt Programme konzipiert werden, da aufgrund der Schichtarbeit die Möglichkeit ohnehin reduziert ist, in einem Verein regelmäßig aktiv Sport zu betreiben oder andere Freizeitinteressen regelmäßig wahrzunehmen. Leider sind Schichtarbeiter aber meist nur schwer motivierbar. Dennoch sollte man sich hier besondere Mühe geben, ein adäquates Programm zu entwerfen.

3. Modell: Die individuelle Rückenschule am Arbeitsplatz

Alle bisher vorgestellten Modelle haben das Ziel, die Teilnehmer zu mehr Verantwortung für ihre Gesundheit zu erziehen. Sie sollen darüberhinaus befähigt sein, die Grundlagen der Rückenschule und das erlernte rückenfreundliche und gelenkschonende Verhalten mit den entsprechenden Übungen selbständig am Arbeitsplatz über den ganzen Arbeitstag verteilt durchzuführen. Dieses Üben als Ausgleichsgymnastik ist jedoch erst nach längerer und genauer Einweisung durch einen Kursleiter selbständig durchführbar. Die eigenständig durchgeführten Lockerungs,- Dehnungs- und Kräftigungsübungen sind hervorragend dazu geeignet, Zwangs- und Fehlhaltungen auszugleichen und Muskelverspannungen vorzubeugen. Der größte Vorteil ist hierbei darin zu sehen, daß der Arbeitnehmer immer dann, wenn sich Probleme am Bewegungsapparat anbahnen, sofort reagieren kann. Aber auch hier ist darauf zu achten, nicht unter Zeitdruck die Übungen nur unvollständig oder gar falsch auszuüben. Und über die gelegentlich spöttischen Bemerkungen der Kollegen sollte man nach dem Besuch eines Rückenschulkurses einfach hinwegsehen können.

8 Die Finanzierungsmöglichkeiten

Zu all diesen organisatorischen Vorüberlegungen gehört natürlich auch die Frage nach den Finanzierungsmöglichkeiten für einen Rückenschulkurs. Auch hierbei gibt es bislang keine einheitlichen Regelungen. Es gibt große regionale Unterschiede, je nachdem, wie bekannt die Rückenschule vor Ort ist oder wie aktiv sich ein Betrieb bzw. eine Krankenkasse dafür engagiert. Verschiedene Finanzierungsmodelle sind in der Abb. 4 dargestellt.

Betrieb	Krankenkasse/BKK	Teilnehmer
100 %	–	–
50 %	50 %	–
50 %	–	50 %
33 %	33 %	33 %
25 %	50 %	25 %
–	50 %	50 %
–	80 %	20 %
–	100 %	–

Abb.4. Finanzierungsbeispiele

Langjährige Erfahrungen haben gezeigt, daß es grundsätzlich nicht sinnvoll ist, Rückenschulkurse völlig umsonst anzubieten. Noch immer ist die Meinung weitverbreitet, das etwas, was nichts kostet, auch nichts taugt! Ein System, bei dem der Teilnehmer die Unkosten vorschießt und bei regelmäßiger Teilnahme von seiner Krankenkasse oder von seinem Betrieb einen Teil der Kursgebühren erstattet bekommt, scheint hier die sinnvollste Lösung zu sein. Hierbei wird die Eigeninitiative des Teilnehmers durch die «Belohnung» der Kostenerstattung anerkannt und damit auch die Übernahme von Eigenverantwortung ausdrücklich gefördert. Auch die Motivation für eine regelmäßige Teilnahme wird durch diese Variante unterstützt.

Die Teilnahmegebühren müssen so kalkuliert werden, daß die anfallenden Unkosten für Räume, Materialien, Heizung, Werbung etc. gedeckt sind und der Kursleiter ebenfalls ein angemessenes Honorar erzielen kann. Hier muß auch die Fortbildung des Rückenkursleiters, die die Qualität seiner Kurse entscheidend beeinflußt, ihren Niederschlag finden. Die «Schallgrenze», die die Teilnehmer im allgemeinen bereit sind «vorzuschießen», liegt bei etwa DM 100,- für einen 10-stündigen Kurs. Nach Abzug der o.a. Kosten kann somit ein Krankengymnast oder Sporttherapeut mit einem Stundensatz von DM 60,- bis DM 90,- je nach Region und Ausbildungsstand entlohnt werden.

Ausdrücklich hingewiesen werden muß an dieser Stelle auf die vorsorgliche Klärung der Frage, was geschieht, wenn es während des Rückenkurses zu einem Unfall kommt oder sich ein Teilnehmer verletzt. Im Gegensatz zum Betriebssport, der wie andere Vereinssportarten im allgemeinen entsprechend versichert ist, liegt die Sachlage bei den zeitlich limitierten Rückenschulkursen anders. Hier muß mit dem Betrieb, der Krankenkasse und evtl. auch mit der zuständigen Berufsgenossenschaft oder dem Gemeindeunfallversicherungsverband *vor* Beginn der Kurse geklärt werden, wie die haftungsrechtliche Seite behandelt werden soll. Sollten spezielle Versicherungen notwendig werden, müssen natürlich auch diese Kosten in die Kurskalkulation mit einfließen.

9 Zusammenfassung

Es gibt für die Organisation von Rückenschulen in Betrieben keine Patentrezepte. Aber durch Berücksichtigung der genannten Einflußfaktoren kann sich der Organisator oder der Kursleiter viele Probleme ersparen bzw. organisatorische Mängel von vornherein vermeiden. Die vor der Einführung einer betrieblichen Rückenschule zu klärenden Fragen sind im Anhang in Form einer Checkliste zusammengefaßt worden und sollen als Gedächtnisstütze dienen.

Rückenschulen stellen ein zunehmend wichtiger werdendes Instrument der betrieblichen Gesundheitsförderung dar. Sie unterstützen mit ihren Inhalten das wesentliche Ziel arbeitsmedizinischer Tätigkeit, nämlich «das körperliche, geistige und soziale Wohlbefinden der Arbeitnehmer in allen Berufen unter Berücksichtigung ökologischer und ökonomischer Faktoren zu fördern und aufrechtzuerhalten, insbesondere also die Gesundheit zu fördern und zu erhalten und Krankheit zu verhindern» (Gross 1987). In Zusammenhang mit weiteren Gesundheitsförderungsmaßnahmen, wie beispielsweise gesündere Ernährung, Hochdruckprophylaxe, Raucherentwöhnung und Streßbewältigung sind die Rückenschulen damit ein wichtiges Mittel zur Durchführung primärer Prävention in Betrieben. Darüberhinaus kann mit betrieblichen Rückenkursen auch der Grundstein zu rückenfreundlichen «Lifetime»-Sportarten gelegt werden. Zudem werden die Mitarbeiter motiviert und befähigt, selbständig und in Eigenkompetenz aufgrund der Rückenschule ihre Gesundheit und ihr Wohlbefinden zu fördern (Abb.5).

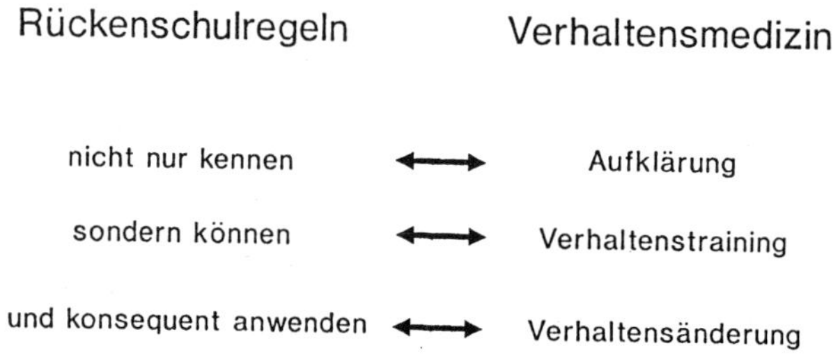

Rückenschulregeln   Verhaltensmedizin

nicht nur kennen   ←——→   Aufklärung

sondern können   ←——→   Verhaltenstraining

und konsequent anwenden ←——→ Verhaltensänderung

Abb.5. Rückenkurse als verhaltensmedizinische Aufgabe

10 Anhang

Die Checkliste

Haben Sie eine Vorstellung von den Zielen, die mit Ihrer Rückenschule im Betrieb erreicht werden sollen?
Welche Mitarbeitergruppe soll angesprochen werden oder bei welchen Mitarbeitern ist der Bedarf am größten?
Welche inner- oder außerbetrieblichen Stellen können Ihnen am besten behilflich sein?
Kann mit allen zuständigen Stellen Einverständnis erzielt werden?
Haben Sie geeignete Räumlichkeiten im Betrieb zur Verfügung oder müssen Sie sich um externe Möglichkeiten bemühen?
Haben Sie selber ausreichende Fachkenntnisse, kennen Sie einen entsprechend ausgebildeten Kursleiter oder müssen Sie über die Berufsverbände oder über Anzeigen einen geeigneten Sportpädagogen oder Krankengymnasten suchen?
Steht jemand als ärztlicher Ansprechpartner zur Verfügung?
Ist Lehrmaterial bereits vorhanden? Müssen noch Übungsmaterialen, z.B. Matten, Stäbe, Skripten etc. besorgt werden?
Wie lassen sich die Gruppen organisatorisch zusammenstellen und was geschieht mit Teilnehmern auf der Warteliste?
Wer prüft die Eingangsvoraussetzungen der Teilnehmer, damit sichergestellt ist, daß niemand mit behandlungsbedürftigen Erkrankungen teilnimmt?
Wieviele Unkosten entstehen, wie sieht die Finanzierung aus und wie wird die Teilnahme überprüft bzw. bestätigt? Wie ist die Haftungsfrage, wenn sich jemand verletzt oder verunfallt?
Welche Möglichkeiten der Werbung stehen zur Verfügung?
Und: Wann Soll es losgehen?

Evaluation der Rückenschulprogramme

Siegfried Höfling, Eckhardt Böhle

1 Status quo der Forschung

1.1 Kein genereller Wirknachweis

Die generelle Effektivität der Rückenschule in Bezug auf Prävention von Wirbelsäulenleiden bzw. der Verhinderung des erneuten Auftretens von Wirbelsäulenleiden ist nicht nachgewiesen. Dies gilt auch in den Ländern (Schweden, USA, England), in denen Rückenschule bereits seit längerer Zeit etabliert ist. So stellten Berwick et al. (1989) in ihrer Studie mit 222 Teilnehmern mit leichten Rückenbeschwerden (Schmerzen im LWS-Bereich nicht länger als sechs Monate, aber so stark, daß normale Arbeit beeinträchtigt war) fest, daß eine vierstündige Rückenschule mit orthopädischer Aufklärung und krankengymnastischen Übungen inklusive einer Audiokasette, die die Teilnehmer zu Hause weiter instruierte, nicht erfolgreicher war als die orthopädische Standardaufklärung, bei der die Rückenschmerzpatienten eine schriftliche Informationsbroschüre über die orthopädischen Grundlagen des Rückenschmerzes erhielten. Eine dritte Gruppe in dieser Studie war sogar besonders motiviert worden, in dem man die Teilnehmer nach der vierstündigen Rückenschuleinheit ein Jahr lang jeden Monat telefonisch kontaktierte, und zu weiteren Übungen instruierte bzw. ermutigte. Aber auch diese Gruppe zeigte keine besseren Werte hinsichtlich der Schmerzreduktion, der Krankheitstage und der Anzahl der Tage, in denen Rückenschmerzen die Alltagsaktivitäten beeinträchtigten. 83 % der Rückenschulteilnehmer (75% der besonders motivierten Teilnehmer) berichteten nach einem Jahr, daß sie sehr selten die gelernten krankengymnastischen Übungen im Alltag ausführen würden. Auch im Schmerzmittelgebrauch unterschieden sich die Behandlungsgruppen nicht von der Kontrollgruppe. Über 90 % der Teilnehmer hatten nach einem Jahr starke Besserungen vorzuweisen, unabhängig davon ob sie behandelt wurden oder nicht.

Einige Studien in Schweden (z.B. Bergqvist-Ullmann u. Larsson, 1977, Langhorst et al. 1983, Lindquist, 1984) konnten zwar eine kurzzeitige Symptomreduktion unmittelbar nach absolvierter Rückenschule beobachten, follow-up-Untersuchungen nach sechs und zwölf Monaten zeigten jedoch, daß Rückfälle durch Rückenschule nicht verhindert worden waren.

Wurst (1990) unterzog zwanzig publizierte wissenschaftliche Untersuchungen mit insgesamt 21738 Patienten einer Metaanalyse. Er stellte fest, daß in den unkontrollierten Studien die Rückenschule überwiegend positiv beurteilt worden war, in den kontrollierten Studien dagegen keine signifikanten Unterschiede zwischen Rückenschul- und Kontrollgruppen festgestellt werden konnten. Allerdings sank nach der Teilnahme an der Rückenschule die Inanspruchnahme ärztlicher Leistungen und Medikamente um durchschnittlich 77 %.

1.2 Wirksame verhaltenstherapeutische Ansätze

Gute Effekte der Rückenschule konnten dagegen in Untersuchungen mit verhaltenstherapeutischen Ansätzen nachgewiesen werden. Turner et al. (1988, 1990) zeigten z.B., daß Patienten mit einem kombinierten Training aus Verhaltenstherapie und aerobischen Übungen gegenüber einer Wartelistenkontrollgruppe hinsichtlich der Schmerzreduktion und des Schmerzverhaltens signifikant besser abschnitten. Als verhaltenstherapeutische Strategien wurden Kommunikationstraining, Rollenspiele, Setzen von Verhaltenszielen in Bereichen, die vom Schmerz beeinträchtigt waren und ähnliche verhaltenstherapeutische Interventionsstrategien angewandt. Zusätzlich wurde in fünf von den insgesamt acht Rückenschulstunden der Partner mit einbezogen. Ihm wurde das Prinzip des operanten Schmerzkonditionierens erläutert und gelehrt, das Schmerzverhalten ihres Partners nicht mehr durch Aufmerksamkeit zu verstärken, sondern stattdessen alternative Verhaltensweisen mit Zuwendung zu belohnen. Selbst nach sechs bzw. zwölf Monaten setzten sich die Verbesserungen in der verhaltenstherapeutischen Gruppe, die mit gymnastischen Übungen kombiniert worden war fort. Interessant ist diese Studie wegen des Vergleichs mit einer zweiten Behandlungsgruppe. Diese Gruppe erhielt nur Verhaltenstherapie, aber keine gymnastischen (aerobischen) Übungen. Während die Kombination aus Verhaltenstherapie und Gymnastik nach der achtwöchigen Rückenschule der reinen Verhaltenstherapiegruppe überlegen war, konnten zwischen beiden Behandlungen nach sechs und zwölf Monaten keine Unterschiede mehr festgestellt werden.

1.3 Differentielle Wirksamkeit der Behandlungen

Ein Grund für die inkonsistenten Forschungsergebnisse liegt vermutlich in den unterschiedlichen Auswahlkriterien der Patienten für die Rückenschule. Sowohl

Patienten mit akuten Schmerzen (Berwick et al. 1989) und kurzer Rückenschmerz-
geschichte (maximal 6 Monate) als auch chronische Schmerzpatienten mit durch-
schnittlicher Symptomdauer von mehr als zwölf Jahren wurden in die empirischen
Untersuchungen miteinbezogen. Während Berwick et al. (1989) bei leichten
Rückenbeschwerden keinen langfristigen Wirksamkeitsnachweis für die Rückenschule erbringen konnten, fanden Moffett et al. (1986), daß Patienten mit chronischen Rückenschmerzen von länger als 7 Jahren Dauer von der Rückenschule
profitierten. Nicht nur Schmerzdauer spielt möglicherweise eine Rolle für die
unterschiedliche Effektivität von Rückenschulen, verhaltenstherapeutischen Ansätzen und medizinisch therapeutischen Maßnahmen, sondern auch das Alter der
Teilnehmer. Mechanic und Angel (1987) stellten fest, daß ältere Rückenschmerzpatienten eine bessere psychische Verfassung besaßen und über weniger Schmerz-
en klagten, als Patienten im mittleren Lebensabschnitt. Depressive Stimmungen
waren assoziiert mit mehr Schmerzklagen und mehr physischen Beeinträchtigungen, was darauf hinweist, daß psychisch gestreßte Rückenschmerzpatienten im
mittleren Lebensabschnitt eine grundsätzlich andere Klientel für die Rückenschule
sind als ältere, psychisch stabile Teilnehmer.

1.4 Bedeutung psychischer Variablen für die Effektivität

Järvikoski et al. (1986) verglichen ambulante Rückenschulgruppen (insgesamt 88
Teilnehmer) mit stationären Rückenschulgruppen (insgesamt 63 Teilnehmer) vor
der Intervention und 2, 6 und 12 Monate nach der Intervention. Zusätzlich zur
Rückenschule erhielten alle Teilnehmer Elektrotherapie, Massage,
Muskelentspannung, gingen in die Sauna und zum Schwimmen. Die Geeignetheit
der Klienten für die Studie wurde durch eine ärztliche und physiotherapeutische
Untersuchung ermittelt. Häufigkeit, Dauer und Intensität des Rückenschmerzes
wurden über einen Rückenschmerzindex gemessen und zusammengefaßt, ein
psychischer Disstreß-Index wurde ermittelt aus den Patientenaussagen über das
Vorhandensein von Depression, Angst, Irritiertheit, Nervosität, Schlafstörungen,
Müdigkeit, Schwitzen, Appetitverlust, etc. Ergebnis der Untersuchung war, daß
diejenigen mit geringen psychischen Disstreßwerten und diejenigen, die nicht in
einem aktiven Arbeitsverhältnis standen, besser auf die Behandlungen bzw. die
Rückenschule ansprachen. Anders ausgedrückt: Im Arbeitsprozeß stehende, psychisch gestreßte Rückenschulteilnehmer profitierten nicht von der in dieser Studie
praktizierten Rückenschule.

Crown (1980) sieht im Scheitern sowohl der konservativen und chirurgischen als
auch der präventiven Ansätze und damit der Fortdauer des Rückenschmerzsyn-
droms vorwiegend psychische und soziale Faktoren verantwortlich. Die Rolle der
psychischen und sozialen Faktoren besonders beim LWS-Syndrom («low back
pain») ist Gegenstand eifriger Forschung. Man suchte und sucht nach unterschiedlichen Persönlichkeitsprofilen oder Psychopathologien, die die Chronifizierung der
Rückenleiden bzw. ihre Therapieresistenz erklären könnten. Auch hier sind die

Forschungsergebnisse nicht konsistent. Während Crisson et al. (1986) bei Patienten mit lumbalen Beschwerden mit und ohne organischen Befunden nur milde Depressionswerte mit Hilfe des Beck´schen Depressionsinventars finden konnten, beobachteten Krishnan et al. (1985) und France et al. (1986) eine hohe Vorkommenshäufigkeit von Depressionen bei LWS-Syndromen. Krishnan untersuchte 71 Patienten, die chronischen lumbalen Rückenschmerz (durchschnittliche Dauer 42 Monate) als Hauptklage führten, mit Hilfe des Elektromyogramms, des Computertomographen, mit Neurologen und Anästhesisten, sowie mit Hilfe eines halbstrukturierten Interviews zur Erfassung von affektiven Störungen. Zusätzlich wurden die Patienten mit der Hamilton- Depressionsskala und der Montgomery-Asberg-Depressionsskala gemessen. Nur 14 Patienten (12 davon mit schmerzrelevantem organischem Befund) wiesen keine depressiven Merkmale auf, 31 Patienten (davon 20 mit schmerzrelevantem organischem Befund) erfüllten sogar das Kriterium einer «Major Depression», 17 der 31 Patienten mit schwerer Depression hatten wahrscheinlich eine endogene Depression. Die Inzidenzrate für «Major Depression» war zweimal so hoch bei Patienten ohne organischen Befund als bei Patienten mit organischem Befund. Bei 26 Patienten wurden eher mildere bzw. phasische Depressionen diagnostiziert. France et al. (1986) sahen bei 21 % ihrer LWS-Rückenpatienten das Kriterium einer «Großen Depression» erfüllt.

Die meisten Patienten mit Rückenbeschwerden entwickeln erst im Chronifizierungsprozeß des Schmerzes Depressionen, bei Krishnan et al. (1985) traten aber bei einem Drittel der Patienten mit schweren Depressionen depressive Episoden bereits vor der ersten Rückenschmerzattacke auf.

Depression als psychopathologische Störung kommt signifikant gehäuft bei Patienten mit lumbalen Rückenleiden vor. Daher sollte Depression stets eine zu kontrollierende Variable in allen Behandlungstudien für Rückenleiden sein. Es gibt jedoch keine Übereinstimmungen der Forscher bezüglich der Beziehungen zwischen Depression und chronischem Rückenschmerz. Manche Forscher betrachten chronischen Schmerz als maskierte Depression und versuchen sogar eine inhaltliche Zuordnung zwischen psychischem Konflikt und Lokalität des Rückenschmerzes (z.B. Weintraub 1983), andere wiederum (z.B. Pilowsky u. Bassett 1982; siehe auch der «Spiegel» vom 3.6. 1991) sehen in der Zuordnung Schmerz zu Depression eine Übersimplifizierung des Rückenschmerzsymptoms oder -syndroms.

Zu einer differenzierteren Betrachtungsweise der Zusamenhänge zwischen Rückenproblemen und psychischen Problemen kommen Villard et al (1986). Sie untersuchten 27 Patienten 4 Jahre nach einer Bandscheibenoperation, um den Erfolg der chirurgischen Intervention langfristig bewerten zu können. Als Untersuchungsmethoden verwendeten sie ein psychosomatisches Interview, einen Fragebogen zum aktuellen psychischen und physischen Zustand, einen Schmerzfragebogen, und einen Persönlichkeitsfragebogen (Cattell 16 PF). Von den 27 ehemaligen Patienten zeigten 17 ein gutes Operationsergebnis, 10 Patienten befanden sich in schlechter Verfassung (alle 10 waren in ständiger Behandlung, 6 waren schon das zweite Mal operiert, 2 für eine neue Op angemeldet, 5 konnten nicht mehr arbeiten, 4 waren nur zur leichter Arbeit fähig). Die Patienten mit schlechten Operationsergebnis waren ängstlicher, depressiver und irritierter, hatten größere finanzielle Probleme, aber geringe Familien- und sexuelle Probleme und absolut keine Eheprobleme. In beiden Gruppen (erfolgreiche und nicht erfolgreiche Operation) gab es eine Tendenz zur Verleugnung negativer Affekte und interpersonaler Konflikte, aber Patienten mit gutem Operationslangzeitergebnis konnten sich nach der Schmerzerleichterung besser mit psychischen und psychosozialen Konflikten auseinandersetzen. Während die Patienten mit positivem Operationslangzeitergebnis den Beginn der Rückensymptome mit ihrem eigenen Verhalten in Verbindung bringen konnten, attribuierten die Patienten mit schlechten Operationslangzeitergebnis den Beginn der Symptome auf externale Ereignisse, wie Unfall und ähnliche Ereignisse in der Umwelt.

Sandström und Ebjörnsson (1986) untersuchten 52 Patienten mit LWS-Beschwerden, die in eine orthopädische Klinik überwiesen worden waren und eine mittlere Krankheitsdauer von durchschnittlich 8 1/2 Monaten aufwiesen, 1 und 4 Jahre nach der orthopädischen Rehabilitation. Patienten, die bereits vor Beginn der Rehabilitation eine pessimistische Lebensperspektive eingenommen hatten und skeptisch waren, ob sie nach der Behandlung ihre Arbeit wieder aufnehmen konnten, hatten 1 bzw. 4 Jahre nach der Rehabilitation längere Krankheitszeiten, höhere Arbeitsausfallzeiten oder sogar Erwerbsunfähigkeit aufzuweisen. In keiner anderen erhobenen Variablen unterschieden sich die Patienten mit positivem Rehabilitationsergebnis von denen mit negativen Rehabilitationsergebnis. Esbjörnsson (1984) fand, daß die Übernahme der Krankheitsrolle vor Beginn einer orthopädischen Behandlung und ein negatives Selbstbild, sowie starker psychischer Widerstand gegen jegliche Änderungen im Alltagsablauf in 87 % der Fälle das Rehabilitationsergebnis nach einem Jahr vorhersagen konnten.

Weitere gewichtige Gründe für die inkonsistenten Forschungsergebnisse sind zu suchen in der mangelnden Konzeptualisierung und Standardisierung der Lehr- und Übungsinhalte der Rückenschule und der uneinheitlichen Ausbildung der Rückenschulleiter bzw. Rückenschullehrer. Kaum wird in der Literatur genau beschrieben, was in der Rückenschule exakt getan wird. Man begnügt sich mit Standardaussagen oder scheinbar sich selbst erklärenden Begriffen. Eine rühmliche Ausnahme bietet hier die Studie von Turner et al. (1990), in der zumindest grob die Aktivitäten und Interventionen in der Rückenschule beschrieben werden, so daß man sich in etwa ein Bild vom praktischen Ablauf machen kann. Zudem wurde in dieser Untersuchung überprüft, ob die Trainer und Therapeuten das erarbeitete Programm auch exakt in die Tat umsetzten (Therapieintegrität). Zu diesem Zweck gab es regelmäßige Supervisionssitzungen mit dem Untersuchungsteam. In den meisten publizierten Arbeiten bleibt jedoch das «Was» in der Rückenschule durchgeführt wird im Dunkeln. Das «Wie» eine Rückenschule durchgeführt wird, die Didaktik des angebotenen Kurses bzw. der Intervention wird in den Studien als bedeutsame Variable der Rückenschuleffektivität mit keinem Satz erwähnt. Aus der Complianceforschung ist aber hinlänglich bekannt (siehe auch Kapitel Psychologische Rückenschulpraxis), daß die Qualität der zwischenmenschlichen Interaktion auch die Qualität und Effektivität der Intervention erhöht.

2 Aufgaben der Rückenschulevaluation

2.1 Standardisierung der Durchführung von Programmen

Der mangelhafte Erfolgsnachweis der bisherigen Studien über die primärpräventiven und sekundärpräventiven Ansätze ist vorwiegend mit methodischen Fehlern begründbar. Es fehlte bislang an klaren handlungsnahen Durchführungsanleitungen (Manualen) der Rückenschule und damit der Garantie, daß die verschiedenen Rückenschulleiter ihr Rückenschulprogramm nach identischen Prinzipien durchführten (Behandlingsintegrität). Auf diese Weise ist Rückenschule nicht mehr gleich Rückenschule und damit sind die Untersuchungen nicht mehr miteinander vergleichbar. Da die Didaktik der Rückenschulen nicht objektivierbar gemacht wurde, ist zu vermuten, daß die Durchführung der Rückenschule, d.h. die Vermittlung orthopädischen und krankengymnastischen Wissens bzw. krankengymnastischer Übungen dem Naturtalent des jeweiligen Rückenschulleiters überlassen wurde. Da aber Lernen in der Rückenschule in einem sozialem Kontext erfolgt, muß der didaktischen Variablen eine große Bedeutung hinsichtlich des Erfolgsnachweises zugeschrieben werden. Es ist sicherlich der Rückenschulidee abträglich, einen Erfolgsnachweis abhängig vom ungeprüften Talent des Rückenschullehrers zu machen. Auf diese Weise erhält man allenfalls einen Schulenvergleich, in dem z.B. die Mettmanner oder Bochumer Rückenschule erfolgreich ist, solange die talentierten Begründer der Schule aktiv an der Prävention mitwirken. Soll die Rückenschule jedoch ihre Wirksamkeit im breiteren Ausmaße belegen, müssen Rückenschulleiter mit einem klaren Handlungskonzept (z.B. dem Münchner Manual zur orthopädischen Rückenschule, Kaisser u. Höfling 1990) geschult werden. Rückenschulprogramme müssen in ihrer Durchführung standardisiert werden. Gleichzeitig muß jedoch in den Studien kontrolliert werden können, ob sich die ausgebildeten Rückenschulleiter bei der praktischen Durchführung konform zum Konzept verhalten (Integrität des Ansatzes). Nur auf diese Weise kann nach erfolgreicher Evaluation die Aussage getroffen werden: «Rückenschule wirkt».

2.2 Differentieller Wirknachweis

Die Aussage «Rückenschule wirkt» ist generell und daher noch nicht befriedigend. Die zukünftigen empirischen Untersuchungen müssen auch die Frage beantworten können: «Rückenschule wirkt bei wem?»

Die bisherigen Rückenschuluntersuchungen belegen deutlich, daß das Angebot nicht jedem Teilnehmer Nutzen bringt. Alter, Dauer des Problems, Chronifizierung des Syndroms, Schmerzintensität, Einstellung zur Krankheit, pessimistische Lebenshaltung, Depressivität und psychosoziale Probleme sorgen für eine differentielle Indikationsstellung. Besonders psychologische Variablen scheinen prognostische Validität für den Erfolg bzw. Mißerfolg von Behandlungen zu haben. Eine Rückenschulevaluation sollte daher nicht den generellen, sondern einen differentiellen Erfolgsnachweis anstreben. Dazu ist es auf Dauer notwendig, daß sich Rückenschulprogramme dem wissenschaftlichen Vergleich mit alternativen Präventionsprogrammen, wie z.b. verhaltenstherapeutischen Ansätzen, orthopädischen Verfahren, Entspannungsverfahren, Feldenkraisgruppen, Biofeedbackverfahren, Yogakursen, Gymnastik- bzw. Fitnessprogrammen und ähnlichem stellen. Natürlich gilt auch für diese alternativen Ansätze primärer bzw. sekundärer Prävention, daß die Durchführung der Kurse objektivierbar und damit lehrbar gemacht wurde (Manualisierung).

2.3 Langfristige Wirksamkeit

Ziel der Rückenschulen ist nicht die lebenslange Bindung der Teilnehmer an die Rückenschulkurse, sondern die schnelle und stabile Änderung der Verhaltens- und Haltungsgewohnheiten der Teilnehmer. Rückenschule ist Motivationsarbeit für die eigenständige Gesundheitsverantwortung. Sie ist Hilfe zur Selbsthilfe. Sie stößt an, der Teilnehmer integriert das Gelernte in seinen Alltag und setzt es kontinuierlich, selbständig und eigenverantwortlich zukünftig fort. Der erfolgreiche Nachweis am Ende des Rückenschulkurses reicht nicht aus, um Rückenschule als Alternative oder als Methode der Wahl im Gesundheitswesen zu verankern. Die bislang vorliegenden Untersuchungen führten den Effektivätsnachweis 6, 12 oder sogar 24 Monate nach der Rückenschule fort und kamen im zeitlichen Verlauf zu divergierenden Ergebnissen.

2.4 Wirtschaftlichkeit der Rückenschule

Effizient wird Rückenschule erst, wenn mit relativ minimalem Einsatz maximale Ergebnisse erzielt werden können. Rückenschule muß zeigen können, daß sie bei einem bestimmten Klientel mit geringerem wirtschaftlichen (Geld, Zeit, Leistung) Aufwand bessere oder gleiche Ergebnisse erzielen kann, als andere Verfahren. Rückenschule ist dann als Methode der Wahl bei einer noch zu spezifizierenden Klientel (differentielle Wirksamkeit) ausgewiesen und kann wissenschaftlich als fest etabliert gelten.

2.5 Meßvariablen in der Rückenschule

Selektionskriterien
Es scheint sich in den bisherigen Studien der Konsens gebildet zu haben, Teilnehmer mit mindestens sechsmonatiger Beschwerdedauer aufzunehmen. Orthopädische

Ausschlußkriterien müssen von fachkundlicher Stelle festgestellt werden, d.h. es sollte eine orthopädische und gegebenenfalls neurologische Untersuchung vor der Zuweisung zur Rückenschule erfolgen. Weitere Ausschlußkriterien könnten schwere Erkrankungen, wie Krebs, Diabetes, Arthritis, schwere Depression bzw. Einnahme bestimmter Medikamente, wie z.B. von Antidepressiva sein. Messungen vor Rückenschulbeginn beinhalten meist: Physische und psychische Beeinträchtigungen, Schmerz, isometrische Stärke, allgemeine Fitness, Inanspruchnahme ärztlicher Leistungen, Krankheitstage.

Dringend erforderlich ist neben den demographischen Daten die Erhebung psychologischer Variablen, wie Depression, Angst, Kontrollüberzeugung, Hypochondrie und generelle Einstellung zur Krankheit bzw. Gesundheit, da diese prognostische Validität für die differentielle Wirksamkeit einer jeden Behandlung haben. Ebenfalls erfaßt werden sollte die subjektive Einschätzung der Auftretenshäufigkeit von Schmerzen und Einschränkungen, die Art der physischen Einschränkungen (beim Heben, Tragen, Bücken, Liegen, Gehen etc.). Subjektive Schmerzintensität kann mit einer einfachen Schmerzskala, wie einer Visuellen Analogskala oder mit der mehrdimensionalen Schmerzliste von Cziske und Lehrl (1980) gemessen werden. Das McGill Pain Questionaire scheint sich bei der bisherigen Rückenschulevaluation dagegen nicht bewährt zu haben. Beobachtungsmessungen («ratings») der Partner von Rückenschulteilnehmern in Bezug auf Schmerzausdrucksverhalten, Schmerzintensität und depressiven Verhaltensweisen sind dann sinnvoll, wenn es sich um chronische Rückenschmerzpatienten handelt. Schmerzverhalten läßt sich auch objektiv durch Videoaufnahmen erfassen, die bei der Durchführung von Testübungen vor Beginn der Rückenschule gemacht werden.

Wünschenswert ist neben der subjektiven Einschätzung der physischen Einschränkung auch eine Verhaltensprobe. Es ließen sich z.B. die isometrische Stärke von Bein und Hüfte, Rumpfdehnung, Rumpfbeugung u. ä. in einem Verhaltenstest feststellen. Physische Fitness könnte gegebenenfalls (je nach spezifischer Fragestellung) ergometrisch kontrolliert werden. Ebenfalls sinnvoll kann die Messung der tonischen Spannung der Rückenmuskulatur mit Hilfe eines Elektromyogramms sein.

Zu Beginn der Rückenschule sind Daten zu den wirtschaftlichen Konsequenzen von Rückenleiden einzuholen. Hierher gehören, die Inanspruchnahme ärztlicher und entsprechender Leistungen, Medikamentenverbrauch, Krankheitstage etc. im letzten halben Jahr. Die Daten können subjektiv über den Teilnehmer oder objektiv über die Krankenkassen eingeholt werden. Letzteres ist nur mit großem Aufwand möglich.

Prozeßvariablen
Um die Komponenten des Rückenschulprogramms einer Prüfung zu unterziehen, sollte nach jeder Rückenschulstunde Rückmeldung der Teilnehmer in Form eines Fragebogens eingeholt werden. Unter Komponenten des Rückenschulprogramms sind zu verstehen: orthopädisches Wissen, krankengymnastisches Wissen, krankengymnastische Übung, Kraft-/Ausdauertraining, Entspannung, Didaktik,

Zufriedenheit mit der zwischenmenschlichen Interaktion und der Lernatmosphäre. Hierher gehört auch die Feststellung der Motivationshaltung der Teilnehmer. Veränderungen zwischen den Rückenschulstunden, wie z.b. Veränderungen der Schmerzintensität, Funktionsverbesserungen oder -verschlechterungen oder besondere Ereignisse sollten die Teilnehmer in einem Hausaufgabenprotokoll täglich registrieren. Die Analyse der Prozeßvariablen kann später auch Auskunft geben, aus welchen Gründen Teilnehmer von der Rückenschule fernblieben (Ausfallquote) oder welche Programmteile und didaktischen Faktoren modifiziert werden müßten, um die Effektivität zu steigern.

Qualitätskontrolle
Der Rückenschulleiter braucht eine konzentrierte Ausbildung für die Inhalte der Rückenschule und für die Rückenschuldidaktik. Idealerweise müßte die Ausbildung den Ablauf der Rückenschullehreinheiten widerspiegeln (s. Höfling et al. 1991). Während der empirischen Studie sollten «Verhaltensstichproben» prüfen, inwieweit der Rückenschulleiter mit dem zu evaluierenden Programm in der Durchführung konform geht, bzw. was ihn zur Abweichung vom Programm veranlaßt. Die Überprüfung der Durchführungsintegrität ist eines der vernachlässigsten Aufgaben in der empirischen Evaluations- und Therapieforschung. Unterläßt man die Konzeptualisierung und Standardisierung einer Behandlung, bildet man die Kursleiter nicht verhaltensnah aus und überprüft anschließend nicht ihre Durchführungskonformität, kann die Aussage «dieses Programm ist erfolgreich» nicht mehr mit gutem Gewissen getroffen werden. Unspezifische Variablen könnten dann ebenso für den Erfolg wie für den Mißerfolg verantwortlich gemacht werden. Schlimmer noch, diese Studie läßt sich wahrscheinlich nicht mehr replizieren, weil andere Kursleiter mit anderen persönlichen Stilen andere unspezifische und unkontrollierbare Variablen ins Spiel bringen werden.

Effektivitäts- und Effizienzkontrolle
Die Effektivitäts- und Effizienzmessungen sind in der Regel Vor-nachher (prä-post)-Vergleiche. Die Variablen, die vor Beginn der Rückenschule erfaßt worden waren, sind auch nach der Rückenschule aufzugreifen. Hierher gehören erneut die subjektiven bzw. objektiven Funktionsüberprüfungen, eine Nachuntersuchung durch den Orthopäden oder Krankengymnasten, Schmerzanalysen, Wissensüberprüfungen (welche Informationen wurden behalten, z.B. durch Quiz), praktische Umsetzungsfertigkeiten (Rückenschulparcours), die Erfassung psychischer Zustände (Angst, Depression) und Motivationshaltungen. Auch die Mißerfolge müssen registriert werden, die Barrieren, die sich bei der Umsetzung im Alltag ergeben haben, Rückfälle etc. Miteinbezogen in die Analyse werden muß auch die Ausfallquote, d.h. die Anzahl der Teilnehmer, die sich vorzeitig aus der Rückenschule zurückgezogen haben.
Die entsprechenden Daten sollten nach 6 und 12 Monaten erneut erhoben werden, wobei in der Katamnese auch die Wirtschaftlichkeitsfaktoren, wie Inanspruchnahme ärztlicher, krankengymnastischer, psychotherapeutischer, heilpraktischer

Leistungen, Krankheitstage, Medikamente (Schmerzmittel), Berentung etc., mit aufgenommen werden müssen. Aber auch immaterielle Veränderungen, die unter dem Stichwort «Lebensqualität» zusammengefaßt werden können, dürfen bei der Effizienzbewertung nicht fehlen. Unter Umständen muß die erzielte Lebensqualitätsverbesserung bei einer bestimmten Klientel höher gewichtet werden als ein bloßer Wirtschaftlichkeitsnachweis.

3 Fahrplan der Rückenschul-Evaluation

Liebe Leiterin, lieber Leiter der Orthopädischen Rückenschule
Die Ihnen vorliegenden Fragebögen dienen zwei Zielen:

1. Der Verfeinerung und Verbesserung der Rückenschule und Anpassung an die
   persönlichen Bedürfnisse der Teilnehmer. Hierfür brauchen wir die regelmäßige, auf die jeweilige Stunde bezogene schriftliche Rückmeldung der Teilnehmer
   (differentielle Indikationsfrage).
2. Der Überprüfung und dem Nachweis der Effektivität der Rückenschule.
   Prävention wird nur dann ihren gesicherten Platz in unserem Gesundheitswesen behalten können, wenn ihre Wirksamkeit wissenschaftlich nachgewiesen werden kann.

Bitte unterstützen Sie uns in unserem Anliegen, diese beiden genannten Ziele zu
verfolgen. Dazu ist es unbedingt notwendig, daß Sie Ihre Teilnehmer mit freundli-
chen Worten motivieren, sich den Mühen der exakten Beantwortung der Fragen zu
unterziehen. Machen Sie Ihnen deutlich, daß mit ihrer Hilfe wir «Experten» lernen
können, daß das Rückenschulangebot verbessert, verändert oder verfeinert werden
könnte. Dies nütze den nächsten Teilnehmern. Wichtig ist, daß Sie selbst hinter der
Notwendigkeit der Fragebogenaktion und den damit verknüpften, oben genannten
2 Zielen stehen, denn nur so nehmen auch Ihre Teilnehmer die Aktion ernst.

Entscheidende Bedeutung kommt der Zusicherung der Vertraulichkeit und Anonymität der Daten zu. Bitten Sie Ihre Teilnehmer, nur die ersten 3 Buchstaben ihres
Familiennamens und den ersten Buchstaben des Vornamens in das Namensfeld
einzutragen. Erklären Sie Ihren Teilnehmern, daß Sie für die statistische Weiterver-
arbeitung der Daten für jeden Teilnehmer einen Codenamen anlegen werden, so
daß auf jeden Fall die Daten von den Namen getrennt werden. Sie selbst benötigen
jedoch die vollständigen Namen und Adressen der Teilnehmer sowie die insgesamt
4 Buchstaben und den zugeordneten Code, damit wir die Teilnehmer drei Monate
nach Beendigung der Rückenschule nochmals anschreiben und um die Beantwortung zweier Fragebögen bitten können.
Beispiel: Ein Teilnehmer gibt im Namensfeld an: S.Höf. Sie übernehmen diese
Abkürzung als Code SHÖF und ordnen sie in Ihrer Teilnehmerliste dem jeweiligen
vollständigen Namen und der Adresse zu. Den gleichen Code - in diesem Beispiel
SHÖF - sollen die Teilnehmer für jeden weiteren Fragebogen, den sie ausfüllen,
verwenden.

Hier ist der genaue Ablauf der Vorgabe und Beantwortung der Fragebögen:

Erste Rückenschulstunde
Am Ende der ersten Rückenschulstunde:
1. RSP Nach der Rückenschulstunde sofort ausfüllen

Folgende Fragebögen sollen ausgeteilt, mit nach Hause genommen und zur nächsten Stunde mitgebracht werden:
1. BRB Beeinträchtigung durch Rückenbeschwerden
2. KV Messung des Krankheitsverhaltens
3. IA Inanspruchnahme medizinischer Leistungen während der vergangenen drei Monate
4. RM Rückmeldung

Zweite Rückenschulstunde und folgende:
Einsammeln des Rückmeldebogens RM zu Beginn der Stunde sowie der Fragebögen
1. IA (nur zweite Rückenschulstunde);
2. KV (nur zweite Rückenschulstunde);
3. BRB (nur zweite Rückenschulstunde).
4. RSP Nach der Rückenschulstunde nach Ende der Stunde sofort ausfüllen;
5. Rückmeldebogen RM mit nach Hause zum Ausfüllen geben.

Für die nächsten Rückenschulstunden sind jeweils nur der RM zu Beginn der Stunde einzusammeln, am Ende der Stunde RSP sofort ausfüllen zu lassen und RM nach Hause mitzugeben.

Letzte Rückenschulstunde:
1. RSP Nach der Rückenschulstunde nach Ende der Stunde sofort ausfüllen.
2. BRB Beeinträchtigung durch Rückenbeschwerden sofort ausfüllen lassen.

Schriftliche Nachbefragung nach 3 Monaten:
1. Inanspruchnahme ärztlicher Leistungen IL;
2. RSP Beeinträchtigung durch Rückenbeschwerden;
3. RS-K Nach etwa 3 Monaten.

Die schriftliche Nachbefragung sollte mit uns - den Planern der Rückenschul-Evaluation - abgesprochen werden. Wir werden uns mit Ihnen in Verbindung setzen. Sollten Sie nach den ersten Rückschulstunden feststellen, daß sich ein Teilnehmer aufgrund orthopädischer Probleme und/oder Schmerzen gegenwärtig nicht eignet, an der Rückenschule teilzunehmen, bitten wir Sie, dies unter Angabe der Gründe auf dem Fragebogen zu vermerken.

Wir bedanken uns vorab für Ihre Bereitschaft, an unserer Studie teilzunehmen.

Sehr geehrte Teilnehmerin, sehr geehrter Teilnehmer,

Der Leiter der Rückenschule hat Sie gebeten, an einer Studie zur Verbesserung und zur Bewertung der Rückenschule teilzunehmen. Diese Studie wird zur Zeit bundesweit durchgeführt. Um unsere Rückenschule Schritt für Schritt zu verfeinern und wirksamer zu machen sind wir auf Ihre Hilfe, auf Ihre Mitarbeit angewiesen. Bitte machen Sie sich die Mühe und füllen die Fragebögen, die Ihnen der Rückenschulleiter zu den jeweiligen Rückenschulstunden zur Verfügung stellt sorgfältig aus. Auf den ersten Blick sieht das nach viel Arbeit aus, Sie werden aber schnell feststellen, daß Sie in nur wenigen Minuten die Fragebögen beantwortet haben werden. Manche Fragebögen können Sie mit nach Hause nehmen, dort ausfüllen und in der nächsten Rückenschulstunde an den Rückenschulleiter zurückgeben.

Wir garantieren Ihnen absolute Vertraulichkeit Ihrer Daten bei der Auswertung.

Bitte tragen Sie im Namensfeld des jeweiligen Fragebogens den *ersten* Buchstaben Ihres Vornamens und die *drei* ersten Buchstaben Ihres Nachnamens ein. Der Rückenschulleiter formt daraus den Namenscode und leitet die Fragebögen zur statistischen Verarbeitung weiter.

Beispiel: Sie geben z.B. im Namensfeld an: S.Höf. Der Rückenschullehrer übernimmt diese Abkürzung als Code SHÖF und ordnet diesen Code dem jeweiligen vollständigen Namen und der Adresse in der Teilnehmerliste zu.

Achten Sie darauf, daß die insgesamt vier Buchstaben, die Ihren Namenscode repräsentieren, auf jedem ausgefüllten Fragebogen identisch sind.

Nur Ihr Rückenschullehrer verfügt über Ihren Namen und Ihre Adresse. Ihre Antworten auf die Fragebogenfragen leitet er nur mit dem Code weiter. Er selbst kann die Auswertung nicht vornehmen!!

Ihr Name und Ihre Adresse sind aber wichtig, damit Sie Ihr Rückenschullehrer 3 Monate nach Beendigung der Rückenschule nochmals anschreiben kann, um Ihnen die letzten beiden Fragebögen zur Beurteilung der Rückenschule zum Ausfüllen vorzulegen. Die statistischen Auswerter der Daten bekommen nur den Code, nie Ihren vollen Namen und Ihre Adresse.

Die Teilnahme an der Studie ist freiwillig!

Bitte bestätigen Sie mit Ihrer Unterschrift nachfolgend, daß Sie mit der anonymen Weitergabe Ihrer Daten - so wie oben beschrieben - einverstanden sind.

Ich bin mit der Weitergabe meiner anonymisierten Daten *ausschließlich* zur wissenschaftlichen Erforschung der Rückenschule einverstanden.

☐ ja   ☐ nein

Ort........................Datum..........................Unterschrift...........................

Vielen Dank für Ihr Einverständnis und Ihre Bemühungen

Rückenbeschwerden (BRB)

Es geht in diesem Fragebogen darum, herauszufinden, wie Rückenprobleme Ihre regelmäßigen Alltagsaktivitäten beeinflussen. Bitte kreuzen Sie pro Abschnitt **nur** eine Antwort an, die auf Sie am meisten zutrifft. Auch wenn mehrere Antworten in diesem Abschnitt auf Sie zutreffen sollten, wählen Sie bitte nur ein Kästchen, kreuzen Sie dasjenige an, daß am besten Ihr Problem beschreibt. Nachdem Sie die 10 Abschnitte beantwortet haben, überprüfen Sie bitte nochmals, ob Sie in jedem Abschnitt nur ein Kreuzchen eingetragen haben.
Vielen Dank für Ihre Bereitschaft.

Name:
Code:
Datum:
Welche Rückenschulstunde? (1-7)......
RS-Lehrer:

Wie lange haben Sie schon Rückenbeschwerden?
Wieviele
Jahre _____
Monate _____
Wochen _____

Wie lange haben Sie schon Beinbeschwerden?
Wieviele
Jahre _____
Monate _____
Wochen _____

Abschnitt 1: Schmerzstärke

☐ Ich kann meine Beschwerden ohne Schmerzmittel ertragen.
☐ Der Schmerz ist stark, aber ich komme ohne Schmerzmittel zurecht.
☐ Schmerzmittel verschaffen mir vollständige Erleichterung vom Schmerz.
☐ Schmerzmittel schaffen mir mäßige Erleichterung vom Schmerz.
☐ Schmerzmittel geben mir ein klein wenig Erleichterung vom Schmerz.
☐ Schmerzmittel haben keine Wirkung auf Schmerz, ich nehme deshalb keine.

Abschnitt 2: Persönliche Hygiene (Waschen, Ankleiden, usw.)

☐ Ich kann mich normalerweise um mich selbst kümmern, ohne dabei
  mehr Beschwerden zu bekommen.
☐ Ich kann mich normalerweise um mich selbst kümmern, bekomme aber
  dabei mehr Beschwerden.
☐ Ich habe Schmerzen, wenn ich mich um mich selbst kümmere. Ich muß
  dabei langsam und vorsichtig sein.
☐ Ich brauche jemanden, aber das meiste schaffe ich alleine.
☐ Ich brauche jeden Tag jemanden, der mir bei der Selbstversorgung hilft.
☐ Ich kann mich selbst nicht anziehen, wasche mich nur mit Schwierigkeiten
  und bleibe im Bett.

Abschnitt 3: Heben

☐ Ich kann schwere Lasten/Gegenstände ohne Beschwerden heben.
☐ Ich kann schwere Gegenstände heben, spüre aber Beschwerden.
☐ Beschwerden hindern mich, schwere Gegenstände aufzuheben, aber ich
  schaffe es, wenn diese z.B. auf dem Tisch stehen.
☐ Beschwerden hindern mich, schwere Gegenstände zu heben, aber ich
  kann leichte oder mittelschwere Gegenstände vom Tisch heben.
☐ Ich kann nur sehr leichte Gegenstände heben.
☐ Ich kann nichts heben oder tragen.

Abschnitt 4: Gehen

☐ Schmerz hindert mich nicht, jede Entfernung zu gehen.
☐ Schmerz hindert mich, mehr als zwei Kilometer zu gehen.
☐ Schmerz hindert mich, mehr als einen Kilometer zu gehen.
☐ Schmerz hindert mich, mehr als 500 Meter zu gehen.
☐ Ich kann nur mit Stock oder Gehhilfen gehen.
☐ Ich bin meist im Bett und muß zur Toilette kriechen.

Abschnitt 5: Sitzen

☐ Ich kann in jedem Stuhl solange ich will sitzen.
☐ Ich kann nur in einem bestimmten Stuhl solange ich will sitzen.
☐ Schmerz hindert mich, länger als eine Stunde zu sitzen.
☐ Schmerz hindert mich, länger als eine halbe Stunde zu sitzen.
☐ Schmerz hindert mich, länger als 10 Minuten zu sitzen.
☐ Schmerz hindert mich, überhaupt zu sitzen.

Abschnitt 6: Stehen

☐ Ich kann solange ich will stehen, ohne mehr Beschwerden zu bekommen.
☐ Ich kann solange ich will stehen, aber es verursacht zunehmend Beschwerden.
☐ Schmerz hindert mich, länger als eine halbe Stunde zu stehen.
☐ Schmerz hindert mich, länger als 10 Minuten zu stehen.
☐ Schmerz hindert mich, überhaupt zu stehen.

Abschnitt 7: Schlafen

☐ Schmerz hindert mich nicht, gut zu schlafen.
☐ Ich schlafe nur gut mit Schmerztabletten und/oder Schlaftabletten.
☐ Sogar mit Schmerz- oder Schlaftabletten schlafe ich weniger als 6 Stunden.
☐ Sogar mit Schmerz- oder Schlaftabletten schlafe ich weniger als 4 Stunden.
☐ Sogar mit Schmerz- oder Schlaftabletten schlafe ich weniger als 2 Stunden.
☐ Schmerz hindert mich überhaupt am Schlaf.

Abschnitt 8: Sexualleben

☐ Ich kann ein normales Sexualleben führen, ohne zusätzliche Beschwerden
  in Kauf zu nehmen.
☐ Ich kann ein normales Sexualleben führen, muß aber zusätzliche
  Beschwerden in Kauf zu nehmen.
☐ Mein Sexualleben ist normal aber durch meine Beschwerden sehr schmerzhaft.
☐ Mein Sexualleben wird durch meine Beschwerden stark eingeschränkt.
☐ Wegen der Beschwerden habe ich kaum sexuellen Kontakt.
☐ Die Beschwerden machen sexuelle Tätigkeiten vollkommen unmöglich.

Abschnitt 9: Sozialleben (Umgang mit Freunden, Ausflüge, Kino, Restaurant)

☐ Mein Sozialleben ist normal und verursacht keine zusätzlichen Beschwerden.
☐ Mein Sozialleben ist normal, steigert aber die Beschwerden.
☐ Beschwerden haben keinen bedeutsamen Effekt auf mein Sozialleben,
  abgesehen von ausgeprägten körperlichen Aktivitäten, wie Tanzen, Sport usw.
☐ Beschwerden haben meinen Leben eingeschränkt und ich gehe nicht
  mehr oft aus.
☐ Beschwerden halten mich zuhause fest.
☐ Wegen der Beschwerden liegt mein Sozialleben danieder.

Abschnitt 10: Reisen

☐ Ich kann überall hinreisen ohne zusätzliche Beschwerden.
☐ Ich kann überall hinreisen, aber muß zusätzliche Beschwerden
   in Kauf nehmen.
☐ Beschwerden sind stark, aber ich schaffe Fahrten über zwei Stunden.
☐ Beschwerden beschränken meine Fahrten/Reisen auf weniger als
   eine Stunde.
☐ Beschwerden erlauben mir nur notwendige Reisen/Fahrten
   unter 30 Minuten.
☐ Beschwerden hindern mich zu reisen/fahren, außer zum Arzt oder
   in die Klinik.

Vielen Dank!

©PD Dr.Dr.habil. Siegfried Höfling

**Inanspruchnahme medizinischer Leistungen
während der vergangenen 3 Monate (IA)**

Liebe Teilnehmerin, lieber Teilnehmer,

Die folgenden Angaben, um die wir Sie herzlich bitten, sind für uns sehr wichtig. Uns interessiert, wieviel Ausgaben Sie in den letzten 3 Monaten für Medikamente hatten, welche Ärzte Sie wie oft und aus welchen Gründen aufsuchten, wieviele ärztliche Verordnungen Sie verschrieben bekommen haben und ähnliches. Versuchen Sie möglichst genau auf die Fragen zu antworten, notfalls nehmen Sie bitte Schätzungen vor. Die Daten werden absolut vertraulich behandelt. Tragen Sie hierzu nur die ersten 3 Buchstaben Ihres Familiennamens und den 1. Buchstaben Ihres Vornamens auf den Fragebogen ein. Der Rückenschulleiter wird diese 4 Buchstaben als Code verwenden, der auch für die weiteren Fragebögen, die Sie noch erhalten, verwendet wird.
Bei diesem Fragebogen hier interessiert uns allgemein wieviel unser Gesundheitswesen an Ort und Stelle kostet.

Vielen Dank für Ihre Bemühungen!

Name:
Code:
Datum:
RS-Lehrer:

1. Haben Sie innerhalb der letzten 3 Monate die Hilfe eines Arztes in Anspruch genommen (ausgenommen sind Arztkontakte im Krankenhaus)?

☐ ja   ☐ nein

Bei Nein weiter mit Frage 4

2. Welchen Arzt/Ärzte haben Sie in den letzten 3 Monaten wegen Ihrer Beschwerden aufgesucht?

	Wie oft?
Praktischer Arzt	☐ mal
Orthopäde	☐ mal
Neurologe	☐ mal
Chirurg	☐ mal
Internist	☐ mal
Frauenarzt/Gynäkologe	☐ mal
Röntgenarzt	☐ mal
Urologe	☐ mal
Augenarzt	☐ mal
Hals-Nasen-Ohrenarzt	☐ mal
Psychiater	☐ mal
Hautarzt	☐ mal

3. Was war der Grund für das Aufsuchen der in Frage 2 genannten Ärzte?

Bitte tragen Sie in die vorgesehenen Kästchen *nur* dann eine Zahl ein, wenn Sie den aufgelisteten Arzt aufgesucht haben. Wenn Sie z.B. aufgrund von Rezeptausstellungen 3mal beim praktischen Arzt (Hausarzt) waren, tragen Sie bitte eine 3 im Kästchen Rezept/praktischer Arzt ein. Die Zahl gibt also die Anzahl der Arztbesuche für den jeweiligen Besuchsgrund wieder. Trifft keiner der angebenen Besuchsgründe zu, dann verwenden Sie bitte den Grund «Sonstiges» (z.B. für Vorsorgeuntersuchungen u.ä.).

	Krankheit	Rücken-beschwerden	Schmerzen	Seelische Probleme	Unfall/Verletzung	Rezept	Sonstiges
Praktischer Arzt	☐	☐	☐	☐	☐	☐	☐
Orthopäde	☐	☐	☐	☐	☐	☐	☐
Neurologe	☐	☐	☐	☐	☐	☐	☐
Chirurg	☐	☐	☐	☐	☐	☐	☐
Internist	☐	☐	☐	☐	☐	☐	☐
Frauenarzt/Gynäkologe	☐	☐	☐	☐	☐	☐	☐
Röntgenarzt	☐	☐	☐	☐	☐	☐	☐
Urologe	☐	☐	☐	☐	☐	☐	☐
Augenarzt	☐	☐	☐	☐	☐	☐	☐
Hals-Nasen-Ohrenarzt	☐	☐	☐	☐	☐	☐	☐
Psychiater	☐	☐	☐	☐	☐	☐	☐
Hautarzt	☐	☐	☐	☐	☐	☐	☐

4. Sind Sie in den vergangenen 3 Monaten von Personen anderer Berufsgruppen (Nichtärzte) beraten oder behandelt worden?

☐   ja   ☐   nein

wenn ja, von wem?

Wie oft?

Krankengymnast	☐ mal
Heilpraktiker	☐ mal
Masseur	☐ mal
Psychologe, Psychotherapeut	☐ mal
Diätberater	☐ mal
Apotheker	☐ mal
Sonstige..☐ mal

5. Wieviele Verordnungen hat Ihnen der Arzt für Ihre Beschwerden verschrieben?

beim   *Wieviele?*
Krankengymnasten   ☐
Masseur   ☐
Psychotherapeuten   ☐

Wieviele Behandlungen haben Sie davon wirklich in Anspruch genommen

beim   *Wieviele?*
Krankengymnasten   ☐
Masseur   ☐
Psychotherapeuten   ☐

6. Wieviele Arzneimittel haben Sie in den letzten 3 Monaten schätzungsweise für Ihre Beschwerden verschrieben bekommen?

Anzahl: ☐☐

Wieviele der verschriebenen Arzneimittel haben Sie tatsächlich im vorgeschriebenen Umfang benutzt?

Anzahl: ☐☐

7. Wieviel haben Sie für Medikamente in den letzten 3 Monaten schätzungsweise aus eigener Tasche zahlen müssen?

Schätzungsweise oder genau:.................DM

8. Nehmen Sie derzeit Medikamente?

☐ ja   ☐ nein

9. Waren Sie in den letzten 6 Monaten zu stationärer Behandlung im Krankenhaus?

☐ ja   ☐ nein

Bei nein weiter mit Frage 11

10. Aus welchen Gründen waren Sie im Krankenhaus und wieviele Nächte mußten Sie dort verbringen?

Gründe für den Aufenthalt:
....

Wieviele Nächte?   ☐☐ Nächte

11. Sind Sie in den letzten 3 Monaten *wegen Krankheit* von der Arbeit ferngeblieben?

☐ ja   ☐ nein

wenn ja, wieviele Tage?   ☐☐ Tage

12. Waren Sie in den letzten 3 Monaten krankgeschrieben?

☐ ja   ☐ nein

Wenn ja

Wieviele Tage?   ☐☐ Tage

Aus welchenGründen?...
....

© PD Dr.Dr.habil. Siegfried Höfling

Krankheitsverhalten (KV)

Name:
Code:
Datum:
RS-Lehrer:

Bei diesem Fragebogen geht es darum, daß Sie kurz über Ihre Einstellung gegenüber Krankheit allgemein und Ihr Verhalten beschreiben, wenn Sie krank sind. Bitte versuchen Sie die Antworten zügig anzukreuzen. Lassen Sie bitte keine Frage aus. Auch wenn Ja- oder Nein-Antworten manchmal schwer zu geben sind und ein «jein» oder «ich weiß nicht» leichter fallen würden, wählen Sie dennoch die klare Antwort (es ist dann ein «eher ja» oder ein «eher nein»!).

	ja	nein
Sorgen Sie sich sehr um Ihre Gesundheit?	☐	☐
Glauben Sie, daß etwas Ernsthaftes mit Ihrem Körper nicht stimmt?	☐	☐
Beeinflussen Ihre Beschwerden Ihr Leben stark?	☐	☐
Kommen Sie gut zurecht, wenn Sie krank sind?	☐	☐
Kommen in Ihrer Familie viele Krankheiten vor?	☐	☐
Glauben Sie, daß Sie leichter krank werden als andere?	☐	☐
Ist es für Sie einfach, an etwas anderes zu denken, wenn Sie Beschwerden haben?	☐	☐
Wenn Sie sich krank fühlen und irgendjemand Ihnen erzählt, wie gut Sie aussehen, werden Sie dann ärgerlich?	☐	☐
Hören Sie häufig in Ihren Körper hinein?	☐	☐
Sind Sie öfters nervös?	☐	☐

	ja	nein
Kann man Sie, wenn Sie krank und besorgt sind, leicht aufheitern?	☐	☐
Leiden Sie unter Ihren Schmerzen?	☐	☐
Beeinflussen Ihre Beschwerden das Zusammenleben mit Ihrer Familie, das Zusammensein mit Ihren Freunden sehr?	☐	☐
Sind Sie eher eine ängstliche Person?	☐	☐
Werden Sie von anderen Leuten bedauert, wenn Sie krank sind?	☐	☐
Glauben Sie, daß Sie sich um Ihre Beschwerden mehr Sorgen als andere machen?	☐	☐
Gibt es außer Ihren körperlichen Beschwerden noch andere Probleme in Ihrem Leben?	☐	☐
Sind Sie manchmal neidisch auf Leute, die total gesund sind?	☐	☐
Drehen sich Ihre Gedanken häufig um Ihre Beschwerden?	☐	☐
Sind Sie darüber empört, wie andere Leute Ihre Beschwerden beurteilen?	☐	☐
Machen Sie sich öfters darüber Gedanken, daß Sie eine schwere Krankheit haben könnten?	☐	☐
Schlafen Sie gut?	☐	☐
Wenn Sie ärgerlich sind, versuchen sie dann den Ärger zurückzuhalten?	☐	☐
Wenn Sie etwas über eine Krankheit hören (durch Radio, Fernsehen, Zeitung, Erzählungen), befürchten Sie, Sie könnten diese Krankheit selbst bekommen?	☐	☐
Werden Sie von vielen verschiedenen Symptomen geplagt?	☐	☐
Haben Sie familiäre Probleme?	☐	☐
Werden Sie leicht traurig?	☐	☐

	ja	nein
Sind Sie immer ein kooperativer Patient?	☐	☐
Werden Sie schnell ärgerlich?	☐	☐
Haben Sie berufliche Probleme?	☐	☐
Behalten Sie Ihre Gefühle lieber für sich?	☐	☐
Werden Sie öfters depressiv?	☐	☐
Wären alle Ihre Sorgen vorüber, wenn Sie physisch gesund wären oder physisch gesund sind?	☐	☐
Lassen Sie sich von anderen Leuten leicht verunsichern?	☐	☐
Glauben Sie, daß Ihre Beschwerden von Ihren Sorgen verursacht oder verschlimmert werden?	☐	☐
Fällt es Ihnen leicht, anderen Leuten zu zeigen, wenn Sie sich über diese ärgern?	☐	☐
Fällt es Ihnen schwer, sich zu entspannen?	☐	☐
Haben Sie persönliche Sorgen, die nichts mit Ihren Beschwerden zu tun haben?	☐	☐
Können Sie leicht abschalten?	☐	☐
Gehen Sie oft auf "Nummer sicher"?	☐	☐
Ignorieren Sie häufig Ihre Beschwerden?	☐	☐
Überfordern Sie sich öfters?	☐	☐
Sind Sie öfters abgespannt und müde?	☐	☐
Können Sie schnell abschalten und entspannen?	☐	☐

Prüfen Sie bitte nochmals, ob Sie alle Fragen beantwortet haben.

Vielen Dank für Ihre Bemühungen!
© PD Dr.Dr.habil. Siegfried Höfling

Rückmeldung (RM)

Name:
Code:
Datum:
Welche Rückenschulstunde? (1-7)......
RS-Lehrer:

	ja	nein
Ich habe das in den letzten Stunden Gelernte zuhause gut für mich umsetzen können...............................	☐	☐
Ich habe zuhause regelmäßig geübt................................	☐	☐
Ich habe meine Familienmitglieder/meine Freunde von der Wichtigkeit der Rückenschule zu überzeugen versucht.	☐	☐
Ich habe das in den letzten Stunden Gelernte an meiner Arbeitsstelle gut für mich umsetzen können............................	☐	☐
Ich habe einiges von dem, was der Rückenschullehrer sagte, wieder vergessen.................................	☐	☐
Ich hatte in der letzten Wochen Rückenbeschwerden.	☐	☐

Ich führe das darauf zurück,

	ja	nein
daß ich nichts von dem in der Rückenschule Gelernten angewendet habe...............................	☐	☐
daß ich das, was ich in der Rückenschule gelernt habe, angewendet habe................................	☐	☐
daß ich etwas falsch mache, und die Rückenschule mir dabei auch nicht helfen kann..................................	☐	☐
daß ich keine Geduld mit mir habe..............................	☐	☐
daß ich sehr gestreßt oder nervös war............................	☐	☐

Sonstiges:...

Bitte beantworten Sie folgende Fragen kurz in Stichworten:
Gab es Situationen, in denen Sie Schwierigkeiten hatten, sich rückenfreundlich zu verhalten?

ja   ☐
nein   ☐

wenn ja: In welchen Situationen oder zu welchen Zeiten hatten Sie Umsetzungsschwierigkeiten? Bitte kurze Beschreibung der Situationen

....

....

....

....

....

An was, glauben Sie, hat es gelegen, daß Sie das in der Rückenschule Gelernte in der oben beschriebenen Situation nicht umsetzen konnten?

....

....

....

Müßte Ihrer Meinung nach etwas an der Durchführung der Rückenschule geändert werden?

ja   ☐

nein   ☐

Wenn ja, bitten wir Sie hier um Ihre Empfehlungen:

....

....

....

....

Vielen Dank für Ihre Bemühungen!

© PD Dr.Dr.habil. Siegfried Höfling

Nach etwa 3 Monaten (RS-K)

Name:
Code:
Datum:
Wann war die letzte Rückenschulstunde............Monate?
RS-Lehrer:

Leiden Sie derzeit an Rückenschmerzen?
☐ ja   ☐ nein

Leiden Sie gelegentlich an Rückenbeschwerden, sind aber zur Zeit beschwerdefrei?
☐ ja   ☐ nein

Haben sich Ihre Rückenbeschwerden *im Vergleich zum Zustand vor* der Rückenschule verbessert?
☐ ja   ☐ nein

Können Sie sich noch an die wichtigsten Regeln gesunder Rückenhaltung erinnern?
☐ ja   ☐ nein

Möchten Sie wieder an einer Rückenschule, z.B. einem Auffrischkurs teilnehmen?
☐ ja   ☐ nein

War für Sie - im nachhinein gesehen - die Rückenschule wichtig?
☐ ja   ☐ nein

Bevorzugen Sie andere Möglichkeiten, die Rückenbeschwerden zu lindern?
Wenn ja, welche?
....
....
....

Was würden Sie einem guten Freund raten, der Rückenbeschwerden
hat?..
....
....
....

© PD Dr.Dr.habil. Siegfried Höfling

Nach der Rückenschulstunde (RSP)

Name:
Code:
Datum:
Welche Rückenschulstunde? (1-7)......
RS-Lehrer:

Bitte beantworten Sie nach jeder Rückenschulstunde nachfolgende Fragen. Die Fragen beziehen sich auf Ihre momentane Wahrnehmung oder Einschätzung. Wir bedanken uns herzlich für Ihre Mitarbeit.

	ja	nein	weiß nicht
Ich hatte schon vor der Rückenschulstunde Rückenbeschwerden	☐	☐	☐
Wenn ja: Wurden die Rückenbeschwerden während der Stunde stärker?	☐	☐	☐
Wurden die Rückenbeschwerden während der Stunde schwächer?	☐	☐	☐
Während der heutigen Rückenschulstunde bekam ich Rückenbeschwerden.	☐	☐	☐
Heute fiel es mir sehr leicht zu verstehen, was der Rückenschullehrer sagte.	☐	☐	☐
Der Rückenschullehrer konnte gut zeigen, wie man seine Wirbelsäule halten sollte.	☐	☐	☐
Die Übungen helfen mir, mich wirbelsäulenfreundlicher zu verhalten.	☐	☐	☐
Heute habe ich nicht gewagt, alles vorzubringen, was mich innerlich bewegte.	☐	☐	☐
Was heute gezeigt und gelernt wurde, läßt sich gut in meinem Alltag umsetzen.	☐	☐	☐
Was heute gezeigt und gelernt wurde, läßt sich gut an meiner Arbeitsstelle umsetzen.	☐	☐	☐

	ja	nein	weiß nicht
In der heutigen Stunde fühlte ich mich körperlich entspannt.	☐	☐	☐
Heute habe ich mich über den Rückenschullehrer geärgert.	☐	☐	☐
Heute hatte ich das Gefühl, daß ich in der Gruppe zu kurz komme.	☐	☐	☐
Heute hielt sich der Leiter sehr zurück.	☐	☐	☐
Heute fand ich die Stunde richtig gut.	☐	☐	☐
Die Stimmung in der Gruppe war heute irgendwie gespannt.	☐	☐	☐
Ich habe heute sehr an mir/an meiner Haltung gearbeitet.	☐	☐	☐
Ich habe heute nicht richtig mitgearbeitet, aber bei den anderen Mitgliedern gesehen, wie es geht.	☐	☐	☐
Ich kann eigentlich nicht so recht glauben, daß das, was wir hier machen, hilfreich für mich ist.	☐	☐	☐
Ich glaube, daß ich bis zum Ende des Rückenschulkurses meine Beschwerden im Griff haben werde.	☐	☐	☐
Ich glaube es wird mir in Zukunft immer besser gelingen, Rückenbeschwerden zu vermeiden.	☐	☐	☐
Ich halte Rückenschule für mich nicht hilfreich zur Verhinderung von Rückenbeschwerden.	☐	☐	☐

4 Literatur

Bergqvist-Ullman M, Larsson U (1977) Acute low back pain in industry. Acta Orthop Scand 170: 11-17

Berwick DM, Budman S, Feldstein M (1989) No clinical effect of back schools in an HMO - a randomized prospective trial. Spine 14, 3: 338-344

Crisson J, Keefe FJ, Wikins RH, Cook WA, Muhlbaier LH (1986) Self report of depressive symptoms in low back pain. Journal of Clinical Psychology 42, 3: 425-430

Crown S (1980) Psychological factors in low back pain. Clin.rheum.Dis., 6: 77-92

Esbjörnsson, E (1984) Personality and pain: psychological factors of prognostic value for return to work among low back pain patients. Diplomarbeit Universität Göteborg.

France RD, Houpt JL, Skott A, Krishnan KR, Indu MV (1986) Depression as a psychopathological disorder in chronic low back pain patients. Journal of Psychosomatic Research 30, 2: 127-133

Höfling S, Kaisser P, Stadler M (1991) Orthopädische Rückenschule - Stabile Haltungsänderungen durch Einsatz psychologischer Strategien. Natur- und GanzheitsMedizin 4: 88-93

Järvikoski A, Härkäpää K, Mellin G (1986) Symptoms od psychological Distress and treatment effects with low back pain patients. Pain 25: 345-355

Kaisser P, Höfling S (1990) Münchner Manual zur Orthopädischen Rückenschule. Springer, Berlin Heidelberg New York Tokyo

Krishnan KR, France RD, Pelton S, McCann UD, Davidson J, Urban BJ (1985) Chronic pain, and depression I. Classification of depression in chronic low back pain patients. Pain 22: 279-287

Langhorst GJ, van de Stadt RJ, Vogelaar TW, van der Korst JK, Prevo AJH (1983) The effect of the swedish back school in chronic idiopathic low back pain. Scand. Journal of Rehabil Medicine 15: 141-145

Lindquist S, Lundberg B, Wikmark R (1984) Information and regime at low back pain. Scand. Journal of Rehabil Medicine 16: 113-116

Mechanic D, Angel RJ (1987) Some factors associated with the report and evaluation of back pain. Journal of Health and Social behavior 28, 6: 131-139

Moffett JAK, Chase SM, Portek I, Ennis JR (1986) A controlled prospective study to evaluate the effectiveness of a back school in the relief of chronic low back pain. Spine 11: 120-122

Pilowsky I, Bassett DL (1982) Pain and depression. British Journal of Psychiatry 141: 30-36

Pollard CA (1985) Family history and severity of disability associated with chronic low back pain. Psychological Reports 57: 813-814

Sandström J, Ebjörnsson E (1986) Return to work after rehabilitation. Scand Journal of Rehabil Medicine 18, 1: 29-33

Turner JA (1982) Comparison of group progressive relaxation training and cognitive behavioral group therapy for chronic back pain. Journal of Consulting and Clinical Psychology 50: 757-765

Turner JA, Clancy S (1988) Comparison of operant behavioral and cognitive-behavioral group treatment for chronic low back pain. Journal of Consulting and Clinical Psychology 56, 2: 261-266

Turner JA, Clancy S, McQuade JMc, Cardenas DD (1990) Effectiviness of behavioral therapy for chronic low back pain: a component analysis. Journal of Consulting and Clinical Psychology 58, 5: 573-579

Villard H-P, Imbeault J, Duguay M (1986) Low back pain: a psychosomatic clinical study. Psychotherapy and Psychosomatic 45: 78-83

Weintraub A (1983) Psychorheumatologie. S.Karger, Basel München Paris Tokyo Paris London Sydney

Wurst (1990) Rückenschule. Medwelt 2: 168-175

Sachverzeichnis

Printing: Druckhaus Beltz, Hemsbach
Binding: Buchbinderei Schäffer, Grünstadt

P. J. Kaisser, München;
S. Höfling, Universität München

Münchner Manual zur orthopädischen Rückenschule

Unter Mitarbeit von E. Böhle, T. Laser

Mit einem Geleitwort von J. Krämer

1990. VIII, 53 S. 1 Abb. Brosch. DM 19,80
ISBN 3-540-52486-X

Die Idee der „Rückenschule" wurde vor über 30 Jahren in
Skandinavien entwickelt und kam dann über die USA und
Kanada auch in den deutschsprachigen Raum. Zur Vermittlung der Lerninhalte einer „Rückenschule" bedarf es verhaltensmedizinischer und psychologischer Kenntnisse – nicht
zuletzt, um eine optimale Mitarbeit des „Patienten" zu
gewährleisten. Diese Zielsetzung kann nur durch eine interdisziplinäre Zusammenarbeit zwischen Medizin und Psychologie erreicht werden. Eine Münchener Arbeitsgruppe hat
sich deshalb zum Ziel gesetzt, auf der Grundlage des orthopädischen Rückenschulprogramms der Deutschen Gesellschaft für Orthopädie und Traumatologie ein Handlungsmanual zu entwerfen, welches nicht
nur die Lerninhalte pro Unterrichtseinheit detailliert beschreibt,
sondern gleichzeitig Fehler und
Hilfestellungen in der Anwendung
verhaltensmedizinischer und
kommunikationstheoretischer
Praktiken aufzeigt. Das Münchner
Manual soll allen „Rückenschullehrern" eine Hilfe bei der Durchführung jeder einzelnen Rückenschulstunde sein.

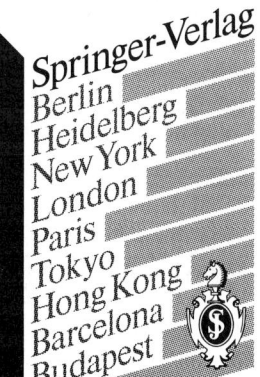

Springer-Verlag
Berlin
Heidelberg
New York
London
Paris
Tokyo
Hong Kong
Barcelona
Budapest